VACUNA A VACUNA

Manual de información sobre vacunas on-line.

Todo lo que necesitas saber sobre vacunas, desde una nueva perspectiva.

María José Álvarez Pasquín
Susana Martín Martín
César Velasco Muñoz

Es propiedad de:

www.amazingbooks.es

Editor: Javier Ábrego Bonafonte

Centro de Arte y Tecnología

Avenida Ciudad de Soria, N º8

50003 Zaragoza - España

Segunda edición: Julio 2017

ISBN: 978-84-947025-6-3

Deposito Legal: Z 719-2017

Diseño, Preimpresión e Impresión - Cudipal

A efectos de transparencia, le informamos que GSK ha colaborado en la financiación de la presente publicación. Su contenido refleja las opiniones, criterios, conclusiones y/o hallazgos propios de los autores, los cuales pueden no coincidir necesariamente con los de GSK. GSK recomienda siempre la utilización de sus productos de acuerdo con la ficha técnica aprobada por las autoridades sanitarias.

COORDINADORES DEL LIBRO

- **María José Álvarez Pasquín**
- **Susana Martín Martín**
- **César Velasco Muñoz**

AUTORES

María José Álvarez Pasquín

Directora de la web de la AEV. Vocal de la junta directiva de la AEV. Médico de familia. Centro de Salud Universitario Santa Hortensia. SERMAS. Madrid.

Saúl Barreales Soto

Comité editorial de la web de la AEV. Médico Interno Residente en Medicina Preventiva y Salud Pública, Hospital Clínic de Barcelona.

Aurelio Barricarte Gurrea

Jefe de servicio de Epidemiología, Prevención y Promoción de la Salud. Instituto de Salud Pública y Laboral de Navarra.

José María Bayas Rodríguez

Vocal de la junta directiva de la AEV. Consultor Senior del Servicio de Medicina Preventiva de Hospital Clínic de Barcelona y responsable del Centro de Vacunación de Adultos del mismo hospital.

Pedro José Bernal González

Junta directiva de la AEV. Técnico Superior de Salud Pública. Dirección General de Salud Pública. Consejería de Sanidad de la Región de Murcia.

Juan Bravo Acuña

Comité editorial de la web de la AEV. Pediatra de atención primaria, Centro de Salud El Greco, Getafe, Comunidad de Madrid.

Montserrat Canals Colet

Enfermería de atención primaria. Institut Català de la Salud. Responsable del programa de vacunas de la Generalitat de Catalunya en la provincia de Tarragona.

Josep María Corretger Rauet

Comité editorial de la web de la AEV. Doctor en Medicina y Cirugía por la Universidad Central de Barcelona. Especialista en Pediatría y Puericultura.

Lydia Chao Ricoy

Médico residente de Medicina Familiar y Comunitaria en el Centro de Salud Santa Hortensia, Servicio Madrileño de Salud.

Montserrat Danés Roca

Técnico de Salud Pública, Departamento de Salud, Generalitat de Catalunya. Programa de vacunaciones y Pla Director d'Immigració i Salut.

Pepi Estany Almirall

Enfermería de atención primaria. Institut Català de la Salud. Directora de l'ABS de Artesa de Segre.

José Antonio Forcada Segarra

Secretario de la junta directiva AEV. Responsable de Docencia y Calidad. Centro de Salud Pública de Castellón. Dirección General de Salud Pública. Consellería de Sanitat. Generalitat Valenciana.

Manuel García Cenoz

Medico Especialista en Medicina Preventiva y Salud Pública. Sección de Vigilancia de Enfermedades Transmisibles. Instituto de Salud Pública de Navarra.

Fermín García Rodríguez

Junta directiva de la AEV. Pediatra del Centro de Salud de Mairena del Aljarafe, Sevilla.

Amós José García Rojas

Presidente de la junta directiva AEV. Jefe de Sección de Epidemiología y Prevención. Servicio de Epidemiología y Prevención. Dirección General de Salud Pública de Canarias.

Javier Gómez Marco

Médico de familia. Centro de Salud Las Calesas. SERMAS, Madrid.

Huaxing Liu

Residente de Medicina Familiar y Comunitaria. Hospital 12 de Octubre. Centro de Salud Las Calesas. SERMAS, Madrid.

Josep Marès Bermúdez

Institut Pediàtric Marès-Riera, Blanes, Girona.

Susana Martín Martín

Comité editorial de la web de la AEV. Médico de familia. Centro de Salud de Balmaseda. OSI Ezkerraldea-Enkarterri-Cruces. Osakidetza. Vizcaya.

Guillermo Mena Pinilla

Especialista en Medicina Preventiva y Salud Pública. Centro de Vacunación Internacional. Sanidad Exterior. Subdelegación del Gobierno en Barcelona.

Gloria Mirada Masip

Tesorera de la junta directiva de la AEV. Diplomada en Salud Pública. Departamento de Salud. Generalitat de Catalunya.

Fernando A. Moraga-Llop

Pediatra, Vicepresidente 1º junta directiva de la AEV, Barcelona.

María Luisa Morató Agustí

Especialista en Medicina Interna y Medicina Familiar y Comunitaria. Grupo de trabajo de enfermedades infecciosas de la Semfyc y Grupo de trabajo de Prevención de Enfermedades Infecciosas del PAPPS.

Jaime Muñiz Saitua

Comité editorial de la web de la AEV. Jefe del Servicio de Ordenación y Acreditación Sanitaria del Departamento de Salud del Gobierno Vasco.

José Antonio Navarro Alonso

Comité editorial de la web de la AEV. Jefe de Servicio de Prevención. Consejería de Sanidad. Región de Murcia.

Laura Oliveras Puig

Médica Interna Residente en Medicina Preventiva y Salud Pública, Hospital Clínic de Barcelona.

Lucas Paseiro García

Médico experto en análisis y posicionamiento online. Web Vacunas.org.

Carlos Perea Gutiérrez

Médico residente de Medicina Familiar y Comunitaria en el Centro de Salud Santa Hortensia, Servicio Madrileño de Salud.

Jaime Jesús Pérez Martín

Técnico Superior de Salud Pública. Servicio de Prevención y Protección de la Salud. Dirección General de Salud Pública de la Región de Murcia.

Purificación Robles Raya

Médico de familia, Centro de Salud de Can Vidalet, Esplugues de Llobregat, Comarca Baix Llobregat, Barcelona, Institut Català de la Salut.

Carlos Rodrigo Gonzalo de Liria

Vicepresidente 2º de la junta directiva de la AEV. Jefe de Servicio de Pediatría y sus áreas específicas. Hospital Universitario Vall d'Hebron, Barcelona.

Jesús Ruiz Aragón

Comité editorial de la web de la AEV. Técnico superior investigador en la Agencia de Evaluación de Tecnologías Sanitarias de Andalucía. Consejería de Salud. Junta de Andalucía.

Guillermo Sequera Buzarquis

Health Surveillance NCDS. Ministry of Public Health and Social Welfare, Asunción, Paraguay. Hospital Clínic de Barcelona.

Luis C. Urbiztondo Perdices

Junta directiva de la AEV. Jefe de Servicio de Medicina Preventiva. Agencia de Salud Pública de Cataluña.

José Tuells Hernández

Junta directiva de la AEV. Director de la Cátedra Balmis de Vacunología. Universidad de Alicante. Jefe del Servicio de Medicina Preventiva, Hospital Universitario del Vinalopó, Elche.

Salomé Valencia Aguirre

Médico Interno Residente en Medicina Preventiva y Salud Pública, Hospital Clínic de Barcelona.

César Velasco Muñoz

Vocal de Nuevas Tecnologías de la junta directiva de la AEV. Hospital Campus Vall d'Hebron, Barcelona.

Alba Vilajeliu i Balagué

Médico especialista en Medicina Preventiva y Salud Pública. Gavi, The Vaccine Alliance, Ginebra.

ÍNDICE

5. VACUNAS NO SISTEMÁTICAS

PRÓLOGO

Autora: María José Álvarez Pasquín.

¡BIENVENIDOS A VACUNAS.ORG! ¡LO QUE TIENES QUE SABER DE VACUNAS DURANTE TODA LA VIDA Y FÁCIL DE ENCONTRAR!

Por segunda vez nos ponemos manos a la obra para ofrecer un material sobre vacunas actualizado en un formato asequible para profesionales sanitarios y público general. Con entusiasmo, con ánimo de actualización, y una pregunta bajo el brazo: ¿Podemos ofrecer seguridad vacunal en la red? Más allá de la duda científica, que es la que hace avanzar el conocimiento, no parece razonable abordar la Vacunología, un campo de la Medicina, como si de una cuestión de fe se tratara. Por ello, reconocer su eficacia y no relegar que es la mejor herramienta de PREVENCIÓN frente a enfermedades infecciosas después de la potabilización de las aguas y muy por delante de los antibióticos. De ahí la relevancia de proporcionar información sustentada en el conocimiento y los estudios científicos. Porque, a pesar del evidente éxito de la vacunación para controlar enfermedades, algunos grupos han cuestionado la utilidad de las vacunas y en los últimos años han aparecido sitios web que proporcionan información tendenciosa, engañosa y alarmante sobre la seguridad de las vacunas, lo que puede despertar temores exagerados, especialmente entre padres y pacientes (cita textual de la OMS).

Así, ponemos sobre la mesa este libro, compendio de nuestra web como libro de cabecera en permanente actualización para uso y disfrute del que quiera consultar información veraz y donde, además se delimitan y exponen cuestiones relevantes y dudas que suponen preguntas de investigación.

Así, nuestra web Vacunas.org, estrenada en 2006, como una fusión de la antigua página de la Asociación Española de Vacunología y la pizpireta Todosvacunados.com, se nos había quedado obsoleta. El análisis efectuado por el Dr. Paseiro y presentado en el Congreso de la AEV de Córdoba fue impactante. Y decepcionante. No porque las visitantes mayoritariamente fueran mujeres (76%), hallazgo repetido en diversos estudios respecto a los usuarios de páginas de salud, sino porque la mayoría abandonaban la página en segundos. Las que permanecían, consultan especialmente contenidos destinados al público en general, cuando lo que prevalecía en nuestra página es información muy técnica en cuanto a bibliografía comentada, preguntas al experto etc. y, además, en 2015, los visitantes desde el móvil representaban un 36% del total de visitas y nuestra web no estaba adaptada a semejante dispositivo.

Así que a raíz de este trabajo cuyo objetivo fue describir la búsqueda de información sobre vacunas en la red y caracterizar a los usuarios de Vacunas.org, su comportamiento y los contenidos más relevantes, se obtuvieron varias recomendaciones como adaptar el contenido a la información más demandada en internet, ya que la mayoría de usuarias provenían de búsquedas poco especializadas en Google.

Con el mejor equipo de profesionales como aliados, pegamos el salto basándonos en estos BigData (palabra de moda, concepto que hace referencia al almacenamiento de grandes cantidades de datos y a los procedimientos usados para encontrar patrones repetitivos en ellos), la literatura científica y nuestro equipo de asesores no sanitarios. Sin olvidar el paraguas de la Red de Seguridad Vacunal de la OMS que, por otro lado, aplica unas exigencias dignas de la consultoría más exquisita para poder ser miembro de ese creciente grupo de páginas acreditadas por su información fidedigna en este campo. Y con nuestra propia experiencia de análisis y sugerencias de mejora para esta Red.

Cómo habíamos descubierto que la gente se nos marchaba al no encontrar la información solicitada construimos nuestra primera herramienta: el Voovle, un buscador generalista de vacunas en la home de la web. ¿Y cómo? Tipo Uptodate, lo último para estar al día. ¿Qué más? ¿Qué se encuentra? La información específica sobre la vacuna concreta y todo lo que haya sobre ella como preguntas, noticias, bibliografía...

Pero, ¿cómo se construyó esas Vacunas una por una? Con mucho trabajo. Una coordinadora (mujer tenía que ser dado el perfil de uso de la web) reclutó con la colaboración de la Junta Directiva y el Comité editorial un gran grupo de escribientes (34) que elaboraron los temas, al que se le aplicaría un peer review doble y constructivo en el que la Junta de la AEV estaba implicada. Y no se hizo de cualquier manera. El lenguaje no podía ser de cualquiera. En consonancia con el documento "No es suficiente con traducir" de los ECDC (European Center of Disease Control) y los trabajos de Carrasco, Bernal y Tuells sobre los conocimientos de los padres sobre las vacunas, se estipuló que el lenguaje debería ser adaptado para un nivel medio alto, dado que son la personas que más cuestiones se plantean sobre el tema, útil también para profesionales sanitarios y práctico. Y en dos niveles, como se demostró su utilidad en Australia en un estudio antes y después, donde el usuario profundiza en la cuestión en función de sus necesidades, complementando la web de la Asociación Española de Pediatría, también de la Red, con un nivel más básico que la nuestra. Y así estructurar la información, evitar duplicaciones y optimizar el posicionamiento del sitio. Esto último mediante "contactos" adecuados que son los famosos links en Internet.

Además de facilitar el acceso de las autoridades de salud pública, los profesionales de la salud y el público a información fiable sobre la seguridad de las vacunas, a través de Internet, Vacunas.org trae de la mano la Transparencia como valor de la Asociación y Fundación Española de Vacunología una ineludible apuesta por las personas y la sociedad en su conjunto. Por este motivo apostamos por la integridad y el compromiso de hacer públicos y tratar los conflictos de interés o deudas morales que surjan en el curso de nuestras actividades profesionales. La propia OMS publicó en 2015 una declaración en la que pide que se divulguen los resultados de los ensayos clínicos, cualquiera que sea su resultado, a fin de que las decisiones relacionadas con la seguridad y la eficacia de las vacunas, para uso de la población estén respaldadas por los mejores datos disponibles.

Por último, estamos trabajando en generar respuestas rápidas a los acontecimientos mediáticos en relación con las vacunas, aumentar la presencia en las redes sociales, crear formatos para los nuevos dispositivos y buscar alianzas con otras organizaciones para ganar autoridad y tener, sin duda, la página sobre vacunas más atractiva e intuitiva y desarrollar blogs atractivos donde se demuestre el valor de las vacunas. Y aquí estamos, intentando estos objetivos desde un equilibrio de independencia, ciencia, conocimiento y tecnología.

Esperando que sea de utilidad, un libro a la cabecera de la consuilta de profesionales sanitarios y de consulta para padres y pacientes que quieran saber algo más. Con ilusión de que llegue a todos este manual sobre vacunas en el idioma de Cervantes.

Esperando que sea de utilidad,
Dra. María José Álvarez Pasquín
Directora Vacunas.org

BIBLIOGRAFÍA

- Bernal PJ, Ñíguez JC, Navarro JA. Actitudes, conocimientos, creencias y grado de satisfacción de los padres, en relación con las vacunaciones de sus hijos en la región de Murcia. Vacunas 2001; 2 (4): 142-148. Disponible en: http://www.sciencedirect.com/science/article/pii/S1576988701702555
- Carrasco-Garrido P, Gil de Miguel A. Hernández Barrera V, Vázquez-Fernández del Pozo S, Jiménez-Trujillo I, Jiménez-García R. Conocimientos de los padres españoles sobre la vacunación de sus hijos durante la década 1993-2003. Datos por comunidades autónomas. Vacunas 2006; 07 (4): 144-150. Disponible en: http://www.elsevier.es/es-revista-vacunas-72-sumario-vol-07-num-04-13004162
- Martínez-Mora M, Álvarez-Pasquín MJ, Rodríguez-Salvanés F.Vaccines and Internet: characteristics of the vaccine safety net web sites and suggested improvements.Vaccine. 2008 Dec 9;26(52):6950-5
- Tuells J.Controversies over vaccines in Spain, a chance for social vaccinology. Gac Sanit. 2016 Jan-Feb;30(1):1-3
- Wallace C, Leask J, Trevena LJ.Effects of a web based decision aid on parental attitudes to MMR vaccination: a before and after study.BMJ. 2006 Jan 21;332(7534):146-9.

CAPÍTULO 1
¿CÓMO ENCONTRAR O PUBLICAR INFORMACIÓN FIABLE SOBRE VACUNAS EN LA WEB?

1. ¿CÓMO ENCONTRAR O PUBLICAR INFORMACIÓN FIABLE SOBRE VACUNAS EN LA WEB?

Autores: Lucas Paseiro García, César Velasco Muñoz, María José Álvarez Pasquín.

1.1 ¿QUÉ RELACIÓN TIENEN LA SALUD, INTERNET Y LAS VACUNAS?

Somos cada vez más los usuarios que buscamos información sobre salud en Internet. Entre el 2007 y el 2014, el aumento progresivo de población mundial se ha visto acompañado de un aumento exponencial de usuarios de internet, alcanzando éstos hasta un 78% de la población del mundo industrialmente desarrollado[1]. Según algunos estudios, de la gran masa de usuarios de internet, hasta un 76% afirmamos utilizarlo para buscar información y consejos relacionados con la salud[2]. Y por otra parte, la web 2.0 los usuarios podemos ser autores de información, con lo que la información sobre salud disponible online crece rápidamente sin que se escape a ella uno de los temas de mayor actualidad y controversia, las vacunas[3].

Sin embargo, la información sobre vacunas en las redes es abundante e indiscriminada, sin que exista en la actualidad una herramienta que permita a los lectores identificar la información científicamente veraz, lo que puede estar afectando al éxito y cumplimiento de las campañas y calendarios vacunales[4] con el riesgo de aparición de enfermedades, como ha ocurrido algún brote de sarampión y un caso de difteria en España.

Por ello, aportamos una guía que ayude a los usuarios y a los generadores de contenido (bloggers, administradores de webs, instituciones, usuarios de redes sociales…) a identificar y publicar información de calidad, atractiva y veraz sobre las vacunas.

1.2 ¿QUIÉNES BUSCAMOS INFO SOBRE VACUNAS EN INTERNET?

Las mujeres. De manera general, el perfil de una persona que busca información en internet podría ser el de cualquiera de nosotros: un anciano, una madre, un profesional de la salud, el tutor de un niño, etc. Pero, los datos indican que son mujeres de mediana edad con un alto nivel educativo y salarial las que realizan la mayoría de búsquedas en internet relacionadas con salud[5].

Respecto a las vacunas, el hecho no es diferente. Un reciente análisis de los usuarios de Vacunas.org (una de las webs de referencia sobre vacunas en lengua española) demostró que la mayoría visitantes de tal sitio web son mujeres de mediana edad. De cualquier modo, aunque este es el perfil de la mayoría, existen sitios especializados, dirigidos a sectores concretos, como pueden ser los profesionales de la salud, los padres y las madres o los ancianos, por lo que es recomendable que nuestras búsquedas o nuestros mensajes se adapten a aquellas personas a las que deseamos llegar.

1.3 PERO, ¿CÓMO Y POR QUÉ BUSCAMOS INFORMACIÓN?

Según parece, la principal motivación para realizar una búsqueda sobre vacunas o salud en internet es una reciente visita al médico[6]. Sin embargo se desconoce si buscamos información con el fin de contradecir una prescripción de una vacuna o bien con el fin de reforzarla, aunque sí se sabe que las webs de mayor calidad científica suelen dar lugar a un refuerzo en la credibilidad del médico prescriptor y, presumiblemente, mayor cumplimiento[6].

El proceso de búsqueda suele comenzar en un motor de búsqueda, no en una página web reconocida institucionalmente o especializada en el tema en cuestión (vacunas). Esto indica que la indexación de un sitio web vacunal en los diferentes motores de búsqueda sea fundamental porque puede determinar el alcance y efectividad de sus mensajes.

1.4 ¿QUÉ HACE QUE DEMOS CREDIBILIDAD A UNA WEB VACUNAL?

A pesar de la presencia de información de alta calidad científica en la que los receptores del mensaje podamos confiar, no parece lograr el objetivo deseado y pese a los grandes esfuerzos realizados por instituciones, profesionales e individuos independientes, los ratios de vacunación en el mundo no alcanzan los valores deseados[5], por lo que han tratado de adaptarse a las formas de comunicación del siglo XXI para promover la vacunación.

Para que el mensaje vacunal tenga éxito, debe ser un mensaje creíble, lo cual supone un gran desafío: dotar a nuestros medios de comunicación de credibilidad, pero éste es un atributo que para los lectores es mucho más que la calidad científica de la información.

¿Qué determina, por tanto, la fiabilidad de un sitio web?:

El usuario:

Como ya se mencionó anteriormente, las personas que más frecuentemente realizan búsquedas en internet relacionadas con vacunas son las mujeres jóvenes con una educación media-alta. Según algunos estudios, este grupo es precisamente uno de los que más credibilidad da a la información que encuentra en internet, mientras que las personas mayores de 65 años confían menos en internet como fuente de información fiable sobre salud[1], pero este factor se atenúa determinante al ajustarlo según las aptitudes técnicas para desenvolverse en internet y desaparece completamente al ajustarlo según la confianza en internet de forma global. Es decir, las mujeres jóvenes y de mediana edad confían en lo que encuentran en la red y la gente mayor no confía tanto en internet como fuente de información y, por ende, de información vacunal.

Por ello, la construcción de webs sin barreras arquitectónicas y el aumento de la penetrancia de internet entre la gente de mayor edad, podría aumentar la credibilidad de las webs vacunales en este grupo. Y para las mujeres hay que facilitar el hallazgo en los motores de búsqueda de información sanitaria fiable.

El lenguaje utilizado:

El más efectivo y persuasivo parece ser el formato narrativo[7], utilizando un lenguaje sencillo, cercano a la experiencia personal[5,8] (fórmula especialmente atractiva para el subgrupo de mujeres jóvenes). Sin embargo, en general, cuando queremos emitir un mensaje de calidad, persuasivo y efectivo, los profesionales, las instituciones, e incluso los particulares, tratamos de utilizar terminología técnica, objetiva, inequívoca y formal en un formato científico que en vez de acercar al usuario, lo aleja.

La arquitectura del sitio:

La distribución de la página y su usabilidad (**user-friedliness**), son los factores que más se asocian a la credibilidad[5].

Estas dos características que parecen independientes se ha visto en diversos estudios descriptivos que los usuarios atribuímos diferente credibilidad a los sitios web con información sobre salud y vacunas por su aspecto y construcción.

Asímismo, la utilización de una imagen corporativa o institucional afecta favorablemente a la fiabilidad, aunque parece que el más efectivo y persuasivo sea el formato tipo blog[8]. Por otra parte, la presencia de interferencias (información o links de otras páginas) y de textos incompletos parecen afectar negativamente[3], aunque sorprendentemente, la presencia de publicidad parece no interferir en ningún sentido.

La transparencia del sitio:

Es un factor que determina la manera en que los lectores percibimos la información contenida en los sitios web. Prácticas ya habituales entre los sitios web de mayor calidad científica, como aclarar el origen de los contenidos[1], aclarar la fecha de actualización y las fuentes de financiación, y actualizar con frecuencia contenidos basados en la evidencia[9] han demostrado aumentar la credibilidad percibida por algunos usuarios.

1.5 ¿QUIÉNES SON Y CÓMO ACTÚAN LOS CIBERDETRACTORES DE LAS VACUNAS?

Debido a la popularización de un medio de difusión tan plural como es internet, los detractores de las vacunas, las personas que divulgan información en contra de las campañas y los calendarios vacunales, han encontrado un nuevo medio que les permite tener un mayor impacto de un mensaje que para ellos es relevante.

A pesar de la evidencia mencionada hasta ahora, muchos sitios web de información científica sobre vacunas no parecen haberse adaptado las necesidades de comunicación que los usuarios tenemos cuando buscamos información que podamos considerar creíble frente a las personas que difunden mensajes en contra de la vacunación que lo han hecho rápidamente y actúan conforme a los fenómenos epidemiológicos y sociales, dando rápida respuesta, sin interpretación científica basada en la evidencia, a noticias, accidentes, problemas de salud pública[10], utilizando más frecuentemente el formato blog y la web 2.0 (redes sociales, comentarios), con un lenguaje emocional y sencillo[2, 10], capaz de tener gran efecto en los lectores.

1.6 ¿CÓMO PODEMOS ENCONTRAR WEBS VACUNALES FIABLES?

Existen instituciones que certifican un marchamo de calidad a páginas web de información sobre salud y colaboran en la selección de los sitios web más fiables como ayuda a los usuarios. La principal es la Red de Seguridad Vacunal de la Organización Mundial de la Salud (Vaccine Safety Net).

Esto se debe a la gran cantidad de páginas web con opiniones e información sobre vacunas que permanece incuantificable y a su orientación (pro- o anti- vacunas), absolutamente desconocida, por lo que hay seleccionar y leer crítica y cuidadosamente la información que encontramos en internet ya que, en el mejor de los casos, hasta el 88% de las páginas web sobre vacunas indexadas en buscadores de búsqueda tienen información neutra o positiva acerca de las vacunas[10].

En este sentido existen actualmente algunas herramientas de gran utilidad para seleccionar la información accesible según los conocimientos científicos existentes. En primer lugar, conocer que los elementos mencionados anteriormente (el lenguaje y la arquitectura del sitio) pueden ser utilizados como herramientas persuasivas, por lo que debemos ser capaces de identificar los estilos emocionales, estéticas atractivas, etc, que pueden dar lugar a que sobrevaloremos la credibilidad del sitio.

Por otro lado, la transparencia (fuente de financiación, publicidad, origen de la información...) puede ayudarnos a desenmascarar intereses y a identificar sitios web más objetivos. Además de los anteriores, existen organizaciones, certificaciones, fundaciones, etc. que ayudan a los usuarios y a los generadores de contenidos a identificarse como información fiable. Por lo general, estas certificaciones funcionan mediante una serie de requisitos (sobre transparencia, actualización, veracidad...) que el sitio web debe cumplir, de manera que pertenecer a la red de sitios web con tal certificación suponga una garantía de credibilidad. Algunos de los ejemplos más populares de éstos son el cuestionario DISCERN, la HON Foundation y, respecto a las vacunas de manera específica, la VSN.

1.7 ¿QUE ES LA VSN?

VSN (Vaccine Safety Network, Red de Seguridad Vacunal, del inglés) es una red promovida por la OMS (Organización Mundial de la Salud), cuyo objetivo es facilitar el acceso de las instituciones sanitarias, los profesionales de la salud y el público general a información fiable (creíble) sobre seguridad vacunal a través de internet, para ello, se evalúan el contenido, la cualidad, la credibilidad y la accesibilidad de los sitios que quieran formar parte de la red.[11] A continuación se enumeran brevemente los aspectos que la VSN exige incluir en una página web para ser aceptada:

Criterios de credibilidad (obligatorios):	Criterios de calidad (obligatorios):
Objetivo de la web	Fuente de información
Detalles sobre la propiedad de la web	Conflictos de intereses
Transparencia de financiación	Fecha de actualización
Responsabilidad social con los usuarios	Método de selección de información
Privacidad y protección de datos	Lenguaje correcto y apropiado
Asociación responsable	Promoción de la correcta inmunización

Criterios de accesibilidad (deseados):
Se refiere fundamentalmente a características técnicas.

1.8 ¿QUÉ PUEDO ENCONTRAR EN ESPAÑOL SOBRE VACUNAS?

Además de probablemente miles de blogs, comentarios en redes sociales y webs personales, profesionales e insititucionales que se pueden encontrar en internet, la AEV (Asociación Española de Vacunología) ha creado una web en español que probablemente sea una de las webs de referencia de información sobre vacunas en el mundo hispanohablante[12], VACUNAS.ORG, que forma parte de la VSN y que, con cerca 2000 visitas diarias, sirve de herramienta de consulta sobre vacunas para los profesionales y el público en general, incluyendo un buscador de vacunas, la posibilidad de realizar preguntas a expertos y calendarios vacunales. El objetivo de VACUNAS.ORG es convertirse en lider y referente de la promocion de la inmunizacion en español y finalmente, producir una mejora real en el cumplimiento de los calendarios y campañas de vacunacion.

Además, la página del Comité Asesor de Vacunas de la Asociación Española de Pediatría y el apartado de Vacunas de Murcia Salud, con las que Vacunas.org colabora activamente. Y sumando están la web de la Dirección Nacional de Control de Enfermedades Inmunoprevenibles, Ministerio de Salud de la Nación, Argentina (DiNaCEI); The History of Vaccines - La Historia de las Vacunas y el apartado en español de Vaccines Today.

1.9 ¿QUE PUEDO HACER YO PARA COLABORAR?

Como hemos visto en los párrafos que preceden a este, posiblemente una gran parte de la información sobre vacunas disponible en internet no se encuentra en páginas web, sino en comentarios, redes sociales y resto de la red 2.0 (compuesta por aquellos sitios que permiten a los usuarios producir contenido a través de preguntas y respuestas, tweets, comentarios, imágenes, etc.); y además, el lenguaje informal y emocional y la narración de experiencias personales pueden ser más convincentes que importantes webs institucionales con contenido de alta calidad, por lo que cualquiera de nosotros puede comenzar hoy a colaborar con la vacunación y la lucha contra las enfermedades inmunoprevenibles (aquellas que se pueden evitar mediante una vacuna): es suficiente con un comentario explicando una experiencia positiva, una foto, o incluso escribir un pequeño blog. Ademas, gracias a esta guia, en caso de dudas ya sabemos cómo identificar informacion creíble sobre una vacuna, lo que puede ayudarnos a despejar nuestras dudas y las de los demás.

1.10 ¿CUÁLES SON, ENTONCES, LAS COSAS QUE DEBO TENER EN CUENTA PARA ENCONTRAR O PUBLICAR INFORMACION FIABLE SOBRE VACUNAS?

- La información presente en internet es infinita.
- En internet podemos encontrar argumentos a favor y en contra de casi todo, también de las vacunas.
- Es útil ser capaz de discernir la información de calidad y creíble del resto.

- La información creíble sobre vacunas es la que se basa en la experiencia y evidencia acumulada.
- El lenguaje informal y familiar puede hacer que una información nos resulte más creíble.
- Los textos narrativos de vivencias personales con los que nos podemos identificar pueden resultarnos facilmente mas fiables.
- Los sitios más sencillos, bonitos e intuitivos pueden resultarnos mas creibles
- La información acerca de la financiación, las fuentes y los objetivos de una web pueden ayudarnos a comprender sus intereses y discernir si su informacion puede ser, o no, fiable.
- Existen organizaciones que nos ayudan a distinguir si una web puede ser creíble, busca sus sellos cuando busques información.
- HON Foundation y VSN son ejemplos de tales organizaciones.
- VACUNAS.ORG, la web de la AEV, forma parte de la VSN.
- VACUNAS.ORG y las web homónimas son una excelente herramienta para encontrar informacion fiable sobre vacunas.

1.11 REFERENCIAS:

1. Telecommunication Development Bureau, International Telecommunication Union (ITU) [Sede web]. Place des Nations 1211 Geneva 20 - Suiza; Abril 2014 [Acceso 12/11/16]; ICT Facts and Figures 2014 ; Disponible en: https://www.itu.int/en/ITU-D/Statistics/Documents/facts/ICTFactsFigures2014-e.pdf
2. Zulman DM, Kirch M, Zheng K, An LC. Trust in the Internet as a Health Resource Among Older Adults: Analysis of Data from a Nationally Representative Survey. Eysenbach G, ed. Journal of Medical Internet Research. 2011;13(1):e19. doi:10.2196/jmir.1552.
3. Bean SJ. Emerging and continuing trends in vaccine opposition website content. Vaccine. 2011; 29(10):1874-80
4. Zschorlich B, Gechter D, Janßen IM, Swinehart , Wiegard B, Koch K Health information on the Internet: Who is searching for what, when and how? Z Evid Fortbild Qual Gesundhwes. 2015;109(2):144-52.
5. Sivakumar G, Mares ML The Doctor Versus the Internet: Effects of Low-, Medium-, and High-Quality Websites on Intentions to Follow the Doctor's Advice. Health Commun. 2016; 21:1-9

6. Haase N, Betsch C, Renkewitz F. Source Credibility and the Biasing Effect of Narrative Information on the Perception of Vaccination Risks. J Health Commun. 2015 Aug;20(8):920-9

7. Neubaum G, Krämer NC. Let's Blog About Health! Exploring the Persuasiveness of a Personal HIV Blog Compared to an Institutional HIV Website. Health Commun. 2015;30(9):872-83

8. Ogah I, Wassersug RJ. How reliable are "reputable sources" for medical information on the Internet? The case of hormonal therapy to treat prostate cancer. Urol Oncol. 2013 Nov;31(8):1546-52.

9. Covolo L, Mascaretti S, Caruana A, Orizio G, Caimi L, Gelatti U. How has the flu virus infected the Web? 2010 influenza and vaccine information available on the Internet. BMC Public Health. 2013; 13: 83

10. Alvarez-Pasquín MJ, Heijbel H, Yarwood J, Van Damme P; VACSATC partners.. VACSATC (vaccine safety: attitudes, training and communication): why such a project? Euro Surveill. 2009 Apr 23;14(16)

11. García-Basteiro AL, Alvarez-Pasquín MJ, Mena G, Llupià A, Aldea M, Sequera VG et al. A public-professional web-bridge for vaccines and vaccination: user concerns about vaccine safety. Vaccine. 2012 May 28;30(25):3798-805

CAPÍTULO 2
HISTORIA DE LAS VACUNAS

2. HISTORIA DE LAS VACUNAS

Autor: José Tuells.

2.1 INTRODUCCIÓN

Con frecuencia al hablar sobre las vacunas se tiene la sensación de que constituyen un elemento de la medicina preventiva presente entre nosotros desde tiempo inmemorial. Forman parte de nuestra vida cotidiana; como ciudadanos porque alguna vez hemos acudido a recibir una vacuna o a administrársela a nuestros hijos, como sanitarios porque en ocasiones hemos participado como administradores en algún puesto vacunal (centro de salud u hospital), hemos estudiado un brote de enfermedad vacunable o somos personal de riesgo laboralmente y, por tanto, candidatos a recibirlas.

Las vacunas ocupan un espacio mediático relacionado con el desarrollo de tecnologías innovadoras para fabricarlas, la necesidad de dar cobertura vacunal a países carentes de recursos, la aparición de nuevas posibilidades de inmunización, las modificaciones en los calendarios vacunales o la incertidumbre con que algunas son esperadas (malaria, VIH). Esa presencia de las vacunas en la esfera pública, se ha visto reforzada en los últimos años por Internet, un formidable soporte como difusor de información, en ocasiones favorable a las vacunas y, en otras, un elemento perturbador de su credibilidad.

Sin embargo, si observamos las vacunas desde una perspectiva histórica veremos que son un acontecimiento reciente. Hace poco más de doscientos años que Edward Jenner (1749-1823) descubrió la vacuna contra la viruela (1798) y pasó casi un siglo hasta que Louis Pasteur (1822-1895) sentara las bases, junto con la emergencia de la bacteriología, para el descubrimiento y elaboración de las primeras vacunas (rabia, cólera, 1885). Admitido desde entonces el concepto de inmunización, se produjo la primera Edad de Oro de la Vacunología que duró hasta el final de la IIª Guerra Mundial, descubriéndose las vacunas contra la difteria, fiebre tifoidea, tétanos, tuberculosis o fiebre amarilla.

A mediados del siglo pasado, asistimos a una verdadera revolución inmunológica, quizás una segunda Edad de Oro de la Vacunología que se inició tras los descubrimientos de Jonas Salk (1914-1995) y Albert Sabin (1906-1993) de las dos vacunas contra la polio (inactivada y atenuada) a finales de los años 50´. Cronológicamente se sucederían las vacunas frente a sarampión (1963), rubéola (1967), parotiditis (1969) o meningococo A+C (1972) y durante los años 80´ aparecieron las vacunas frente a hepatitis B, neumococo, varicela o Haemophilus tipo b.

En 1974 la OMS puso en marcha el Programa Ampliado de Inmunización (PAI) y no fue hasta 1980 cuando se declaró erradicada del mundo la viruela, única enfermedad vacunable que ha alcanzado ese hito. Posteriormente, en 1994, se declaró eliminada la polio en el continente americano, seguida de la región Pacífico-Australia (2000) y Europa (2002). Como puede verse, son hechos tan próximos que podríamos creer que el verdadero despegue de la historia vacunal se está produciendo ahora.

Entrados en el siglo XXI, se vislumbra la eliminación definitiva de la polio, se han creado grandes alianzas internacionales para llevar las vacunas a todos los rincones del mundo, se mantiene viva la esperanza de encontrar una vacuna contra el VIH o la malaria y hemos pasado una pandemia de gripe (2009), además de introducirse nuevas vacunas como las descubiertas contra el virus del papiloma humano (VPH), meningococo B, virus varicela zoster (VVZ) o la conjugada contra el neumococo (PCV).

La relación cronológica de los hitos en la historia de la vacunología es solo una forma de mostrar una sucesión de hechos y su contenido puede ampliarse o reducirse dependiendo de la exhaustividad que se quiera dar, por lo que vamos a situar el devenir histórico en cinco etapas que enmarcan el desarrollo de este campo de conocimiento.

INOCULANDO LA VIRUELA.

En el origen de la vacunación como método preventivo y de la vacunología como ciencia ocupa un papel central la viruela, cuyo ciclo histórico es un paradigma del incuestionable valor de las vacunas.

Su aparición se sitúa hacia el año 10.000 a.C. coincidiendo con los primeros asentamientos que el hombre estableció en el nordeste de África, en China y en la cuenca del Indo. Aquel lejano virus se transmitía de hombre a hombre y a medida que se producían en el mundo concentraciones suficientes de población se propagaba con mayor facilidad. La historia de la viruela puede rastrearse siguiendo la estela de las civilizaciones que fueron poblando el planeta. Sus huellas realizan un camino circular, viajando desde el Este hacia el Oeste, siguiendo al guerrero, al comerciante o al peregrino. Podía adoptar una forma endémica si encontraba un escenario propicio donde establecerse o crecer en olas epidémicas a la conquista de nuevos territorios[1]. La viruela se enseñoreó del mundo a partir del siglo XVI, convirtiéndose en un verdadero azote para la humanidad durante los siglos XVII y XVIII. Alcanzó entonces su mayor colección de metáforas, como la que la denunciaba como "el más terrible de todos los ministros de la muerte"[2]. Paradójicamente, la enfermedad que no respetaba ninguna clase social[3], encontró a su mayor enemigo durante su época de máximo esplendor. La inoculación, que apareció como única manera de afrontarla, siguió sus mismos itinerarios persiguiéndola lentamente desde Oriente a Occidente. Esta práctica ritual e intuitiva se modificó en Europa a finales del XVIII dando lugar a la vacunación, un método empírico que al propagarse atajaba drásticamente esta feroz lacra. La vacuna inició un viaje en sentido contrario llegando hasta los lugares donde se originó.

La viruela acabó sus días hace solo un tercio de siglo allí donde había venido a nacer, algunos recónditos poblados de Bangladesh, Etiopía o Somalia[1]. Un último estertor devolvió su atávico recuerdo para dejarla asociada al naciente término de bioterrorismo, ya en el siglo XXI.

La lucha contra el azote de la viruela determina las primeras etapas de la historia de la vacunología, que podría sintetizarse en el esquema de la historiadora Anne-Marie Moulin[4]:

- Prevacunología: Inoculación o variolización (siglos XII a XVIII)
- Empirismo, vacuna de la viruela (siglo XIX)
- Metáfora vacunal (1885-1949)
- Las campañas de masas (1950-1980)
- La vacunología, entre el éxito y la crisis (1981-2016)

Por estos periodos han transitado investigadores que obtuvieron reconocimiento descubriendo vacunas o anónimos vacunólogos capaces de inmunizar sobre el terreno en las peores condiciones, hombres de laboratorio y hombres de acción. La vacunología ha evolucionado como ciencia multidisciplinar junto a la microbiología, inmunología, virología, etc. Ha tenido defensores y detractores, pero finalmente, ha demostrado y lo sigue haciendo que es un incuestionable pilar de la salud pública.

La inoculación de la viruela o variolización, fue practicada originalmente en China y la India. Lentamente, el método se transmitió a los pueblos del entorno del Asia menor y Oriente próximo, Cefalonia, Tesalia, Constantinopla, el Bósforo, donde era utilizado por las clases populares como preservativo de la enfermedad. Desde allí pasó al mundo occidental en los inicios del siglo XVIII. La variolización es el prototipo de la tradición preventiva. Supuso un concepto innovador que reposaba en la constatación de que los que sobrevivían a un ataque de viruela quedaban exentos de ella para siempre (*inmunis*), por lo tanto, si se lograba transferir a un sujeto sano material proveniente de las pústulas de un enfermo de viruela podría quedar inmune frente a ella[1].

La mención occidental más antigua sobre la variolización (1671), refería una práctica popular de variolización "salvaje" conocida como "comprar la viruela". Consistía en mandar los niños a casas donde hubiera un enfermo recuperándose de viruelas para comprarle las costras. Campesinos griegos, galeses, escoceses o rusos, estaban familiarizados con esta práctica, que el danés Bartholin llamó en 1673 "transferencia de la viruela"[3]. En enero de 1700, la Royal Society inglesa recibió noticia del Dr. Lister sobre el método inoculador chino en carta remitida por un comerciante inglés[3].

En sesión de la *Royal Society* inglesa del 14 de mayo de 1714 se dio lectura de una carta de Emanuele Timoni (1669-1718) remitida desde Constantinopla en la que aparecía por primera vez el vocablo "*inoculación*" como método de lucha contra la viruela. Asimismo, otro texto de Giacomo Pylarini (1659-1718) situaba el origen de la inoculación en las mujeres griegas de Tesalia que la traspasaron al imperio otomano. Timoni y Pylarini actuaron como transcriptores en el entorno científico europeo de una técnica preventiva muy extendida en aquella región[3].

Su difusión en Europa necesitó del impulso propagandístico de una mujer, la escritora Lady Mary Wortley Montagu (1689-1762). En 1717, viajó a Constantinopla con su marido, que había sido nombrado embajador inglés en la corte otomana. Lady Mary describió a una amiga en una conocida carta el procedimiento que utilizaban allí para combatir la viruela y decidió "*tomarse la molestia de ponerla de moda en Inglaterra*". Contó para ello con la complicidad de Timoni y de Charles Maitland (1668-1748), médico de la embajada que inoculó al propio hijo de Lady Mary en 1718. De vuelta a Londres y ante un grupo de personajes notables como la princesa Carolina, esposa del Príncipe de Gales, y médicos como Sir Hans Sloane, presidente de la *Royal Society*, Maitland inoculó a la hija pequeña de los Wortley. Fue la primera inoculación efectuada en Inglaterra, abril de 1721[5].

Maitland llevó a cabo poco después lo que fue conocido como Experimento Real, por el que seis condenados a muerte de la prisión de Newgate aceptaron inocularse a cambio del perdón. El éxito del procedimiento convenció a los facultativos de la Corte, de la *Royal Society*, del Colegio de Médicos y a la propia Princesa de Gales que hizo inocular a sus dos hijas[5].

La variolización nunca se practicó de forma masiva, ni siquiera en Inglaterra donde alcanzó su mayor cobertura. Por el resto de Europa se fue extendiendo gracias a los trabajos de La Condamine, Tronchin, Gatti, los Sutton o Dimsdale. Controvertida, su historia occidental como práctica médica fue corta y circunscrita a la segunda mitad del XVIII. Voltaire hizo una encendida defensa del método en sus "*Cartas filosóficas*" (1734)[6].

En España, la inoculación fue citada por el padre Feijoo en 1724 y años después el Real Protomedicato emitió un informe (1747) en que la desaconsejaba, apelando a la cautela. La edición en 1754 de la *Memoria sobre la inoculación de la viruela* de Charles-Marie de la Condamine abrió un debate que duró varios años en el que participaron detractores y partidarios del método. Los más activos opositores fueron el protomédico Andrés Piquer, José Amar, Jaime Menos de Llena y, sobre todo, Vicente Ferrer Gorráiz[7].

Entre las opiniones favorables figuran las de Bonifacio Jiménez Lorite (1758), Antonio Capdevila (1765), Juan Esparrallosa (1767), Manuel Serrano (1768), Francisco Rubio (1769), José Santiago Ruiz de Luzuriaga (1771) y Francisco Salvá y Campillo (1777). Es destacable el papel de varios médicos irlandeses afincados en España como Bartolomé O´Sullivan, Miguel Gorman, y en especial, Timoteo O´Scanlan (1726-1795) cuyas publicaciones y experiencia lo convirtieron en el mayor referente, siendo presentado por la prensa como el *Fiscal de la inoculación*[8].

O´Scanlan natural de Newcastle, Irlanda, se doctoró en París (1754) y pasó a prestar servicios para la corona española como primer médico en el Real Hospital de la Marina de Ferrol. Inició la inoculación en el Reyno de Galicia (1771), practicándola posteriormente en otros destinos hasta que se afincó en Madrid. En noviembre de 1778 entró a formar parte de la Real Academia Médica Matritense[7]. Ese mismo año inoculó a los hijos del financiero Francisco Cabarrús, que formaba parte de un grupo de influyentes ilustrados como Jovellanos o el Conde de Campomanes, todos defensores de la inoculación. A éste último, dedicó O´Scanlan su obra *Práctica moderna de la inoculación* (1784), primera de una serie de tres, *Inoculación vindicada* (1786) y *"Ensayo apologético de la inoculación"* (1792), que conforman sus aportaciones[9-11]. Su defensa de la inoculación no sólo la libró en foros académicos o en sus textos, también utilizó la prensa como vehículo para difundir los beneficios que esta medida reportaría a la sociedad.

El método se hizo oficial en España por medio de la Real Cédula del 30 de noviembre de 1798[12] que obligaba a las distintas salas hospitalarias a implementar la inoculación y fue respaldada por el propio monarca, Carlos IV (1748-1819), que ese mismo año hizo inocular a tres de sus hijos, Fernando (futuro Fernando VII), Carlos Isidro (futuro pretendiente carlista como Carlos V) y Francisco de Paula. Paradójicamente, el refrendo real se producía a la vez que se editaba en Inglaterra la obra que iba a revolucionar la lucha contra la viruela.

EL MÉTODO EMPÍRICO DE EDWARD JENNER

Edward Jenner (1749-1823), natural de Berkeley (Inglaterra)[13], introdujo una variante en la práctica inoculatoria basada en la observación empírica de que las personas infectadas por viruela de las vacas (*cowpox*) se hacían refractarias a la viruela humana (*smallpox*). Al método se denominó vacunación y representó el punto de partida de una nueva etapa en la lucha contra viruela, el descubrimiento de la vacuna daría origen a la ciencia de la vacunología[13]. Jenner fue un exponente de la razón ilustrada, periodo cuyo pensamiento central atiende a que no hay otro

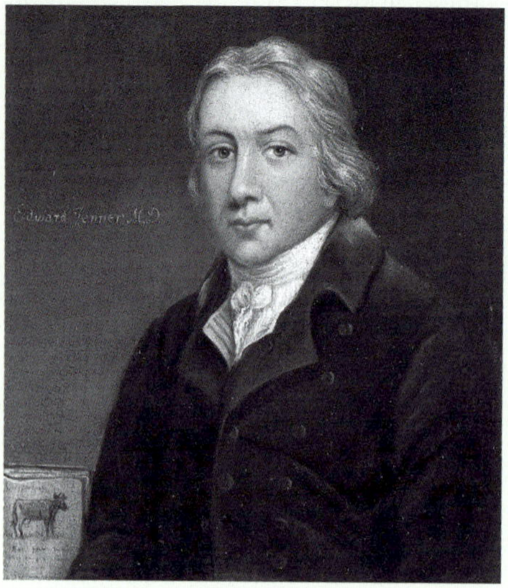

Edward Jenner (1749-1823)

conocimiento que no sea el derivado de la experiencia. Bajo éste ideal Jenner afrontó la enfermedad de la viruela, siguiendo un esquema basado en observar, elaborar una hipótesis, experimentar, deducir, comunicar y debatir sus experiencias siguiendo el consejo de su maestro John Hunter.

Entre 1776 y 1796, Jenner efectuó una serie de observaciones que culminaron el 14 de mayo de 1796 cuando procedió a inocular en el brazo del niño de ocho años James Phipps fluido procedente de las vesículas que portaba en sus manos la granjera Sarah Nelmes. El joven no desarrolló la viruela ni siquiera tras serle inoculada posteriormente, demostrando que la viruela vacuna protegía contra la viruela humana. Fue el primero de 23 experimentos que publicó dos años más tarde (1798) en su obra *"An Inquiry..."*[15], texto que causó un revuelo científico inmediato. La nueva técnica contó en poco tiempo con difusores y practicantes en casi todo el mundo, a pesar de sus también numerosos detractores, críticos o escépticos[16].

Las noticias sobre la vacuna y sus primeras aplicaciones llegaron a España casi de inmediato, siendo Francisco Piguillem Verdacer (1770-1826) el primero que la administró en la localidad catalana de Puigcerdá (3 de diciembre de 1800). Tras él surgieron activos propagadores como Francisco Salvá, Vicente Mitjavila, Ignacio Jaúregui o Ignacio María Ruiz de Luzuriaga, al que se atribuye un papel central en la difusión de la vacuna en España[17,18].

En este periodo merece una atención especial, Francisco Xavier Balmis y Berenguer (1753-1819), cirujano alicantino que dirigió una expedición patrocinada por el monarca Carlos IV durante los años de 1803 a 1813 para llevar la vacuna a América y Filipinas. La Corona española, como otras monarquías ilustradas, mantenía la creencia de raíz mercantilista que asociaba la productividad económica del imperio con su tamaño demográfico. Por esta razón el monarca decidió afrontar de manera organizada el problema que las epidemias de viruela causaban en sus virreinatos[19]. El proyecto, conocido como Real Expedición Filantrópica de la Vacuna nació con el propósito de propagar la vacuna en los territorios de Ultramar e independientemente de sus connotaciones biopolíticas, está considerado como un modelo pionero en salud pública internacional[20,21].

Balmis, que pertenecía a una familia de cirujanos-barberos, obtuvo su título de cirujano en Valencia (1778) tras lo cual prosiguió su carrera en el cuerpo de sanidad militar con destinos que lo llevaron a América y especialmente a México, dónde mostró su interés por la botánica.

En 1801 se encontraba en Madrid y comenzó a interesarse por el método vacunal practicándolo a la vez que traducía el *Tratado histórico y práctico de la vacuna* del francés Moreau de la Sarthe, publicado en 1803[22]. Ese mismo año, conociendo que se estaban examinando proyectos para enviar una expedición con vacuna a América, presentó el suyo que resultó finalmente elegido y él mismo propuesto como Director. La Real Expedición Filantrópica de la Vacuna zarpó el 30 de noviembre de 1803 desde el puerto de A Coruña a bordo de la corbeta María Pita. Acompañaban a Balmis el cirujano barcelonés Josep Salvany i Lleopart (subdirector), dos ayudantes médicos, dos practicantes y tres enfermeros. Completaban el grupo 22 niños expósitos de La Coruña y a su cargo la rectora de dicha institución, Isabel Zendal Gómez, considerada la primera enfermera de la salud pública española. La presencia de los niños era vital ya que actuaban como reservorio de la linfa vacuna, que se mantenía activa trasmitiéndola de brazo en brazo, formando una cadena humana. En el equipaje llevaron 500 ejemplares del tratado traducido por Balmis con instrucciones sobre cómo vacunar y conservar la linfa. A lo largo del viaje, además de vacunar y enseñar cómo hacerlo, fueron creando Juntas de Vacuna, una estructura necesaria para perpetuar las vacunaciones[19,20,23].

La expedición tuvo distintas etapas que transcurrieron inicialmente en Tenerife, Puerto Rico, Cuba o Venezuela. Aquí la expedición se dividió en dos grupos, con el fin de optimizar el trabajo y abarcar mayor extensión de territorio. Un grupo dirigido por el subdirector Salvany tomó rumbo a América Meridional, y un segundo bloque de expedicionarios encabezado por Balmis continuó por la América Septentrional y tras su paso por México portó la vacuna a Filipinas, llegando hasta las colonias portuguesas de Cantón y Macao. Desde allí Balmis regresó a España, tras hacer escala en la isla de Santa Elena. Finalmente, el 7 de septiembre de 1806 fue recibido con todos los honores en San Ildefonso por el rey Carlos IV.

Posteriormente, Balmis volvería a México entre 1810 y 1813 para comprobar el estado de la vacunación en aquel país, coincidiendo con los primeros acontecimientos revolucionarios que abocarían en la independencia[24].

La expedición de la vacuna fue el primer programa de vacunación masiva en la historia y actuó como elemento de transferencia tecnológica. Por su ideario de perdurabilidad, gratuidad, cobertura universal, su carácter institucional, su financiación por la hacienda pública y su modelo organizativo ha sido una de las hazañas más relevantes de la historia médica española[21].

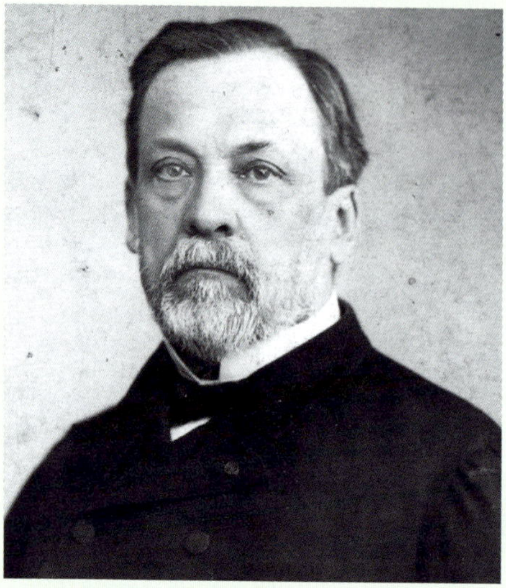

Louis Pasteur (1822-1895)

El tiempo transcurrió durante buena parte del siglo XIX con el método jenneriano utilizado para combatir únicamente la viruela, hasta que Louis Pasteur (1822-1895) presentó en el Congreso Internacional de Medicina de Londres (1881), una comunicación sobre el método para atenuar los virus del cólera de las gallinas y el carbunco de los corderos con objeto de fabricar vacunas contra estas enfermedades veterinarias[25]. Al final de su intervención Pasteur adoptaba el término "vacunación" en honor a Jenner y ampliaba su concepto y su método para poder aplicarlo a todo tipo de enfermedades y sus posibles vacunas. Entre 1881 y 1884 realizó pruebas para fabricar vacunas de uso humano y finalmente obtuvo éxito en 1885, tras inmunizar contra la rabia al joven Joseph Meister. El hallazgo le convirtió en un héroe mundial y le permitió levantar por suscripción popular el Instituto Pasteur en 1888. A esto hechos se sumaron las aportaciones de Robert Koch (1843-1910), que además de emitir los postulados que llevan su nombre, descubrió los bacilos de la tuberculosis (1882) y cólera (1883).

El nacimiento de la bacteriología impulsó una competencia entre las dos potencias científicas dominantes, Francia y Alemania, simbolizada por las factorías Pasteur y Koch. Investigadores de ambos países consiguieron estudiar de manera completa una enfermedad, la difteria. Tras su identificación clínica y bacteriológica, se obtuvo un tratamiento específico por la sueroterapia (antitoxina), una prueba para cribar el estado inmunitario de la población (test de Schick) y finalmente, una vacuna preventiva (toxoide). Klebs, Loeffler, Roux, Yersin, Behring, Kitasato, Ehrlich, Pirquet, Schick, Fibiger, contribuyeron a completar de manera impecable el ciclo de esta enfermedad, desde la microbiología y la vacunología, en un ejemplo tan paradigmático como el de la viruela.

Las innovaciones científicas de las dos últimas décadas del siglo XIX suponen un periodo sin precedentes en el campo de la medicina, introduciendo una corriente de esperanzas para afrontar con éxito la lucha contra cualquier tipo de enfermedad[26]. Las vacunas contra la tuberculosis (BCG), tétanos, tosferina, cólera,

HITOS EN LA HISTORIA DE LAS VACUNAS XVIII-XIX

1721	Introducción de la Variolización en Inglaterra, Lady Mary Wortley Montagu
1796	Primera vacunación de Edward Jenner al niño James Phipps
1798	Primera publicación de Jenner sobre la vacuna contra viruela (An Inquiry..)
1803	Inicio de la Real Expedición Filantrópica de la Vacuna, Francisco Xavier Balmis
1885	Vacuna antirrábica de Louis Pasteur y anticolérica de Jaume Ferrán
1888	La toxina diftérica fue descubierta por Emile Roux
1892	Vacuna anticolérica de Waldemar Haffkine
1896	Vacuna antitifoidea de Almroth Wright
1897	Primera vacuna contra la peste

fiebre tifoidea o fiebre amarilla apuran este periodo hasta el inicio de la IIª Guerra Mundial. Max Theiler (1899-1972) ha sido el único investigador al que se ha otorgado un Premio Nobel (1951) por su contribución al descubrimiento de una vacuna (fiebre amarilla).

Dos españoles deben ser reseñados en esta etapa de la vacunología. En primer lugar Jaime Ferrán i Clúa (1851-1929), natural de Corbera d´Ebre, dónde ejercía su padre como médico. Tras cursar medicina en Barcelona (1873), inició su ejercicio profesional en el Pla de Penadés y entre 1884 y 1887, ocupó la plaza de médico titular en Tortosa[27]. Pese al entorno provinciano, tuvo una viva curiosidad por las innovaciones tecnológicas que compartió con un pequeño núcleo de amigos, su constante puesta al día sobre las publicaciones y teorías bacteriológicas le permitió adquirir una gran destreza en la preparación de cultivos de gérmenes. En 1884 tras el aislamiento por Koch del agente causal del cólera, escribió una nota teórica que remitió a la Academia de Medicina de Barcelona, en la que explicaba cómo podría obtenerse un estado refractario al cólera[28].

Ese mismo año fue enviado a estudiar el brote de cólera que se padecía en Marsella y, de regreso a Tortosa, tuvo noticia de que Alicante, Tarragona y Lérida se encontraban invadidas por la enfermedad, lo que supuso un acicate para sus investigaciones y le permitió obtener en conejillos de Indias un primer prototipo de vacuna anticolérica[29].

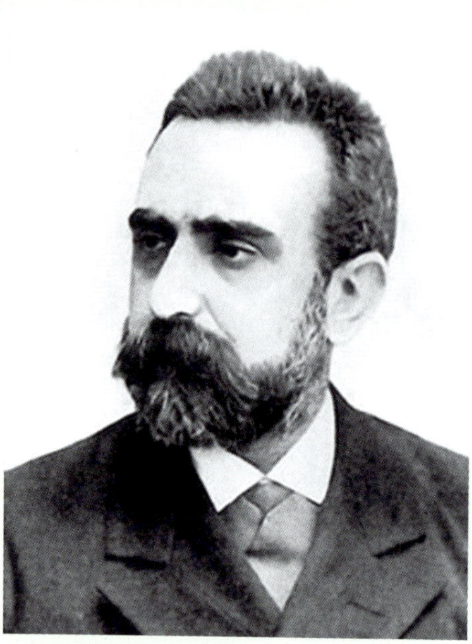

Jaume Ferran (1851-1929)

Tras experimentarla en animales decidió comprobar sus efectos en el ser humano, haciéndose inocular él mismo. La expansión del brote a Valencia le llevó a esta ciudad donde, junto a Paulí y Gimeno, efectuaron vacunaciones en Alzira y todo el litoral desde mayo de 1885. Esta inmunizaciones dieron lugar a una polémica que impregnó la vida política y social del país entre defensores del procedimiento, ferranistas, y quienes dudaban de la eficacia de la vacuna, antiferranistas. La epidemia se extinguió en el mes de septiembre de 1885 cobrándose un total de 4.919 víctimas de 7.084 afectados. Ferrán realizó más de 30.000 inoculaciones, con tan sólo 54 inoculados fallecidos, resultados que otorgaban cierta credibilidad a su vacuna[30].

El reconocimiento internacional le llegó en 1907 cuando recibió el premio Bréant que había instituido la Academia de Ciencias de París para el descubridor de un remedio contra el cólera. El informe, encabezado por Roux, director del Instituto Pasteur, precisaba que: "es el primero que ha demostrado la acción colérica del vibrión colérico de Koch en los animales y que estos pueden ser inmunizados. Pertenece asimismo al Sr. Ferrán la iniciativa de la inmunización preventiva del hombre contra el cólera por medio de la inyección de cultivos adecuados". Ferrán también trabajó sobre la profilaxis de la rabia, la fiebre tifoidea y la difteria[31].

Los primeros años del siglo XX y tras las investigaciones en 1906 de Paul Ehrlich (1854-1915) sobre la teoría de la inmunidad y de Kristian Feyer Andvord (1855-34), se abre el camino de la atenuación del bacilo de Koch. En 1921, en el seno del Instituto Pasteur, se materializa la primera vacuna efectiva contra la tuberculosis, denominada BCG, de Albert Calmette (1863-1933) y Camille Guérin (1872-1961). A partir de este momento se establecen tres etapas en el desarrollo de la vacuna BCG: la primera, 1921-24 en la que predominan los ensayos clínicos, la segunda, 1924-27, periodo de distribución limitada y una tercera, a partir de 1927 que estaría marcada por su internacionalización y distribución, bajo monopolio del Instituto Pasteur[32].

Es preciso citar aquí la contribución de Lluis Sayé (1888-1975), médico catalán que importó en 1923 la vacuna BCG del Instituto Pasteur, de modo que en

1924, Barcelona fue la segunda ciudad europea en practicar vacunaciones. Sayé destacó por varias iniciativas, en 1919 fundó la revista "Archivos Españoles de Tisiología", dirigió el dispensario del "carrer Redes", cerca de Montjuich[33] y desde el *Servei d'Assistència social dels tuberculosos* de Cataluña, desarrolló gran parte de su actividad científica. En 1924, publicó *"Profilaxis de la tuberculosis"*, obra en la que planteaba la primera pauta de vacunación para niños en edad escolar según un esquema de intervención en el que destacaban las escuelas, los dispensarios y las masías como principales núcleos de prevención. Su trabajo se vio interrumpido a partir de 1936, cuando Sayé se tuvo que exiliar en Argentina y posteriormente en Cuba. En síntesis, el Dr. Sayé sentó las bases de toda una tradición de vacunación y tisiología en Cataluña.

HITOS EN LA HISTORIA DE LAS VACUNAS PRIMERA MITAD S. XX

1913	Inmunización antidiftérica, toxina de Emil von Behring
1921	Vacuna BCG de Calmette y Guerin
1923	Toxoide diftérico de Ramón y Glenny
1924	Toxoide tetánico de Descombey y Ramón
1936	Vacuna antipertussis de Madsen
1937	Vacuna de la fiebre amarilla de Theiler
1938	Franklin D. Roosevelt, presidente EEUU, víctima de la polio, promueve la Fundación Nacional para la Parálisis Infantil, más tarde conocida como March of Dimes
1951	Vacuna antiparotiditis de Habel
1951	Premio Nobel de Medicina a Max Theiler por descubrir la vacuna contra la fiebre amarilla
1954	John Enders y Thomas Peebles aislan el virus del sarampión en cultivo celular
1954	Premio Nobel Medicina otorgado a John Enders, Thomas Weller y Frederick Robbins por su descubrimiento de la técnica de cultivo de virus en tejidos vivos (poliomielitis)
1955	Vacuna inactivada de Polio de Jonas Salk
1955	Incidente Cutter, vacuna contra la poliomielitis inactivada tipo Salk
1958	Vacuna atenuada de Polio de Albert Sabin

LAS CAMPAÑAS DE VACUNACIÓN DE MASAS

A lo largo de la década de los años cuarenta se inició un periodo de avances científicos tan notables como la reconocida aportación de la penicilina por Alexander Fleming (1881-1955) o la emergencia de grandes laboratorios. Estos progresos se produjeron en el contexto del internacionalismo sanitario propio de la época, manifestado a través de la celebración de encuentros científicos monográficos y la puesta en marcha de organizaciones transnacionales de sólida tradición, configuradas por grupos de investigación europeos, que en el campo de la virología, la medicina clínica, la epidemiología o la medicina social, unieron sus esfuerzos para afrontar problemas planteados a la Salud Pública.

Este escenario se vio fuertemente marcado por las consecuencias epidemiológicas derivadas de la etapa post-bélica acaecida en Europa (Guerra Civil Española, IIª Guerra Mundial), destacando sobre todo el enorme incremento epidémico de los casos de tuberculosis. Para afrontar internacionalmente las consecuencias de esta enfermedad se celebró en París el I Congreso Internacional sobre la vacuna contra la Tuberculosis (BCG) presidido por el propio Camille Guérin en 1948. De inmediato se establecieron alianzas entre diferentes organismos como la OMS, UNICEF o la Cruz Roja.

Como ejemplo de cooperación merece la pena citar la iniciativa de la Cruz Roja danesa para desarrollar una gran campaña de vacunación que el New York Times calificó como la *"más grande cruzada médica"*[34].

Johannes Holm, Director del State Serum Institute de Copenhage había introducido con éxito la BCG en las escuelas danesas en 1944. En general, la vacuna venía presentando datos óptimos desde su introducción en los países escandinavos desde 1927[35]. En 1947 con el liderazgo de la Cruz Roja, y su director, el citado doctor Holm, a su vez miembro de la OMS desde su fundación, pusieron en marcha el proyecto de vacunación masiva en Yugoslavia, Hungría, Polonia, Rumania, Austria y Alemania. Como proclamó el presidente de la Cruz Roja danesa en un discurso radiofónico "si en otro tiempo los vikingos salieron con espadas, es el momento de que los vikingos salgan al mundo con agujas, *"Vikingefear mod tuberkulosen"*[34], como rezaba el lema de la campaña.

Dinamarca no estuvo sola en este proyecto filantrópico. A finales de 1947, Suecia y Noruega mostraron un decidido interés en sumarse a la iniciativa. Se creó el Comité de Coordinación Escandinavo y, ante la proporción del proyecto, en 1949, Naciones Unidas y UNICEF se unieron al programa y se estableció la "International Tuberculosis Compaign" (ITC), como organismo coordinador de estas instituciones. En una clara demostración de eficacia, en septiembre de ese mismo año se habían vacunado 8 millones de niños y jóvenes. La campaña se dio por finalizada el 30 de junio de 1951, tras intervenir en 22 países de Europa y vacunar a un total 37 millones de personas[34]. Una campaña similar se desarrolló también en la India con millones de vacunaciones practicadas entre 1948 y 1960[34].

En el caso particular de España, destacados miembros de la sanidad nacional como Jesús García Orcoyen, asistieron en marzo de 1964 a la 17ª Asamblea Mundial de Salud de la OMS celebrada en Ginebra. Entre sus objetivos principales se encontraba establecer un programa internacional de lucha contra la tuberculosis. Consecuencia directa de ello fue el Plan Nacional de Erradicación de la enfermedad (1965-1973), una campaña masiva de concienciación de la población, de intervención con medidas preventivas y terapéuticas que movilizó a todos los canales de comunicación disponibles.

Los centros escolares y la infancia constituyeron la población diana, con programas de educación para la salud, detección precoz de la enfermedad y la elaboración de protocolos de actuación que vertebraron la campaña sanitaria. La campaña incluyó la vacunación con BCG alcanzando un total de 10 millones de vacunados durante el periodo. Como consecuencia del Plan y con la mejora de las condiciones sociales y económicas, se produjo un sensible descenso de la incidencia de la tuberculosis en España a finales de la década de los años setenta[36].

Además de las campañas contra la tuberculosis, el ejemplo de la lucha contra la poliomielitis una enfermedad que pertenece por entero al siglo XX y representa un modelo de enfermedad paradigmática en la historia de la vacunología.

Tres hallazgos abrieron las puertas de la vacuna contra la polio: la tipificación de los serotipos del virus (Bodian, Morgan y Howe, 1949), la posibilidad de cultivarlos fuera del tejido nervioso (Enders, Weller y Robbins, 1949) y las conclusiones sobre la producción de anticuerpos tras la infección natural (Melnick, Hortsman y Howe, 1950)[37]. Se inició entonces una búsqueda de la vacuna antipolio en la que obtuvieron éxito Jonas Salk con una vacuna inactivada e inyectable (1955) y Albert Sabin (1906-1993) con una vacuna atenuada y oral (1958). Las dos vacunas fueron ensayadas sobre el terreno con excelentes resultados, la inactivada en Estados Unidos durante 1954 y la atenuada en la Unión Soviética y otros países europeos durante los años de 1959 a 1961.

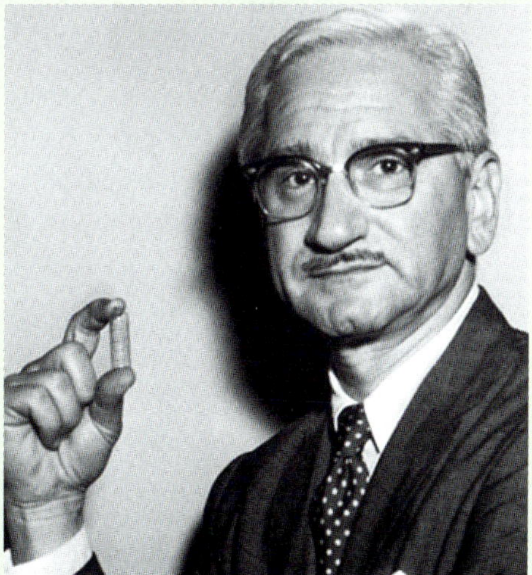

Albert Sabin (1906-1993)

Mientras los países occidentales adoptaban una u otra vacuna de inmediato, logrando un rápido descenso de la enfermedad, la respuesta española fue más tibia, sin una decidida actuación gubernamental para afrontar la situación epidemiológica del país que alcanzó su pico histórico en 1959 con

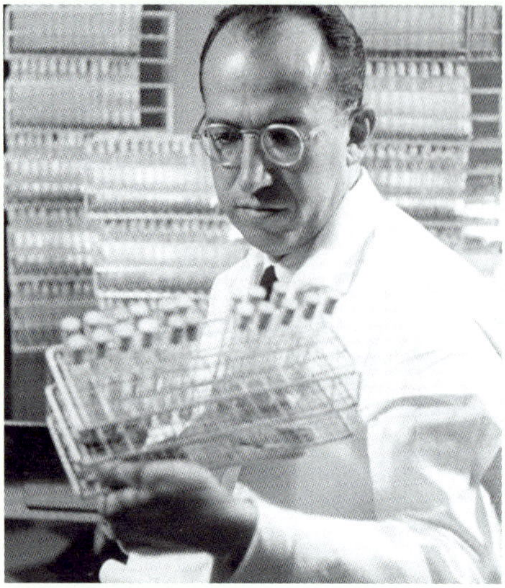

Jonas Salk (1914-1995)

un total de 2.132 casos[38]. Lo más lamentable fue quizás la inacción durante el sexenio de 1958-1963, ya que la vacuna Salk había llegado a España en diciembre de 1957[39] y durante ese periodo hubo un total de 20.000 casos y 2.000 defunciones. Desde el año 1958 se vacunó de manera intermitente con vacuna Salk, de la que se beneficiaron las clases pudientes y los pobres que acudían a las escasas Escuelas de Puericultura donde la recibían de forma gratuita. El problema de la polio fue silenciado ante la opinión pública por los medios de comunicación.

No es hasta el otoño de 1963 cuando se lleva a cabo la Primera Campaña Nacional de inmunización con vacuna oral tipo Sabin, de cuyo éxito organizativo fue responsable Florencio Pérez Gallardo (1917-2006) un referente de la virología española durante la segunda mitad del siglo XX[38].

Natural de San Fernando (Cádiz), estudió medicina en la Universidad de Cádiz, donde fue discípulo del catedrático Gerardo Clavero del Campo (1895-1972) que, tras ser nombrado Director de la Escuela Nacional de Sanidad (ENS), le propuso hacerse cargo de la Sección de Virus. Allí desarrollaron estudios sobre gripe, rabia, tifus y poliomielitis, labor que Pérez Gallardo compaginó con la de investigador en el Instituto Ibys y estancias en el extranjero para completar su formación[40].

Pérez Gallardo junto a un grupo de colaboradores como Fernando Ruiz Falcó, Enrique Nájera o Luis Valenciano, desarrollaron estudios epidemiológicos para conocer la seroprevalencia y distribución del poliovirus en España. Sus conclusiones recomendaban la vacuna oral frente a la que estaba siendo utilizada por las autoridades sanitarias.

El año 1963 resultó paradójico al coexistir dos campañas nacionales de vacunación antipolio. La primera, desarrollada durante el primer cuatrimestre fue impulsada por el Ministerio de Fomento, con vacuna del tipo Salk. Al poco de iniciarse, se produjo un caluroso debate académico entre partidarios de la vacunación inyectable (Salk) y la oral (Sabin). En estas discusiones participó el propio Albert Sabin, invitado por Pérez Gallardo a dar varias conferencias en Madrid. Los responsables de la Dirección General de Sanidad (DGS), organismo del que dependía la ENS, decidieron apoyar la iniciativa de Pérez Gallardo de planificar una campaña nacional con polio oral. Como paso previo se llevó a cabo un ensayo general en las provincias de Lugo y León durante los meses de mayo a noviembre[39]. Esta prueba piloto resultó satisfactoria y puso de manifiesto la viabilidad administrativa de una campaña bien planificada para el resto del país. Anunciada el 14 de noviembre de 1963 por las autoridades sanitarias, fue iniciada a finales de ese mes obteniendo rápidamente una drástica reducción de la enfermedad[39].

La primera campaña de vacunación sistemática contra la polio supuso en el horizonte español el primer acontecimiento de integración social, movilizador de afectos y solidaridades tras la guerra civil, en palabras de Luis Valenciano. También supuso para el régimen un efecto propagandístico de la "modernización" del país. Pérez Gallardo, tras el éxito con la vacunación consiguió que se construyera y dotara el actual Centro Nacional de Microbiología, Virología e Inmunología Sanitarias en Majadahonda.

A nivel internacional, este periodo, denominado segunda "Edad de Oro" de la vacunología, contó con un amplio grupo de investigadores que desarrollaron vacunas contra la rubéola, parotiditis, sarampión, encefalitis japonesa o meningococo, además de la polio, destacando las aportaciones de Maurice Hilleman, "el hombre que inventaba vacunas"[41], Stanley Plotkin, "magister de la vacunología", Thomas Monath o Charles Mérieux. Un segundo elemento que caracteriza esta etapa fue la toma en consideración por parte de la Organización Mundial de la Salud (OMS) de la necesidad de llevar la inmunización a todos niños del mundo para lo que se creó en 1974 el Programa Ampliado de Inmunización (PAI).

El modelo de campañas de vacunación se empleó con éxito en el Programa de Erradicación de la Viruela (1966-1980), llevado a cabo con la implicación de varios países y organizaciones sanitarias. A las tradicionales vacunaciones masivas se añadieron estrategias específicas de vigilancia epidemiológica, de búsqueda activa de casos y consiguiente vacunación de todo aquel que pudiera haber estado expuesto a un paciente con viruela, con el fin de detener la transmisión (vacunación en anillo). La culminación de estos esfuerzos fue certificada con la erradicación de la enfermedad proclamada en 1980.

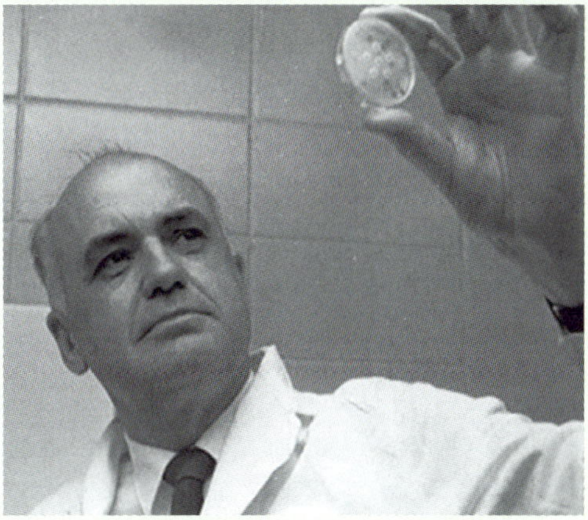

Maurice Hilleman (1919-2005)

Conviene citar aquí la aportación del brasileño Ciro de Quadros (1940-2014), experto en salud pública que desarrolló las estrategias de vacunación que permitieron al continente americano ser el primero en eliminar la poliomielitis (1984).

HITOS EN LA HISTORIA DE LAS VACUNAS SEGUNDA MITAD S. XX

1963	Vacuna antisarampión de Enders
1963	Autorización vacuna oral trivalente virus atenuado Sabin
1963	Inicio campañas de vacunación contra Polio en España con vacuna oral, dirigida por Florencio Pérez Gallardo
1966	La Asamblea Mundial de la Salud pidió la erradicación mundial de la viruela
1967	Vacuna antiparotiditis con virus atenuados, Maurice Hilleman
1967	Resultados primer año programa mundial de erradicación de la viruela de la OMS
1969	Vacuna antirrubéola atenuada, Maurice Hilleman
1971	Vacuna combinada contra sarampión, paperas y rubéola (SRP)
1972	Vacuna antimeningocócica A+C
1973	Autorización comercialización vacuna SRP
1974	Vacuna contra la encefalitis japonesa
1974	Implantación del Programa Ampliado de Inmunización (OMS)
1974	Autorización primera vacuna monovalente polisacarido meningococo (tipo C)
1976	Vacuna rabia células diploides humanas
1977	Último caso de viruela en el mundo, Ali Maow Malin
1977	Autorización primera vacuna antineumococica (14 serotipos)
1978	Autorización vacuna antineumococica monovalente tipo A y tipo C, y vacuna bivalente para los tipos A-C
1978	Autorización vacuna fiebre amarilla
1979	Erradicación mundial de la viruela
1979	Vacuna virus vivo contra Rubéola RA27·de Stanley Plotkin
1980	Anuncio oficial de la erradicación e inicio de la supresión vacuna contra la viruela
1981	Vacuna hepatitis B derivados plasmáticos
1981	Vacuna meningococo A,C,Y,W-135
1983	Vacuna de la varicela
1984	Vacuna contra el neumococo, 23-valente
1984	Vacuna *Haemophilus Influenzae* tipo b
1986	Sistema de notificación de eventos adversos de la vacuna (VAERS) EEUU
1987	Vacuna Haemophilus tipo b conjugada

1988	Creación de un Programa Nacional de Compensación eventos adversos de las vacunas. National Vaccine Injury Compensation Program (NVICP) en EEUU
1988	Aprobación OMS programa para erradicación de la polio para el año 2000
1989	Vacuna hepatitis B recombinante
1989	Autorización vacuna atenuada contra fiebre tifoidea
1989	Autorización vacuna conjugada ***Haemophilus influenzae*** tipo B
1991	Último caso Polio continente americano
1994	Erradicación de Polio en Las Américas
1994	Creación Programa Global de Vacuna e Inmunización (GAVI, OMS)
1994	Autorización vacuna polisacárido inactivada fiebre tifoidea
1995	Autorización vacuna virus varicela (Varivax) vacunación población 12 meses y ancianos
1995	Autorización vacuna inactivada Hepatitis A
1998	Autorización vacuna contra Rotavirus para administración en población de 2, 4 y 6 meses

LA VACUNOLOGÍA, ENTRE EL ÉXITO Y LA CRISIS

Desde los años ochenta hasta nuestros días la vacunología está pasando por circunstancias paradójicas. Por un lado, es el periodo en que más vacunas se han descubierto (contra la hepatitis A, hepatitis B, varicela, rotavirus, haemophilus influenzae tipo b, virus papiloma humano, neumococo, virus Ebola, etc.), desarrollándose además nuevas aplicaciones tecnológicas en la producción de vacunas y dotando a la vacunología de nuevos adjetivos (inversa, personalizada, predictiva, vaccinómica, etc.).

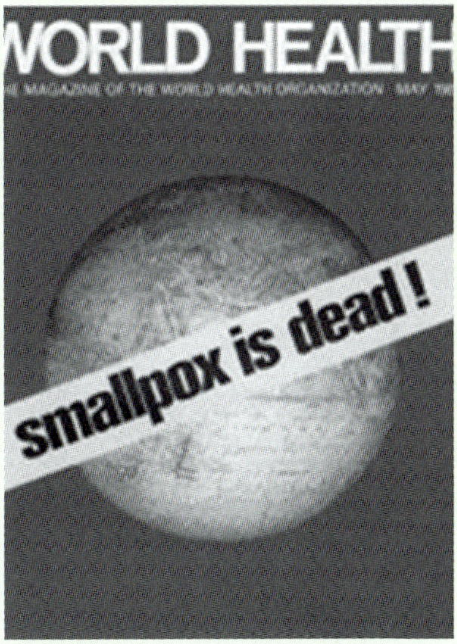

Erradicación de la viruela (1980)

El modelo de desarrollo de la vacunología ha pasado del paradigma "aislar, inactivar, inyectar" que caracterizó a la primera *"Edad de Oro"* a un modelo basado en un nuevo marco de transversalidad "que requiere de los

HITOS EN LA HISTORIA DE LAS VACUNAS S. XXI

2000	Erradicación Polio región Pacífico-Australia
2000	Autorización vacuna conjugada frente al neumococo PCV7 (7 cepas)
2001	Autorización vacuna combinada Hepatitis A (inactiva) y Hepatitis B (recombinada)
2002	Erradicación Polio Europa
2002	EEUU programa vacunación antivariólica como prevención posible ataque bioterrorismo
2004	Solo 6 países con polio endémica
2005	Autorización vacuna acelular Pertusis con la combinación Tétanos y Difteria
2006	Autorización vacuna Virus Varicela Zoster (VVZ-Zostavax) en mayores 60 años
2006	Autorización vacuna contra Rotavirus pentavalente (Rotateq)
2006	Autorización vacuna virus papiloma humano VPH (Gardasil-subtipos 6,11,16,18)
2006	Autorización vacuna contra Rotavirus monovalente (Rotarix)
2007	Autorización vacuna virus papiloma humano VPH (Cervarix)
2009	Autorización vacuna neumococo PCV10 (10 cepas)
2009	OMS Declaración pandemia gripe H1N1
2010	OMS Declaración fin pandemia gripe H1N1
2010	Autorización vacuna neumococo PCV13 (13 cepas)
2013	Autorización vacuna meningococo B (Bexsero)
2014	Autorización vacuna Gardasil 9
2015	Primera vacuna contra el Ebola
2015	La OPS declara la eliminación de la rubéola en las Américas
2016	PAHO/OMS anuncia la eliminación del sarampión en América

avances en la bioinformática, modelos analíticos y abordajes biológicos multinivel" que identifica a esta "*Segunda Edad de Oro*". De igual forma esta etapa ha visto el mayor esfuerzo mundial por parte de los "*donors*", las aportaciones de UNICEF, *Rotary* o la fundación de Bill & Melinda Gates, han propiciado posteriores estructuras supra-nivel como el GAVI (Alianza Global para las Vacunas y la Inmunización) o la GPEI (Iniciativa Global para la Erradicación de la Polio), con resultados muy tangibles encontrándose muy cercana la eliminación de la polio[14]. Nunca en la historia se han tenido las coberturas vacunales que ahora disfrutan la mayoría de países.

Una sombra empaña, sin embargo, esta realidad optimista, no se dispone aún de vacunas efectivas contra la tuberculosis, la malaria o el SIDA, enfermedades que concentran buena parte de los esfuerzos investigadores más punteros. Tampoco están todas las vacunas disponibles integradas en los calendarios vacunales de muchos países por razones económicas. Por otra parte, se ha comenzado a detectar una cierta desconfianza en la seguridad de las vacunas asociada al auge de Internet que tiene incidencia en la aceptabilidad de la vacunación.

Aunque las vacunas son cada vez más seguras y eficaces, el efecto mediático de ciertas noticias ha amplificado la percepción de riesgo en grupos sensibles de población. Varios grupos de investigación trabajan en la actualidad en proyectos sobre la confianza en las vacunas, con un grupo específico en la OMS dedicado a evaluar las causas y posibles respuestas al término emergente conocido como "duda" (*hesitancy*) vacunal[42-45].

REFERENCIAS BIBLIOGRÁFICAS

1. Tuells J. Inoculación y vacuna: un intercambio entre el lejano Oriente y Europa. En: La colección Balmis del Real Jardín Botánico: retorno ilustrado del viaje a Oriente de la Expedición de la Vacuna (1803-1806). San Pio P, Tuells J, Puente B, Ramírez S. eds. Madrid; Real Jardín Botánico, CSIC y Lunwerg Editores, 2006: pp. 56-83
2. Macaulay TB. The Works of Lord Macaulay, Complete: History of England. Vol IV. London: Longmans, Green, 1866
3. Hopkins D. The greatest killer: smallpox in history, with a new introduction. Chicago: University of Chicago Press, 2002
4. Moulin AM. L´aventure de la vaccination. Paris: Ed Fayard, 1996
5. Silverstein A, Miller G. History of Inmunology: The Royal Experiment on Inmunity: 1721-1722. 1981;61:437-447
6. Tuells J. Voltaire y la viruela. Vacunas. 2009;9:134-139
7. León Sanz P, Barettino Coloma D. Vicente Ferrer Gorraiz Beaumont y Montesa (1718-1792): un polemista navarro de la Ilustración. Pamplona: Gobierno de Navarra Departamento de Salud, 2007
8. Al Sr. Diarista. Diario de Madrid. Jueves 11 de Noviembre de 1790

9. O´Scanlan Murphy T. Práctica moderna de la inoculación: con varias observaciones y reflexiones fundadas en ella, precedidas de un discurso sobre la utilidad de esta operación, y un compendio histórico de su origen y de su estado actual, particularmente en España: con un catálogo de algunas inoculaciones. Madrid: Imprenta de Hilario Santos; 1784.
10. O´Scanlan Murphy T. La inoculación vindicada: carta repulsaría de las calumnias, y falsas acusaciones que contra ésta práctica, y sus defensores publicó el Lic. D. Vicente Ferrer i Gorraiz... en un libro intitulado Juicio o Dictamen sobre el proceso de la inoculación. Santiago de Compostela: Ignacio Aguayo; 1786.
11. O´Scanlan Murphy T. Ensayo apologético de la inoculación o demostración de lo importante que es al particular y al Estado. Madrid: Imprenta Real; 1792
12. Sánchez S. Colección de pragmáticas, cédulas, provisiones, autos acordados y otras providencias generales expedidas por el Consejo Real en el reinado del señor Don Carlos IV. Madrid: Josep del Collado; 1805
13. Tuells J. La decisiva contribución de Edward Jenner (1749-1823) a la defensa contra la viruela. Vacunas. 2007;8:53-60
14. Tuells J. Vaccinology: The name, the concept, the adjectives. Vaccine. 2012;30:5491-5
15. Jenner E. An Inquiry into causes and effects of variolae vaccinae, a disease, discovered in some of the western counties of England, particularly Gloucestershire, and known by the name of the cowpox. London: printed for the author, by Sampson Low; 1798.
16. Bowers JZ. The odyssey of smallpox vaccination. Bull History Med. 1981;55:17-33
17. Tuells J, Duro Torrijos JL, Díaz-Delgado Peñas I. Anotaciones a la biografía de Ignacio María Ruiz de Luzuriaga (1763-1822), el inicio de la vacunación contra la viruela en España. Vacunas. 2012;13:128-132
18. Tuells, José. El ensayo inédito sobre la vacuna de Ignacio María Ruiz de Luzuriaga (1763-1822). Dynamis 2015; 35 (2): 459-480
19. Mark C. Rigau Pérez JG. The world´s first inmmunization campaign: The Spanish smallpox vaccine expedition, 1803-1813. Bull Hist Med. 2009; 83:63-94
20. Tuells J, Ramirez Martín SM. Balmis et Variola. Valencia: Generalitat Valenciana; 2003
21. Tuells J, Ramírez Martín SM. Francisco Xavier Balmis y las Juntas de Vacunas, un ejemplo pionero para implementar la vacunación. Salud Pública Mex. 2011;53:172-77
22. Tuells J, El proceso de revisión a la traducción de Francisco Xavier Balmis del Tratado histórico y práctico de la vacuna, de Moreau de la Sarthe. Gac Sanit. 2012;26:372-75
23. Ramírez Martín SM, Tuells J. Doña Isabel, la enfermera de la Real Expedición Filantrópica de la Vacuna. Vacunas 2007;8: 34-40.
24. Tuells J, Duro Torrijos JL. La segunda expedición de Balmis, revolución y vacuna. Gaceta Médica de México. 2013;149:377-84
25. Pasteur L. Oeuvres. Maladies virulentes, virus, vaccins, prophilaxie de la rage. Paris: Ed Masson, tome VI, 1933
26. Darmon P. Pasteur. Paris: Ed.Fayard; 1995
27. Matilla V. Jaime Ferrán y su obra. Colección cultura y ciencia. Instituto de España. Madrid. 1977

28. Fernández Sanz, JJ. 1885: El año de la vacunación Ferrán. Ed. Fundación Ramón Areces. Madrid. 1990
29. Báguena Cervellera, MJ. Jaime Ferrán i Clúa. La primera vacuna bacteriana. Ciencia i Tècnica als països catalans: una aproximació biogràfica. Barcelona, Fundació catalana per a la Reserca, 1995
30. Ferrán y Clúa J, Gimeno A, Paulí, I. La inoculación preventiva contra el cólera morbo asiático Valencia. Imprenta y Librería de R. Ortega, 1886
31. Alpuente Ferrer MJ, Medina Garibo M, Tuells J. Jaime Ferrán Clúa (1851-1929): un vacunólogo práctico y controvertido. Vacunas. 2009; 10:103-9
32. Bonah C. The "experimental stable" of the BCG vaccine: safety, efficacy, proof and standards, 1921-1933. Stud. Hist. Phil. Biol. & Biomed. Sci. 36: 2005; 702.
33. Corbella J. L' obra científica del doctor Lluis Saye i Sempere (Barcelona, 1888-1975). Gimbernat. 1993;20:143-163
34. Brimnes N. Vikings against Tuberculosis: The international tuberculosis campain in India 1948-1951. Bul. Hisst. Med. 2007;81:407-430
35. Bryder, Linda. We shall not find salvation in inoculation: BCG vaccination in Scandinava, Britain and The USA, 1921-1960. Social Science & Medicine. 49(1999); 1159
36. Comstock G. The International Tuberculosis Campaing: A pioneering venture in Mass Vaccination and research. CID.1994;19:528-540
37. Paul JR. A History of Poliomyelitis. New Haven, Conn: Yale University Press; 1971.
38. Rodríguez Sánchez JA; Seco Calvo J. Las campañas de vacunación contra la poliomielitis en España en 1963. Asclepio. 2009; 61:83-116
39. Tuells J, Duro Torrijos JL. La campaña piloto de vacunación contra la poliomielitis por vía oral (1963). Vacunas. 2013;14:133-135.
40. Jimenez Collado J. Homenaje a D. Florencio Pérez Gallardo. Anales de la Real Academia Nacional de Medicina. 2006; 4: 715-978.
41. Tuells J. Maurice Hilleman (1919-2005), el hombre que inventaba vacunas. Vacunas. 2010; 11: 37-43
42. Nowak GJ, Gellin BG, MacDonald NE, Butler R; SAGE Working Group on Vaccine Hesitancy. Addressing vaccine hesitancy: The potential value of commercial and social marketing principles and practices. Vaccine. 2015 ;33:4204-11.
43. Dubé E, Gagnon D, MacDonald NE; SAGE Working Group on Vaccine Hesitancy. Strategies intended to address vaccine hesitancy: Review of published reviews. Vaccine. 2015 ;33:4191-203.
44. Larson HJ, Jarrett C, Schulz WS, Chaudhuri M, Zhou Y, Dube E, Schuster M, MacDonald NE, Wilson R; SAGE Working Group on Vaccine Hesitancy. Measuring vaccine hesitancy: The development of a survey tool. Vaccine. 2015 ;33:4165-75.
45. Larson HJ, Schulz WS, Tucker JD, Smith DM. Measuring vaccine confidence: introducing a global vaccine confidence index. PLoS Curr. 2015, 25; 7. doi: 10.1371/currents.outbreaks.ce0f6177bc97332602a8e3fe7d7f7cc4.

3. GENERALIDADES SOBRE LAS VACUNAS

3.1 CONCEPTOS BÁSICOS

Autores: José Antonio Forcada Segarra, José María Bayas Rodríguez, César Velasco Muñoz.

3.1.1 ¿QUÉ ES UNA VACUNA?

Las vacunas son productos biológicos, que son aportados al sistema inmunitario con el objetivo de inducir respuestas inmunitarias específicas protectoras que inactiven, destruyan o supriman al agente infeccioso patógeno.

También podemos definirla como "cualquier preparación destinada a generar inmunidad contra una enfermedad estimulando la producción de anticuerpos. Puede tratarse, por ejemplo, de una suspensión de microorganismos muertos o atenuados, o de productos o derivados de microorganismos.

3.1.2 ¿QUÉ ES LA VACUNACIÓN?

La vacunación es el proceso mediante el cual una persona recibe diferentes tipos de compuestos pensados y diseñados para proteger su salud y evitar que se contraigan diversos tipos de enfermedades. La vacunación se lleva a cabo obviamente a través de la aplicación de vacunas.

3.1.3 LA INMUNIZACIÓN

La inmunización es la acción o efecto de inmunizar. Inmunizar es proteger o hacer resistente a alguien frente a una enfermedad y fortalecer o hacer resistente a alguien frente a un mal o un daño. Para inmunizar utilizamos las vacunas a través de la vacunación.

3.1.4 LA INMUNIDAD

Es el estado de resistencia natural o adquirida que poseen algunos organismos frente a una determinada enfermedad o al ataque de un agente infeccioso o tóxico. Funciona a través de un complejo sistema de células y factores solubles que como función fisiológica se encarga de defender al organismo contra microorganismos infecciosos.

La inmunidad puede ser natural o artificial, activa o pasiva

- Activa natural: se desarrolla fisiológicamente tras la infección. Se produce con el contacto con el agente infeccioso y tras el padecimiento de la enfermedad. En muchos casos proporciona inmunidad para toda la vida, conocida como memoria inmunológica.

- Activa artificial: se consigue tras la vacunación. Con la vacunación se estimula la respuesta inmunitaria y se producen anticuerpos específicos dando lugar a una protección más o menos duradera.

- Pasiva natural: producida mediante la transferencia fisiológica de elementos del sistema inmune, por el paso de anticuerpos de memoria (IgG) maternos al feto por vía trasplacentaria.

- Pasiva artificial: lograda tras la administración de elementos del sistema inmunológico de una persona o personas, inmune a otra no inmune. Como ejemplo, la administración de inmunoglobulina terapéutica. En este caso, la protección es solo temporal ya que tienen una vida media de 14-21 días.

La inmunidad es un sistema de defensa muy sofisticado, conocido como sistema inmunitario, cuya función es impedir que un agente patógeno (virus, bacteria, parásito, etc.) se propague por el organismo.

Existen dos tipos diferentes de mecanismos de defensa

La primera protección, relativamente sencilla e inespecífica, es la que ofrecen las barreras que aíslan a nuestro organismo del exterior. Es el caso de la piel, que proporciona una protección mecánica gracias a su capa córnea, o de las mucosas, la acidez gástrica, etc.

La inmunidad específica, en cambio, es mucho más compleja: identifica un cuerpo extraño, lo destruye a través de las células (linfocitos, macrófagos...) o sustancias químicas dirigidas especialmente contra él (los anticuerpos), memoriza la identidad del intruso y, si este vuelve a aparecer más adelante, lo neutraliza.

Este es el principio en el que se basa la vacunación. Vacunar es enseñar al sistema inmunitario a identificar al agente infeccioso que supone una amenaza y a neutralizarlo. La vacunación consiste en introducir en el organismo un agente (bacteria, virus o molécula) desprovisto de patogenicidad (es decir, de su capacidad de provocar una enfermedad), pero que conserva su inmunogenicidad (su capacidad de inducir una respuesta inmunitaria). Cuando el sistema inmunitario vuelva a tener contacto con el agente patógeno, será capaz de defenderse de forma autónoma. Las vacunas permiten conseguir una protección inmune sin necesidad de sufrir la enfermedad ni sus potenciales secuelas.

3.1.5 ¿CÓMO FUNCIONA EL SISTEMA INMUNE?

Un cuerpo sano dispone de un sistema muy complejo que le protege constantemente de las infecciones, es el sistema inmune. Este se ha venido desarrollando en los últimos millones de años para que las especies sobrevivan en un mundo plagado de microorganismos (bacterias, virus, hongos y parásitos).

Algunos microorganismos llamados patógenos se han adaptado muy particularmente para eludir el sistema inmune del hombre y causar una enfermedad. Este hecho se pone de manifiesto cuando el organismo humano no ha contactado previamente con el patógeno. El papel de la vacunación consiste en poner al sistema inmune a trabajar, sin causar los efectos que sobre la salud causa el patógeno.

Si la respuesta inmune no funciona bien (por ejemplo, en la infección por el Virus de la Inmunodeficiencia Humana o cuando estamos en tratamiento con algunos medicamentos), los virus, las bacterias, algunos hongos y los parásitos pueden reproducirse libremente en el organismo causando graves enfermedades.

3.1.6 ¿CÓMO FUNCIONAN LAS VACUNAS?

La memoria inmunológica es la base de la vacunación. La primera vez que un antígeno se pone en contacto con el sistema inmune se produce una respuesta primaria.

Tras un segundo encuentro, la respuesta no es solo más rápida, sino que es también más intensa, más ávida y más afín. En las respuestas secundarias se generan títulos más altos anticuerpos. Estos cambios cuantitativos y cualitativos se traducen en respuestas más rápidas y eficientes. Si bien la memoria inmunológica es requisito esencial para una respuesta eficaz, la mera existencia de memoria no es sinónimo de resistencia a la infección.

El objetivo de las vacunas es inducir una inmunidad protectora de larga duración, imitando en lo posible la infección natural. En realidad, las vacunas no protegen contra la infección sino contra la enfermedad causada por ella. Actúan proporcionando una ventaja inicial sobre los microorganismos invasores.

Las vacunas deben de reunir seis propiedades fundamentales:

1. **Inmunogenicidad:** capacidad de generar el tipo apropiado de respuesta inmunitaria y frente al antígeno adecuado con una inmunidad protectora de larga duración.

2. **Seguridad:** las vacunas deben ser seguras en todo tipo de personas. El grado de seguridad que se exige a una vacuna está en relación con la enfermedad que se evita con su administración, y de forma especial, con la percepción que tiene la población del impacto causado por la enfermedad en términos de morbilidad y mortalidad.

3. **Estabilidad:** resistencia a la degradación física que hace que mantenga su propiedad inmunógena.

4. **Eficacia:** beneficio que produce la intervención en la población que la reciben en condiciones ideales.

5. **Efectividad:** una vez probada la eficacia de una vacuna, se comercializa y se aplica a la población objeto, ya sea como programa de salud pública o en base a indicaciones individuales. Por lo tanto entendemos por efectividad, los resultados o beneficios de salud proporcionados por un programa de vacunaciones en la población objeto, cuando las vacunas son administradas en las condiciones reales o habituales de la práctica diaria asistencial o de desarrollo de los programas. Una buena eficacia no siempre nos va a indicar una buena efectividad, ya que esta última depende de factores como la aceptación y accesibilidad de la población a la vacuna, la pauta correcta de administración (técnica, dosis, etc.), la conservación, el transporte y la manipulación adecuadas, etc..

6. **Eficiencia:** relación entre la efectividad vacunal y los recursos movilizados para el desarrollo del programa. Va a estar muy influida por el precio de la vacuna y la incidencia de la enfermedad.

3.1.7 POR QUÉ DEBEMOS VACUNAR

Hay muchas razones para vacunarnos y vacunar.

Las enfermedades graves todavía existen

Reducir y eliminar las enfermedades que pueden prevenirse con las vacunas es uno de los mayores logros en la historia de la salud pública. Pero, debido a ese éxito, mucha gente nunca ha visto los efectos devastadores que algunas enfermedades pueden tener en una familia o comunidad. Es fácil creer que estas son enfermedades del pasado. Pero la realidad es que todavía existen. Los niños y adultos pueden contraer —y en efecto contraen— algunas de estas enfermedades. De hecho, cuando las tasas de vacunación disminuyen en una comunidad, no es raro que se presente un brote.

Muchas enfermedades pueden propagarse fácilmente

Es fácil que mucha gente, especialmente joven, nunca haya visto un caso de poliomielitis o difteria; sin embargo, todavía se presentan en algunos países. Con solo un viaje en avión, estas enfermedades pueden llegar a su comunidad. Un ejemplo es el sarampión, que es común en muchas partes del mundo. La enfermedad es transmitida por personas que no se han vacunado y que se infectan por el contacto con otra persona enferma. El sarampión se puede transmitir o contagiar rápidamente entre las personas que no han recibido la vacuna.

Las vacunas son la opción segura y de comprobada eficacia

En la actualidad, se cuenta con el suministro de vacunas más seguras y eficaces de la historia. Antes de que una vacuna sea aprobada y administrada, se realizan muchos estudios. Los científicos y profesionales médicos evalúan cuidadosamente toda la información disponible acerca de la vacuna para determinar su seguridad y eficacia. En la medida en que haya disponible nueva información científica, se actualizan las recomendaciones sobre la vacuna.

Aunque puede presentarse algún dolor o malestar en el lugar de la inyección, esto es leve comparado con las complicaciones graves que pueden generar las enfermedades que estas vacunas previenen. Es muy raro que se presenten efectos secundarios graves por las vacunas. Casi todas las personas pueden vacunarse de manera segura. Hay algunas excepciones, como las personas con alergias a alguno de los componentes de una vacuna. También es posible que personas con el sistema inmunitario debilitado, debido a una enfermedad o un tratamiento médico como la quimioterapia, no puedan recibir algunas de las vacunas de manera segura.

Los niños necesitan estar protegidos prontamente

Las autoridades sanitarias de cada país establecen el calendario de vacunación de la infancia, con base en las recomendaciones científicas y de las autoridades sanitarias de salud pública. Está diseñado para proteger a los bebés y los niños en los primeros años de vida, cuando son más vulnerables.

Para recibir el beneficio completo de las vacunas, es importante que los niños reciban todas las dosis según el calendario de vacunación recomendado. No recibir todas las dosis de una vacuna deja a los niños en peligro de contraer enfermedades graves. Es importante para la salud de los niños estar al día con las vacunas.

Las vacunas evitarán faltar al trabajo o a la escuela

Es posible que un niño que contrae una de las enfermedades que se pueden prevenir con una vacuna deba faltar a la escuela o a la guardería durante varios días o varias semanas. También los adultos deberán faltar a su trabajo. Perder tiempo de trabajo para atender a un hijo enfermo puede producir una carga financiera para la familia o al adulto enfermo. Estas enfermedades también pueden causar discapacidades duraderas que generan costosos gastos sanitarios y requieren atención a largo plazo.

Las vacunas protegen a su familia, a sus amigos y a su comunidad

Vacunar a los niños ayuda a proteger a las demás personas de la comunidad, como el vecino que tiene cáncer y no puede recibir ciertas vacunas o el bebé recién nacido que es demasiado pequeño para tener todas las vacunas. Cuando se vacunan todas las personas de una comunidad que se pueden vacunar, ayudan a prevenir la propagación de enfermedades y se puede retrasar o detener el avance del brote de una enfermedad. Decidir proteger a los niños con vacunas es una decisión que también protegerá a su familia, sus amigos y vecinos.

¿Qué ocurriría si dejásemos de vacunar?

Vistos los antecedentes sobre la reemergencia de enfermedades controladas en el momento en que han descendido las tasas de cobertura vacunal por diferentes motivos, sabemos claramente que estas enfermedades controladas van a volver a emerger y causar un importante aumento de la morbilidad y, en algunos casos, de la mortalidad.

Las vacunas son las responsables del control de muchas enfermedades infecciosas que hace tiempo eran muy frecuentes en España. Las vacunas han reducido, y en ocasiones, eliminado, muchas enfermedades que rutinariamente mataban o dejaban graves secuelas en niños y en adultos. De todas maneras, los virus y las bacterias que originan estas enfermedades todavía existen y pueden transmitirse a aquellas personas no protegidas por las vacunas. Las enfermedades que se previenen mediante las vacunas tienen un coste económico muy alto debido a que provocan visitas al médico, hospitalizaciones y muertes prematuras.

Si interrumpimos la vacunación podrían aparecer nuevamente epidemias de las enfermedades que se previenen mediante las vacunas, excepto de viruela que ya fue erradicada gracias a la vacunación. Esto es debido a que los microbios que causan enfermedades, y a veces la muerte, todavía existen en algunas partes del mundo, porque muchas enfermedades prácticamente desaparecidas de España (sarampión, difteria y poliomielitis, entre otras) aún afectan a la población de los países no desarrollados en los que no disponen de vacunas. Estas personas pueden traerlas a España y provocar un brote epidémico porque, aunque vacunemos al 100% de los habitantes, siempre quedarán algunos en los que la vacuna es inefectiva.

Si dejamos de vacunar de sarampión en todo el mundo, se podrían producir casi 3 millones de muertes al año por el padecimiento de esa enfermedad.

3.1.8 TIPOS DE VACUNAS (CLASIFICACIÓN DE LAS VACUNAS)

Existen diferentes clasificaciones de las vacunas, atendiendo a distintos criterios.

1. Sanitario, según los objetivos que se pretenden conseguir con su aplicación individual o comunitaria.

2. Según la vía de administración.

3. Microbiológico, según su composición o microbiológico, según su naturaleza: víricas y bacterianas.

A su vez, estas las podemos dividir en:

a. vacunas de microorganismos vivos (o atenuados)

b. vacunas de microorganismos muertos (o inactivados)

Estas últimas se pueden clasificar en enteras (contienen el virus o bacteria enteros) o de subunidades (contienen antígenos secretados o fracciones víricas o bacterianas).

Salvo alguna excepción, las vacunas disponibles tienen su origen en los propios agentes infecciosos frente a los que se vacuna, los cuales son sometidos a diferentes modificaciones para eliminar su poder patógeno pero manteniendo su capacidad inmunógena.

1. Criterio Sanitario

Que se basa en los objetivos epidemiológicos que se pretende alcanzar con la aplicación de las mismas a la población. Se consideran dos grupos de vacunas: las de recomendación sistemática o universal y las optativas o no sistemáticas.

1.a Vacunas sistemáticas

Son aquellas cuyo objetivo es proteger a las personas susceptibles y obtener también la inmunidad de grupo, para así controlar y, si es posible, eliminar la enfermedad en la comunidad. Son por tanto vacunas recomendadas para toda la población, salvo contraindicaciones concretas.

Se aplican dentro de los programas de salud pública, siguiendo una cronología determinada que suele plasmarse en los calendarios vacunales.

1.b Vacunas optativas o no sistemáticas

Son aquellas que no forman parte de un programa de salud pública como las anteriores. Su aplicación tiene carácter individual o en grupos de población, y se basa en circunstancias personales, ambientales o de otro tipo que rodean al paciente.

Dentro de ellas pueden establecerse tres grandes grupos de indicaciones:

- Existencia de factores de riesgo individual o ambiental, como edad, profesión, enfermedades crónicas, catástrofes, exposición a algunas enfermedades, u otras.
- Circunstancias epidemiológicas determinadas, como brotes epidémicos o contactos íntimos.
- Viajes internacionales a determinados países con alta incidencia de ciertos procesos no incluidos en las vacunaciones sistemáticas.

2. Vías de administración de las mismas

En estos momentos y comercializadas en España se disponen de vacunas:

- Parenterales (pinchadas). Son la mayoría de las vacunas, exceptuando las orales e inhaladas
  - Intradérmicas
  - Subcutáneas
  - Intramusculares
- Orales: Rotavirus, Fiebre tifoidea Ty21a, Cólera CVD 103 HgR
- Inhaladas

Parenterales: gripe intranasal adaptada al frío.

3. Criterios Microbiológicos

3.a Vacunas de microorganismos vivos o atenuados

Las vacunas vivas consisten en preparaciones de microorganismos que pueden replicar "in vivo" en el huésped de forma similar al microorganismo salvaje, originando una infección inaparente o con síntomas mínimos, provocando con ello una respuesta similar aunque algo inferior a la provocada por la infección natural.

Las ventajas de uso de este tipo de vacunas son las siguientes:

- Logran una respuesta eficaz con menor cantidad de material antigénico, aunque no llegue a ser tan alta como la que se produce de forma natural.
- La inmunidad conferida, de tipo celular y humoral, es de larga duración y muy intensa.
- En general, suele ser suficiente una dosis, salvo que se administre por vía oral, como en el caso de la poliomielitis con lo que podría sufrir fenómenos de interferencia con otros enterovirus, y por ello necesita varias dosis.
- La infección vacunal puede ser contagiosa para el entorno, favoreciendo la dispersión de la infección por el virus atenuado en el lugar del salvaje. Esta circunstancia obliga a investigar si entre los convivientes del vacunado hay alguien para quien pueda suponer un riesgo.
- Están contraindicadas en individuos inmunodeprimidos y en gestantes. Además, precisan un cuidado especial en cuanto a su almacenamiento para mantener su eficacia.

3.b. Vacunas de microorganismos muertos o inactivados

Las vacunas muertas o inactivadas se componen de microorganismos inactivados, térmica o químicamente, o bien se trata de fracciones o subunidades de los mismos, incapaces de reproducirse, y por ello incapaces de producir la enfermedad en el huésped o de transmitirse a otro sujeto.

Son vacunas generalmente bien toleradas, menos reactógenas que las vacunas vivas, muy seguras y de más fácil fabricación. Desde el punto de vista inmunológico, son menos inmunógenas que las vacunas vivas, precisando adyuvantes, la administración de varias dosis para la primovacunación y posteriormente varias dosis de refuerzo para que la protección obtenida sea a largo plazo

Tanto las vacunas atenuadas como las inactivadas, en función la partícula antigénica que se utilece para su fabricación, pueden ser:

- **Vacunas de células enteras.** En ellas los microorganismos obtenidos a partir de cultivos se atenúan (sarampión, rubéola, varicela y otras víricas o bacterianas de este grupo); o bien se inactivan mediante el calor o agentes químicos diversos (gripe, hepatitis A, antipertusis y otras).
- **Vacunas de subunidades:** son preparaciones purificadas o sintetizadas de determinados componentes (proteínas, péptidos, carbohidratos, toxinas, etc.) de microorganismos.
    - Las vacunas toxoides se obtienen de toxinas bacterianas que se purifican a partir de cultivos y se detoxifican por medios físico-químicos. Suelen proporcionar inmunidad intensa y prolongada (serie primaria + recuerdos cada 10 años).
    - Las vacunas de polisacáridos capsulares tienen el inconveniente que sólo evocan respuesta inmunitaria a partir de los 2 años de edad, que la protección que ofrecen es corta y que no inciden fenómenos de memoria inmunológica.
    - Las vacunas de polisacáridos conjugadas mejoran la acción de las capsulares, pues ofrecen protección en los lactantes, que es precisamente donde la incidencia de las enfermedades que protegen estas vacunas tienen una mayor incidencia y gravedad (meningococo C, Hib, neumococo). La duración de la inmunidad inferida es mayor que en las anteriores. Proporcionan memoria inmunológica, pero no para siempre, por lo que se necesitan dosis de refuerzo, como ocurre como con los toxoides o las vacunas vivas
    - Las vacunas acelulares se obtienen de fracciones proteicas inmunizantes bacterianas. Se consigue una vacuna igual de inmunógena y protectora, pero mucho menos reactógena (tos ferina acelular).

Dentro de esta clasificación microbiológica también se puede hacer una subclasificación según su composición y aplicación.

- Las vacunas, según su composición, pueden ser monocomponentes (un solo antígeno) o multicomponentes (varios antígenos de un mismo microorganismo, por ejemplo la vacuna tos ferina acelular).
- Según su aplicación, se pueden considerar simultáneas (varias vacunas que se aplican en un mismo acto vacunal, en diferentes jeringuillas y en diferentes lugares del cuerpo) o combinadas (varios antígenos de diferentes microorganismos que se encuentran en las misma jeringuilla, como por ejemplo vacuna DTPa, DTPaHib, etc.). Las principales ventajas de las vacunas combinadas es que se evitan pinchazos y visitas a los centros de vacunaciones, se mejora el rendimiento del calendario vacunal y permite una mejor armonización de calendarios entre diferentes regiones o países.

3.1.9 BIBLIOGRAFÍA

- Carbonell Muñoz L (Coordinadora). Actualización en vacunas para enfermería (curso on-line). 2016. Disponible en: http://www.enfermeriayvacunas3.com (Revisado 27-4-17)
- Concepto de vacunación. Programa de vacunaciones. Consejería de Sanidad. Región de Murcia. Disponible en: http://www.murciasalud.es/pagina.php?id=3522&idsec=85# (Revisado 27-4-17).
- ¿Cuáles son las razones para vacunar a mi bebé? Especiales CDC. Enfermedades y afecciones. Centro para el control y la prevención de las enfermedades (CDC). Disponible en: http://www.cdc.gov/spanish/especialescdc/razonesvacunarse/(Revisado 27-4-17).
- Forcada Segarra J (Coordinador). Actualización en vacunas y vacunología para enfermeras (curso on-line). 2016. Disponible en: http://www.auladae.com/cursos-enfermeria-cfc/actualizacion-en-vacunas-para-enfermerasos/ (Revisado 27-4-17).
- Generalidades de las vacunas. Manual de vacunas en línea de la Asociación Española de Pediatría. 2016. Disponible en: http://vacunasaep.org/documentos/manual/cap-1#5 (Revisado 27-4-17).
- González Hachero J. Clasificación de las vacunas. Asociación Española de Vacunología. Disponible en: http://www.vacunas.org/clasificacion-de-las-vacunas/ (Revisado 27-4-17).
- La Vacunación. Las Vacunas. Preparación de oposiciones. Colegio Oficial de Enfermería de Ávila. 2014. Disponible en: http://www.enfermeriaavila.com/PDF/Vacunacion.pdf (Revisado 27-4-17).

3.2 CALENDARIOS VACUNALES

Autores: José Antonio Forcada Segarra, José María Bayas Rodríguez, César Velasco Muñoz

3.2.1 ¿QUÉ ES UN CALENDARIO VACUNAL?

Los calendarios vacunales son secuencias cronológicas de administración de vacunas que se administran de forma sistemática a la población de una región, país o área determinada con el fin de obtener una inmunización adecuada en la población frente a las enfermedades para las que se dispone de una vacuna eficaz.

Un calendario debe reunir las siguientes características:

- Eficaz, para que proteja frente a las enfermedades que abarca.
- Seguro, con escasos efectos adversos y de intensidad leve.
- Sencillo, simplificando al máximo las dosis y las visitas médicas que precisa y que permita dictar recomendaciones claras y concisas.
- Aceptado por los sanitarios y por la población.
- Unificado para el área geográfica donde se aplica y actualizado en función del desarrollo de nuevas vacunas, de nuevas patologías, de cambios en el patrón de incidencia, de desaparición de enfermedades ya existentes, etc.

3.2.2 ¿CÓMO SE ELABORA O MODIFICA UN CALENDARIO?

Los calendarios de vacunación no son estáticos, sino que requieren modificaciones casi continuas en función de la disponibilidad de vacunas y de la evolución de la epidemiología.

Los criterios a seguir en la modificación de un calendario de vacunaciones deben ser fundamentalmente de carácter técnico, aunque a continuación puedan influir otros factores de tipo social, demanda percibida y políticos.

Es necesario establecer unos criterios técnicos que definan o ayuden a definir la introducción de vacunas. Estos criterios han sido establecidos y consensuados a nivel del estado español por la Ponencia de Programas y Registro de Vacunaciones del Consejo Interterritorial del Sistema Nacional de Salud.

https://www.msssi.gob.es/profesionales/saludPublica/prevPromocion/vacunaciones/docs/Criterios_ProgramaVacunas.pdf

3.2.3 CALENDARIOS INFANTILES

Son calendarios de vacunas recomendadas para la inmunización de lactantes y niños/as y adolescentes hasta los 14 años de edad.

a) Calendarios oficiales

Cada CC.AA., en base a sus competencias en materia de sanidad, elabora su calendario oficial de vacunación infantil. https://www.msssi.gob.es/ciudadanos/proteccionSalud/infancia/vacunaciones/programa/vacunaciones.htm

El Consejo Interterritorial del Sistema Nacional de salud elabora un calendario que ha venido en denominarse "Calendario Común de vacunación Infantil" y que es la base para los calendarios que elaboran las CC.AA. Actualmente está en vigor el del año 2017, (Cada CC.AA. tiene autonomía para adaptarlo y su entrada en vigor puede ser no homogénea en todas).

CONSEJO INTERTERRITORIAL DEL SISTEMA NACIONAL DE SALUD

CALENDARIO COMÚN DE VACUNACIÓN INFANTIL

Calendario recomendado para el año 2016

VACUNACIÓN	EDAD											
	0 meses	2 meses	4 meses	6 meses	12 meses	15 meses	18 meses	3 años	4 años	6 años	12 años	14 años
Poliomielitis		VPI1	VPI2	VPI3			VPI4					
Difteria-Tétanos-Pertussis		DTPa1	DTPa2	DTPa3			DTPa4			dTpa		Td
Haemophilus influenzae b		Hib1	Hib2	Hib3			Hib4					
Sarampión-Rubéola-Parotiditis					TV1			TV2				
Hepatitis B[a]	HB1[a]	HB2[a]		HB3[a]								
Enfermedad meningocócica C[b]			MenC1[b]		MenC2						MenC3	
Varicela[c]						VVZ		VVZ			VVZ[c]	
Virus del Papiloma Humano[d]											VPH[d]	
Enfermedad neumocócica		VCN1	VCN2		VCN3							

[a] En niños de madres portadoras la pauta es de 0, 1, 6 meses.

[b] Según la vacuna utilizada puede ser necesaria la primovacunación con una dosis (4 meses) o dos dosis (2 y 4 meses de edad).

[c] Personas que refieran no haber pasado la enfermedad ni haber sido vacunadas con anterioridad. Pauta con 2 dosis.

[d] Vacunar solo a las niñas.

https://www.msssi.gob.es/ciudadanos/proteccionSalud/vacunaciones/docs/CalendarioVacunacion2016.pdf

CONSEJO INTERTERRITORIAL DEL SISTEMA NACIONAL DE SALUD

CALENDARIO COMÚN DE VACUNACIÓN INFANTIL

Calendario recomendado año 2017*

VACUNACIÓN	EDAD									
	0 meses	2 meses	4 meses	11 meses	12 meses	15 meses	3-4 años	6 años	12 años	14 años
Poliomielitis		VPI	VPI	VPI				VPI[a]		
Difteria-Tétanos-Pertussis		DTPa	DTPa	DTPa				DTPa[a]		Td
Haemophilus influenzae b		Hib	Hib	Hib						
Sarampión-Rubéola-Parotiditis					TV		TV			
Hepatitis B[b]	HB[b]	HB	HB	HB						
Enfermedad meningocócica C			MenC[c]		MenC				MenC	
Varicela						VVZ	VVZ		VVZ[d]	
Virus del Papiloma Humano									VPH[e]	
Enfermedad neumocócica		VCN1	VCN2	VCN3						

[a] Se administrará la vacuna combinada DTPa/VPI a los niños vacunados con pauta 2+1 cuando alcancen la edad de 6 años. Los niños vacunados con pauta 3+1 recibirán dTpa.

[b] Pauta 0, 2, 4, 11 meses. Se administrará la pauta 2, 4 y 11 meses siempre que se asegure una alta cobertura de cribado prenatal de la embarazada y la vacunación de hijos de madres portadoras de Ag HBs en las primeras 24 horas de vida junto con administración de inmunoglobulina HB.

[c] Según la vacuna utilizada puede ser necesaria la primovacunación con una dosis (4 meses) o dos dosis (2 y 4 meses de edad).

[d] Personas que refieran no haber pasado la enfermedad ni haber sido vacunadas con anterioridad. Pauta con 2 dosis.

[e] Vacunar solo a las niñas con 2 dosis.

*El nuevo calendario se incorporará a partir de enero de 2017. En situaciones específicas las CCAA podrán adoptar la introducción a lo largo de 2016.

https://www.msssi.gob.es/ciudadanos/proteccionSalud/vacunaciones/docs/CalendarioVacunacion2017.pdf

Este calendario cuenta con vacunas para inmunizar frente a 13 enfermedades que son las siguientes:

- Poliomielitis
- Difteria, tétanos y tos ferina
- Haemophilus influenzae tipo b
- Sarampión, rubéola y parotiditis
- Hepatitis B
- Enfermedad meningocócica C

- Varicela
- Virus del papiloma humano
- Enfermedad neumocócica

En este calendario se pueden observar cambios significativos en el cronograma de administración de dosis de algunas vacunas. Para conocer los motivos de este cambio, el Ministerio de Sanidad, Servicios Sociales e Igualdad ha editado un folleto con preguntas y respuestas mas frecuentes:

https://www.msssi.gob.es/ciudadanos/proteccionSalud/vacunaciones/docs/CalendarioVacunacion_PoblacionGeneral.pdf

b) Calendarios de Sociedades Científicas

La Asociación Española de Pediatría (AEP), a través de su Comité Asesor de Vacunaciones (CAV), publica cada año su calendario de vacunación infantil, que recoge las recomendaciones de esta Asociación.

Para el año 2017, el calendario propuesto es el siguiente:

CALENDARIO DE VACUNACIONES SISTEMÁTICAS DE LA ASOCIACICÓN ESPAÑOLA DE PEDIATRÍA 2017

Comité Asesor de Vacunas

<table>
<tr><th rowspan="2">VACUNA</th><th colspan="6">Edad en meses</th><th colspan="4">Edad en años</th></tr>
<tr><th>2</th><th>4</th><th>6</th><th>11</th><th>12</th><th>15</th><th>2-4</th><th>6</th><th>12</th><th>14</th></tr>
<tr><td>Hepatitis B[1]</td><td>HB</td><td>HB</td><td></td><td colspan="2">HB</td><td></td><td></td><td></td><td></td><td></td></tr>
<tr><td>Difteria, tétanos y tosferina[2]</td><td>DTPa</td><td>DTPa</td><td></td><td colspan="2">DTPa</td><td></td><td></td><td>DTPa / Tdpa</td><td colspan="2">Tdpa</td></tr>
<tr><td>Poliomielitis[3]</td><td>VPI</td><td>VPI</td><td></td><td colspan="2">VPI</td><td></td><td></td><td>VPI</td><td></td><td></td></tr>
<tr><td>Haemophilus influenzae tipo b[4]</td><td>Hib</td><td>Hib</td><td></td><td colspan="2">Hib</td><td></td><td></td><td></td><td></td><td></td></tr>
<tr><td>Neumococo[5]</td><td>VNC</td><td>VNC</td><td></td><td colspan="3">VNC</td><td></td><td></td><td></td><td></td></tr>
<tr><td>Meningococo C[6]</td><td></td><td>MenC</td><td></td><td></td><td colspan="2">MenC</td><td></td><td></td><td colspan="2">MenACWY / MenC</td></tr>
<tr><td>Sarampión, rubeola y parotiditis[7]</td><td></td><td></td><td></td><td></td><td colspan="2">SRP</td><td>SRP</td><td></td><td></td><td></td></tr>
<tr><td>Varicela[8]</td><td></td><td></td><td></td><td></td><td colspan="2">Var</td><td>Var</td><td></td><td></td><td></td></tr>
<tr><td>Virus del papiloma humano[9]</td><td></td><td></td><td></td><td></td><td></td><td></td><td></td><td></td><td>VPH 2 dosis</td><td></td></tr>
<tr><td>Meningococo B[10]</td><td>MenB*</td><td>MenB*</td><td>MenB*</td><td></td><td colspan="2">MenB*</td><td></td><td></td><td></td><td></td></tr>
<tr><td>Rotavirus[11]</td><td>RV</td><td>RV</td><td>(RV)</td><td></td><td></td><td></td><td></td><td></td><td></td><td></td></tr>
</table>

Vacunas financiadas | Vacunas no financiadas

* Se recomienda espaciar 2 semanas MenB de la administración de otras vacunas inyectables.

Esta calendario recoge una parte que se corresponde con las vacunas financiadas (calendario oficial), otra con vacunas que no son financiadas y sí recomendadas para toda la población (rotavirus y enfermedad meningocócica B) .

http://vacunasaep.org/sites/vacunasaep.org/files/calvacaep_2017_principal_tabla.pdf

c) Calendarios adaptados

Para todos aquellos/as que no han comenzado el calendario con la secuencia temporal establecida, por diferentes causas, existen lo que se denominan Calendarios adaptados, acelerados o de rescate, que son secuencias temporales de vacunación adaptadas a las vacunas recomendadas a la edad del inicio de la vacunación.

El CAV de la AEP publica igualmente una recomendación de esta vacunación de rescate:

VACUNACIÓN DE RESCATE O ACELERDA ENTRE 4 MESES Y 6 AÑOS DE EDAD

Asociación Española de Pediatría 2017

Comité Asesor de Vacunas

VACUNA	Edad mínima en la 1.ª dosis	Intervalo MÍNIMO entre dosis			
		De 1.ª a 2.ª dosis	De 2.ª a 3.ª dosis	De 3.ª a 4.ª dosis	De 4.ª a 5.ª dosis
Hepatitis B	Recién nacido	4 semanas	8 semanas[1]	-	-
Difteria, tétanos y tosferina acelular	6 semanas	4 semanas	4 semanas	6 meses	6 meses[2]
Haemophilus influenzae tipo b[3]	6 semanas	4 semanas	4 semanas	8 semanas	-
Poliomielitis	6 semanas	4 semanas	4 semanas	6 meses[4]	-
Neumococo[5]	6 semanas	4 semanas	4 semanas	8 semanas	-
Meningococo C[6]	2 meses	8 semanas	-	-	-
Sarampión, rubeola y parotiditis	12 meses	4 semanas[7]	-	-	-
Varicela	12 meses	4 semanas[8]	-	-	-
Meningococo B[9]	2 meses	1 - 2 meses	1 mes	-	
Rotavirus[10]	6 semanas	4 semanas	4 semanas	-	-

http://vacunasaep.org/sites/vacunasaep.org/files/calvacaep_2017_acelerados_tablas.pdf

3.2.4 CALENDARIOS DE ADULTOS

La vacunación no es un proceso que finalice en la adolescencia. Hay algunas enfermedades que requieren una continuidad en su inmunización.

Lamentablemente, se ha venido prestando un menor interés en la promoción de la vacunación del adulto y así ha calado en la sociedad. En estos momentos se están realizando importantes esfuerzos en informar y promocionar entre la población adulta la necesidad de mantener la protección frente a estas enfermedades e incluir otras específicas para adultos.

Algunas CC.AA. cuentan con calendarios y programas de vacunación para el adulto, por razón de edad y por enfermedades de base que aconsejan algún tipo de vacunación específica.

Desde el Ministerio de Sanidad, Servicios Sociales e Igualdad se publicó en el año 2004 un documento denominado "Recomendaciones de vacunación en adultos: (https://www.msssi.gob.es/ciudadanos/proteccionSalud/vacunaciones/docs/recoVacunasAdultos.pdf9)

Este documento fue actualizado en el año 2009 con el documento titulado "Vacunación de difteria y tétanos":
(https://www.msssi.gob.es/ciudadanos/proteccionSalud/vacunaciones/docs/TetanosDifteria_2009.pdf)

En marzo de 2016, con la introducción de la vacunación de tos ferina en las mujeres embarazadas, se editó el documento "Preguntas y respuestas sobre la vacunación de la tos ferina en embarazadas":

(https://www.msssi.gob.es/profesionales/saludPublica/prevPromocion/vacunaciones/docs/Vacunacion_Tosferina_Embarazadas.pdf)

Igualmente, cada año se renueva el documento de recomendaciones de vacunación frente a la gripe en grupos de riesgo, tanto desde el Ministerio como desde las CC.AA.
(https://www.msssi.gob.es/profesionales/saludPublica/prevPromocion/vacunaciones/docs/Recomendaciones_vacunacion_gripe.pdf)

Algunas Sociedades Científicas también editan calendarios de adultos con las recomendaciones de vacunación. Así, la Sociedad Española de Medicina Preventiva, Salud Pública e Higiene (SMPSPH) en el año 2012
(http://www.sempsph.com/images/stories/recursos/pdf/protocolos/2013/Calendario de vacunaciones del adulto y recomendaciones para los adultos que presentan determinadas condiciones.2012.pdf)

Y la Sociedad Española de Geriatría y Gerontología (SEGG), actualizado en el año 2016 (https://www.segg.es/media/descargas/SEGG-VACUNACION-2016-2017.pdf)

3.2.5 CALENDARIOS EN DETERMINADAS CONDICIONES MÉDICAS O GRUPOS DE RIESGO

También desde el Ministerio, las CC.AA. y las Sociedades Científicas se establecen programas y calendarios de vacunación en función de condiciones médicas o conductas de riesgo: Algunas de estas recomendaciones las podemos ver en:

- Ministerio
  - https://www.msssi.gob.es/profesionales/saludPublica/prevPromocion/vacunaciones/GruposRiesgo.htm
  - http://www.msssi.gob.es/ciudadanos/proteccionSalud/vacunaciones/docs/recoVacunasAdultos.pdf
- Región de Murcia
  - http://www.murciasalud.es/pagina.php?id=31274&idsec=828
- Comunidad de Madrid
  - http://www.madrid.org/cs/Satellite?cid=1142427371738&language=es&pagename=PortalSalud%2FPage%2FPTSA_pintarContenidoFinal&vest=1142427371738
- Sociedad Española de Medicina Preventiva, Salud Pública e Higiene
  - http://www.sempsph.com/images/stories/recursos/pdf/protocolos/2013/Calendario de vacunaciones del adulto y recomendaciones para los adultos que presentan determinadas condiciones.2012.pdf
- Sociedad Española de Geriatría y Gerontología
  - https://www.segg.es/media/descargas/SEGG-VACUNACION-2016-2017.pdf

3.2.6 VACUNACIÓN DEL VIAJERO

En la mayoría de las recomendaciones de vacunación del adulto se incluye una referencia a la vacunación del viajero (vacunación internacional). La mejor información y recomendación actualizada en cada momento se puede obtener en los Centros de Vacunación Internacional (CVI)

(http://www.msps.es/profesionales/saludPublica/sanidadExterior/salud/centrosvacu.htm).

Es muy importante recordar siempre que, ante un viaje a zonas potencialmente conflictivas, se debe consultar siempre las necesidades vacunales y las recomendaciones para evitar adquirir una enfermedad endémica de la zona a visitar.

3.2.6 BIBLIOGRAFÍA

- Calendario de vacunación para adultos. Comunidad de Madrid. Disponible en: http://www.madrid.org/cs/Satellite?cid=1142425057113&pagename=PortalSalud%2FPage%2FPTSA_pintarContenidoFinal (Revisado 27-4-17).
- Calendarios de Vacunación. Calendarios de vacunación recomendados. Ministerio de Sanidad, Servicios Sociales e Igualdad. Disponible en: https://www.msssi.gob.es/profesionales/saludPublica/prevPromocion/vacunaciones/home.htm (Revisado 27-4-17).
- Calendarios de vacunaciones. Manual de vacunas en línea de la Asociación Española de Pediatría. 2017. Disponible en: http://vacunasaep.org/sites/vacunasaep.org/files/calvacaep_2017_principal_tabla.pdf (Revisado 26-04-17).
- Calendario de vacunaciones sistemáticas del adulto y recomendaciones de vacunación para los adultos que presentan determinadas condiciones médicas o conductas de riesgo. Grupo de Vacunas de la Sociedad Española de Medicina Preventiva, Salud Pública e Higiene. Disponible en: http://www.sempsph.com/es/noticias/calendario-de-vacunaciones-del-adulto-sano-y-recomendaciones-de-vacunacion-para-adultos-que-presentan-determinadas-condiciones-de-riesgo (Revisado 27-4-17).
- Carbonell Muñoz L (Coordinadora). Actualizacion en vacunas para enfermería (curso on-line). 2016. Disponible en: http://www.enfermeriayvacunas3.com (Revisado 27-4-17).
- Concepto de vacunación. Programa de vacunaciones. Consejería de Sanidad. Región de Murcia. Disponible en: http://www.murciasalud.es/pagina.php?id=30774&idsec=824 (Revisado 27-4-17).
- Forcada Segarra J (Coordinador). Actualización en vacunas y vacunología para enfermeras (curso on-line). 2016. Disponible en: http://www.auladae.com/cursos-enfermeria-cfc/actualizacion-en-vacunas-para-enfermerasos/ (Revisado 27-4-17).
- Guía de recomendaciones de vacunación para adultos y mayores. Grupo de Vacunaciones. Sociedad Española de Geriatría y Gerontología. Disponible en: https://www.segg.es/media/descargas/SEGG-VACUNACION-2016-2017.pdf (Revisado 27-4-17).

3.3 SEGURIDAD VACUNAL

Autores: José Antonio Forcada Segarra, José María Bayas Rodríguez, César Velasco Muñoz.

3.3.1 REACCIONES Y EVENTOS ADVERSOS

Las reacciones adversas son tan antiguas como los primeros remedios utilizados en el tratamiento de las enfermedades. Las vacunas se administran a personas sanas para evitar enfermedades y por ello el beneficio obtenido debe ser mayor que el riesgo de presentar una reacción adversa.

Ninguna acción sanitaria ha ofrecido y ofrece una relación beneficio/riesgo tan ventajosa como las vacunas. Los beneficios son incalculables y los riesgos mínimos. Con frecuencia es difícil establecer la relación causal entre la vacunación y el efecto adverso relacionado y que en muchas ocasiones es sólo temporal.

Se considera evento adverso (EA) cualquier incidente médico asociado a la administración de una sustancia medicamentosa o droga (por ejemplo, una vacuna) de manera temporal, sin que exista necesariamente una relación causal entre ambos.

Una reacción adversa (RA) medicamentosa es cualquier efecto nocivo no deseado, que se presenta cuando se utiliza una medicación en dosis usadas normalmente en los seres humanos para la profilaxis, el diagnóstico o el tratamiento de una enfermedad. En este caso, y a diferencia del EA, existe una posibilidad razonable de que haya una relación causal entre el fármaco y la experiencia adversa. Las vacunas están incluidas como causa de ambos conceptos.

Los EA incluyen tanto las RA como los efectos adversos derivados de los errores de administración, efectos nocivos, la intoxicación accidental o intencionada, o el no cumplimiento de la terapia farmacológica. Por tanto, las RA tras la vacunación pueden considerarse un tipo de EA en el que se sospecha una relación causal entre la administración de una vacuna y el efecto observado.

Las reacciones adversas siguientes a la vacunación pueden clasificarse, en función de su causa (Organización Mundial de la Salud), en:

- Reacciones inducidas por la vacunación (incluidas reacciones alérgicas).
- Reacciones debidas a errores de programa: errores en el almacenamiento, manipulación o administración.
- Reacciones coincidentes.
- Reacciones idiosincrásicas o de causa desconocida.

Reacciones inducidas por la vacunación

Las reacciones inducidas por la vacunación pueden ser locales y generales, y a su vez pueden clasificarse en comunes, que suelen ser leves, y en raras, que pueden ser más graves. Los efectos secundarios frecuentes suelen ser leves o moderados, sin secuelas permanentes. Rara vez la inmunización produce efectos adversos graves que puedan causar secuelas permanentes o constituyan un peligro para la vida. Los efectos que se producen de manera individual son impredecibles.

Reacciones debidas a errores de programa: errores en el almacenamiento, manipulación o administración

Son aquellas que se encuadran fundamentalmente en el grupo de reacciones debidas a errores de programa: errores en el almacenamiento, manipulación o administración. A diferencia del resto, estos errores son potencialmente previsibles y, por tanto, evitables. Son los más frecuentes.

Reacciones coincidentes

Se producen cuando la causa de la reacción adversa es coincidente con el acto vacunal. Ello significa que el accidente médico pudo haber ocurrido aunque el paciente no hubiera sido vacunado.

Reacciones de causa desconocida

Son reacciones que aparecen en un paciente tras la vacunación, cuya causa no corresponde a ninguna de las tres mencionadas anteriormente y, por lo tanto, se desconoce la causa que las produce.

3.3.2 CONTRAINDICACIONES

Una vacuna está contraindicada cuando el riesgo de complicación que presenta es mayor que el riesgo de padecer la enfermedad contra la que protege la vacuna. Las verdaderas complicaciones son cada vez menores y se ciñen casi exclusivamente a situaciones médicas, en la mayoría de las ocasiones temporales, por lo que en estos casos, más que de contraindicaciones, se podría hablar de precauciones.

Las contraindicaciones no dependen del tipo de vacuna a administrar y sí del sujeto que la recibe. Podemos dividirlas en generales y específicas, estas últimas están ligadas a situaciones médicas individuales.

Las contraindicaciones absolutas son:

- Reacción anafiláctica a dosis previa de la vacuna.
- Reacción anafiláctica grave a alguno de los componentes de la vacuna.
- Encefalopatía aguda que aparece hasta siete días después de administrar la vacuna antipertusis.

3.3.3 FALSAS CONTRAINDICACIONES

Existen además una gran cantidad de situaciones que son incluidas como contraindicaciones y no lo son, pues en algunas ocasiones sólo será conveniente retrasar la vacunación y en otras, ni tan siquiera eso, ya que forman parte de los mitos relacionados con las vacunaciones.

Estas falsas contraindicaciones son:

- Infección febril o diarrea en el niño sano.
- Tratamiento antimicrobiano.
- Convalecencia de enfermedad aguda, infecciosa o no.
- Reacciones leves o moderadas (no anafilácticas) a dosis previas.
- Exposición a enfermedad infecciosa.
- Antecedentes familiares de reacciones adversas postvacunales.
- Vacunación triple vírica en alérgicos al huevo.
- Antecedentes de alergia, asma y otras manifestaciones atópicas.
- Administración de tratamientos de desensibilización.
- Prematuridad o retraso en el crecimiento.
- Lactancia materna.
- Convivientes de mujeres embarazadas.
- Condiciones neurológicas estables.
- Antecedentes familiares de convulsiones.
- Enfermedades crónicas de corazón, pulmón, hígado o riñón.
- Tratamiento con antibióticos o corticoides a bajas dosis.
- Vacunación en meses de verano o a altas temperaturas.
- No estar en ayunas.

3.3.4 PRECAUCIONES

Las precauciones vacunales son actitudes de cautela que se deben adoptar en determinadas circunstancias en las que se puede incrementar el riesgo de una reacción adversa (RA) o comprometer la inmunogenicidad de la vacuna. En caso de que el beneficio de la vacunación se suponga mayor que el riesgo de ésta, se deberá vacunar. En caso contrario, se retrasará la vacunación hasta que se den las condiciones favorables.

Las precauciones se deben adoptar ante:

- Mujeres embarazadas.
- Situaciones de inmunodeficiencia.
- Los intervalos de tiempo entre la administración de inmunoglobulinas, productos hemáticos y vacunas.
- Enfermedades agudas moderadas o severas (con o sin fiebre).
- Trastornos neurológicos evolutivos.
- Familiares, cuidadores o contactos con personas inmunocomprometidas.

3.3.5 MITOS SOBRE LA VACUNACIÓN

Cuando se trata del cuidado de la salud, y en particular de la vacunación, muchas personas cuentan con información imprecisa o, en ocasiones, falsa que podría ponerlos en riesgo. Esta información se transmite de persona a persona dando lugar a creencias muy arraigadas que resulta difícil eliminar, aún cuando existan evidencias que las desacrediten totalmente. Lo más recomendable es acudir a fuentes confiables en busca de información que cuente con un respaldo científico y que permita recibir la atención adecuada.

La Organización Mundial de la Salud ha elaborado un documento desmontando los mitos más frecuentes ya arraigados.

Mito 1: Las mejores condiciones de higiene y saneamiento harán desaparecer las enfermedades; las vacunas no son necesarias. FALSO

Hecho 1: Las enfermedades contra las que podemos vacunar volverían a aparecer si se interrumpieran los programas de vacunación. Si bien la mejor higiene, el lavado de las manos y el agua potable contribuyen a proteger a las personas contra enfermedades infecciosas, muchas infecciones se pueden propagar independientemente de la higiene que mantengamos. Si las personas no estuvieran vacunadas, algunas enfermedades que se han vuelto poco comunes, tales como la poliomielitis y el sarampión, reaparecerían rápidamente.

Mito 2: Las vacunas conllevan algunos efectos secundarios nocivos y de largo plazo que aún no se conocen. Más aún, la vacunación puede ser mortal. FALSO

Hecho 2: Las vacunas son muy seguras. La mayoría de las reacciones vacunales son generalmente leves y temporales. Los trastornos de salud graves, que son extremadamente raros, son objeto de seguimiento e investigación detenidos. Es más probable padecer un trastorno grave por una enfermedad prevenible mediante vacunación que por una vacuna. Aunque un solo caso de trastorno grave o defunción por vacunas ya es demasiado, los beneficios de la vacunación compensan con creces el riesgo, dado que sin las vacunas se producirían muchos trastornos y defunciones.

Mito 3: La vacuna combinada contra la difteria, el tétanos y la tos ferina, así como la vacuna antipoliomielítica, pueden provocar el síndrome de muerte súbita del lactante (SIDS). FALSO

Hecho 3: No existe una relación causal entre la administración de las vacunas y la muerte súbita del lactante, a pesar de que esas vacunas se administran en un período en el que el recién nacido puede sufrir el SIDS. En otras palabras, las defunciones por SIDS son casualmente coincidentes con la vacunación y hubieran ocurrido aunque no se hubiesen administrado las vacunas.

Mito 4: Las enfermedades prevenibles mediante vacunación están casi erradicadas en mi país, por lo tanto no hay motivos para que me vacune. FALSO

Hecho 4: Si bien las enfermedades prevenibles mediante vacunación son actualmente poco comunes en muchos países, los agentes infecciosos que las provocan siguen circulando en algunas partes del mundo. En un mundo sumamente interconectado, esos agentes pueden atravesar las fronteras geográficas e infectar a cualquier persona no protegida. Por consiguiente, hay dos motivos fundamentales para vacunarse, a saber, protegernos a nosotros mismos y proteger a quienes nos rodean.

Mito 5: Las enfermedades de la infancia prevenibles mediante vacunación son algo inevitable en la vida. FALSO

Hecho 5: Las enfermedades prevenibles mediante vacunación no tienen por qué ser "algo inevitable en la vida". Enfermedades tales como el sarampión, la parotiditis y la rubéola son graves y pueden acarrear importantes complicaciones tanto en niños como en adultos. Todas estas enfermedades y sufrimientos se pueden prevenir mediante las vacunas. Los niños no vacunados contra estas enfermedades quedan innecesariamente vulnerables.

Mito 6: La administración simultánea de más de una vacuna puede aumentar en los niños el riesgo de efectos secundarios nocivos, que a su vez pueden sobrecargar su sistema inmunitario. FALSO

Hecho 6: Las pruebas científicas revelan que la administración simultánea de varias vacunas no conlleva ningún efecto secundario sobre el sistema inmunitario del niño. Los niños están expuestos cotidianamente a cientos de sustancias extrañas que desencadenan una respuesta inmunitaria. El simple hecho de ingerir alimentos introduce nuevos antígenos en el organismo, y numerosas bacterias viven en la boca y la nariz. Un niño está expuesto a muchísimos más antígenos como consecuencia de un resfriado común o una faringitis, que por las vacunas. Las principales ventajas de la administración simultánea de varias vacunas es que requiere menos consultas ambulatorias, lo que permite ahorrar tiempo y dinero y aumenta las probabilidades de que los niños completen el calendario de vacunación recomendado. Además, la posibilidad de recibir una vacunación combinada, por ejemplo, contra el sarampión, la parotiditis y la rubéola, supone menos inyecciones.

Mito 7: La gripe es solo una molestia y la vacuna no es muy eficaz. FALSO

Hecho 7: La gripe es mucho más que una molestia. Es una enfermedad grave que cada año provoca entre 300.000 y 500.000 defunciones en todo el mundo. Las embarazadas, los niños pequeños, los ancianos con problemas de salud y cualquiera que padezca un trastorno crónico, por ejemplo, asma o cardiopatía, corren un alto riesgo de infección grave y muerte. La vacunación de las embarazadas conlleva el beneficio adicional de proteger a sus recién nacidos (actualmente no existe una vacuna para los menores de seis meses).

Mito 8: Es mejor la inmunización por la enfermedad que por las vacunas. FALSO

Hecho 8: Las vacunas interactúan con el sistema inmunitario para producir una respuesta similar a la que produciría la infección natural, pero no causan la enfermedad ni exponen a la persona inmunizada a riesgos de posibles complicaciones. En cambio, el precio de la inmunización por infección natural podría ser el retraso mental provocado por *Haemophilus influenzae* tipo b (Hib), defectos congénitos debidos a la rubéola, cáncer del hígado derivado del virus de la hepatitis B, o muerte por sarampión.

Mito 9: Las vacunas contienen mercurio, que es peligroso. FALSO

Hecho 9: El tiomersal es un compuesto orgánico con mercurio que se añade a algunas vacunas como conservante. Es el conservante más ampliamente utilizado para las vacunas que se suministran en ampollas de dosis múltiples. No hay pruebas científicas que sugieran que la cantidad de tiomersal utilizada en las vacunas entrañe un riesgo para la salud. En España no se utiliza ninguna vacuna que contenga tiomersal.

Mito 10: Las vacunas causan autismo. FALSO

Hecho 10: Según se pudo determinar, el estudio de 1998 que suscitó inquietud acerca de un posible vínculo entre la vacuna contra el sarampión, la parotiditis y la rubéola, por un lado, y el autismo, por otro, contenía graves irregularidades, por lo que la publicación que lo divulgó lo retiró. Lamentablemente, su divulgación despertó temores que provocaron una disminución en las tasas de inmunización y los subsiguientes brotes de esas enfermedades. No existen pruebas científicas de una relación entre esa vacuna y el autismo o trastornos autistas.

3.3.6 BIBLIOGRAFÍA

- Carbonell Muñoz L (Coordinadora). Actualizacion en vacunas para enfermería (curso on-line). 2016. Disponible en: http://www.enfermeriayvacunas3.com (Revisado 27-4-17)
- ¿Cuáles son algunos de los mitos, y los hechos, sobre la vacunación? Preguntas y Respuestas. Organización Mundial de la Salud. Disponible en: http://www.who.int/features/qa/84/es/(Revisado 27-4-17)
- Forcada Segarra J (Coordinador). Actualización en vacunas y vacunología para enfermeras (curso on-line). 2016. Disponible en: http://www.auladae.com/cursos-enfermeria-cfc/actualizacion-en-vacunas-para-enfermerasos/ (Revisado 27-4-17).
- Garcés Sanchez M, Renales Toboso M, Minguell Gonzalez P. Controversias en vacunas: seguridad vacunal. ¿Qué sabemos y qué podemos hacer para evitar errores en la práctica diaria? Disponible en: http://scielo.isciii.es/scielo.php?script=sci_abstract&pid=S1139-76322010000500003&lng=e&tlng=e (Revisado 27-4-17)

3.4 EL ACTO DE VACUNAR

Autores: José Antonio Forcada Segarra, José María Bayas Rodríguez, César Velasco Muñoz.

Podríamos definir el acto vacunal como el conjunto de procesos, protocolos y técnicas que se aplican desde el momento en que se recibe a un usuario del sistema sanitario demandante de una actuación en relación con las vacunaciones hasta el momento en que se ha completado esta actuación. El acto vacunal no se ciñe de forma exclusiva al hecho de la inyección del preparado vacunal, sino que comprende una serie de procesos diferenciados como son, entre otros, la comprobación del documento vacunal, la anamnesis previa, la elección y preparación del producto biológico, la asepsia de la piel, la elección de vía y lugar de inyección, la correcta eliminación de residuos, la prevención de exposiciones ocupacionales accidentales, la prevención de eventos adversos, el registro vacunal, etc.

Son mayoritariamente los profesionales de enfermería los responsables de la actuación en relación al acto vacunal, y es por ello necesario incrementar la formación e información en este colectivo, con objeto de conseguir la excelencia y mayor calidad en la actuación profesional y la mayor calidad en la atención prestada a los usuarios del sistema sanitario. Para conseguir esta calidad es imprescindible la unificación de criterios y la protocolización de los procesos: trabajar por protocolos.

3.4.1 ALMACENAMIENTO, TRANSPORTE Y CONSERVACIÓN

El almacenamiento, el transporte y la conservación son elementos fundamentales para el correcto desarrollo de los programas de vacunaciones. Las vacunas son productos termolábiles que requieren un mantenimiento adecuado en las temperaturas de referencia (+2-+8 ºC). La rotura en cualquier momento de este rango de temperaturas puede producir efectos negativos en las vacunas, principalmente la pérdida de su capacidad antigénica y, en ocasiones, aumento de su capacidad reactogénica, ligada a reacciones adversas locales.

3.4.2 REGISTROS

Comprobar el estado vacunal

El primer paso a seguir en el momento de la recepción de un usuario es la comprobación de su estado vacunal, a través de la documentación que se disponga. El registro vacunal es un documento individual en el que los profesionales sanitarios anotan las vacunas administradas que permite conocer el estado de vacunación del ciudadano. Evita la especulación sobre posibles vacunaciones anteriores y los riesgos de exceso de dosis.

La insistencia del profesional sanitario sobre el posible recuerdo de algún evento adverso relacionado con la vacunación puede ayudar a identificar alguna vacuna recibida, así como la asistencia a servicios de urgencias tras haber sufrido algún tipo de accidente (Td).

Registrar la vacunación

Es deber del profesional sanitario que efectúa la vacunación el constatar mediante un documento que se ha producido el hecho, y las características de este.

Actualmente esta constatación se efectúa en muchos lugares de forma informatizada, por lo que queda constancia en la historia clínica y en los registros vacunales comunitarios.

Anamnesis prevacunal

El segundo paso en la protocolización del acto vacunal debe ser la realización de una anamnesis sobre algunas situaciones que puedan identificar alguna contraindicación referida a la vacunación, tanto de carácter general como específica.

Las cuestiones mínimas a investigar sobre el usuario a vacunar serían 9:

1. ¿Padece alguna enfermedad aguda febril?
2. ¿Es alérgico a medicamentos, alimentos o a alguna vacuna?
3. ¿Ha tenido alguna reacción importante a alguna vacuna?
4. ¿Ha sufrido convulsiones tras alguna dosis de vacuna?
5. ¿Tiene cáncer, leucemia, infección por VIH u otro problema del sistema inmunitario?
6. ¿Ha tomado corticoides, o recibido quimioterapia o radioterapia en los últimos tres meses?
7. ¿Ha recibido una transfusión sanguínea o de productos hemáticos o ha recibido inmunoglobulinas durante el último año?
8. ¿Ha recibido alguna vacuna durante las cuatro últimas semanas?
9. En mujeres en edad fértil, ¿está embarazada o existe la posibilidad de embarazo en las próximas cuatro semanas?

Selección y comprobación del producto biológico

Es muy importante la selección correcta de la vacuna a administrar, pues frecuentemente se producen errores en la elección del producto.

También, en la elección del producto deberemos tener en cuenta la observación de la conservación correcta de producto antes de su administración.

La persona responsable de la gestión vacunal de cada centro sanitario deberá realizar una comprobación diaria de los rangos de temperatura máxima y mínima de la nevera o cámara donde se conservan las vacunas. Estos rangos deberán estar siempre comprendidos entre +2 y +8 °C.

Es necesario que el personal implicado en el almacenamiento, transporte y administración de las vacunas conozca las características específicas de cada vacuna.

Se deberá proceder a la comprobación de que el preparado líquido no presente turbulencias o cuerpos extraños y que la fecha de caducidad no haya superado el límite establecido.

En las vacunas absorbidas se debe observar siempre su aspecto externo y es útil realizar el test de agitación por ver si hay floculación (presencia de partículas granulosas o flóculos), que en caso de positividad nos indicaría que la vacuna ha superado el límite de la congelación.

Asepsia de la piel

La asepsia de la piel es un elemento fundamental en la prevención de la infección de carácter nosocomial. En primer lugar, debemos tener en cuenta que la zona de piel a aplicar la inyección debe ser una zona en la que no existan heridas ni ningún tipo de alteración cutánea.

La piel deberá estar limpia de suciedad y materia orgánica. En caso de que presente suciedad, deberá procederse al lavado de la zona con agua y jabón. Tras el lavado, se deberá secar totalmente.

Los antisépticos de elección son: clorhexidina acuosa, agua oxigenada o sencillamente la limpieza de la piel con agua estéril.

La técnica para proceder a la desinfección de la piel es la siguiente: aplicar el antiséptico sobre una torunda de algodón, colocarla en el centro de la zona elegida y con un movimiento en espiral hacia fuera barrer los gérmenes hacia el exterior de esa zona de la piel unos 5 cm. Si el movimiento es de arriba hacia abajo o de derecha a izquierda no se consigue este barrido.

Tras la inyección de la vacuna, se deberá proceder nuevamente a realizar esta desinfección con una torunda nueva impregnada en el antiséptico. El profesional sanitario debe lavarse las manos antes y después de administrar cada vacuna (o utilizar soluciones alcohólicas como sustitutivo cuando no exista materia orgánica o suciedad). Deberá utilizar siempre guantes, en aplicación de las medidas de control de la infección, procediendo a su cambio en cada acto vacunal.

La posibilidad de sufrir una exposición accidental tras la vacunación es posible, por lo que la introducción en los protocolos de la utilización rutinaria de guantes debe tenerse en cuenta. Lo realmente importante es la correcta utilización de los guantes; utilizarlos en los casos necesarios en los que exista un riesgo de exposición (siempre que se administra una inyección) y no utilizarlos cuando además de ser innecesarios, supongan una fuente de diseminación de microorganismos y un riesgo de transmisión de infecciones nosocomiales.

Elección de vía y punto de inyección

Vías y puntos

Las vacunas deben administrase por la vía recomendada por el fabricante, pues utilizar una vía distinta podría reducir su eficacia e incrementar las reacciones adversas. Las vías de administración de vacunas son: oral, inhalada y parenteral (intramuscular, subcutánea e intradérmica). En cada ficha técnica se indica la vía de administración recomendada.

Las vacunas orales e inhaladas deben administrase inmediatamente después de extraerlas del frigorífico. Las vacunas a administrar parenteralmente deben dejarse atemperar durante 5-10 minutos antes de su administración.

- Las zonas de administración IM (intramuscular) son:
  - Lactantes: músculo vasto externo de la pierna
  - Niños > 18 meses: músculo deltoides
  - Adolescentes y adultos: músculo deltoides

La utilización de la zona dorsoglútea supone el riesgo de lesión del nervio ciático y el riesgo de estar inyectando en tejido celular subcutáneo, con el consiguiente déficit de absorción del preparado vacunal y el aumento de la reactogenicidad de la vacuna, así como la disminución de su inmunogenicidad.

- Las zonas de administración SC (subcutánea) son:

Para todas las edades: tercio medio y superior de la cara anterolateral del brazo y músculo deltoides

- Las zonas de administración ID (intradérmica) son:

Para todas las edades: cara anterolateral del brazo y músculo deltoides

Prevención de eventos y reacciones adversas

Los dos primeros puntos a tener en cuenta ya se han mencionado: comprobación del estado vacunal y anemnesis.

Tras la vacunación, la persona que ha recibido una vacuna debe permanecer en observación durante 30 minutos para detectar "in situ" estos eventos adversos y, en caso de gravedad, poder actuar inmediatamente. Es muy importante esta observación, pues las reacciones alérgicas, especialmente la anafilaxia, son las que se presentan más precozmente, y el tratamiento tardío o inadecuado puede finalizar con el fallecimiento de la persona afectada.

Todos los puntos de vacunación deberán disponer del material adecuado para el tratamiento de una reacción anafiláctica y el personal sanitario debe estar adiestrado en la actuación y tratamiento de esta reacción.

Algunos aspectos formativos, legales y éticos relacionados con las vacunaciones

La formación y actualización de conocimientos de todos los profesionales sanitarios implicados en el proceso vacunal es básica y primordial para la consecución de los objetivos planteados.

Los profesionales de enfermería son el grupo más numeroso y que mayor tiempo pasa con el paciente/cliente. Los pediatras y las enfermeras son los profesionales que más información transmiten a sus clientes, por lo que su formación en vacunología debe ser la más adecuada y actualizada.

Además, esta formación y tiempo empleado en la atención de los clientes, redundará en una mayor calidad en la atención y en un descenso significativo de los problemas relacionados con errores sanitarios y seguridad del paciente.

Consentimiento informado

Toda actuación en el ámbito de la salud de un paciente necesita el consentimiento libre y voluntario del afectado, una vez que, recibida la información prevista en el artículo 4 (Ley 41/200226, de 14 de noviembre, Básica Reguladora de la Autonomía del paciente y de derechos y obligaciones en materia de información y documentación clínica), haya valorado las opciones propias del caso.

El consentimiento será verbal por regla general. Sin embargo, se prestará por escrito en los casos siguientes: intervención quirúrgica, procedimientos diagnósticos y terapéuticos invasores y, en general, aplicación de procedimientos que suponen riesgos o inconvenientes de notoria y previsible repercusión negativa sobre la salud del paciente.

En el caso de la vacunación, el consentimiento será verbal, pero se deberá registrar en el documento sobre el que se trabaje (historia clínica, registro de vacunación, etc.). En caso de negativa a la vacunación, se deberá registrar en documento escrito con firma de la persona que deniega la vacunación.

- Siempre se deberá informar de manera clara, veraz y comprensible para el paciente.
- El profesional sanitario que efectúa la actuación es responsable de esta información.
- Se debe solicitar el consentimiento de forma verbal, pero siempre se deberá dejar constancia escrita de este consentimiento (en la Historia Clínica, en el registro vacunal, en la Hoja de registros y atención de enfermería).

3.4.3 BIBLIOGRAFÍA

- Forcada Segarra JA. El Acto Vacunal. VACUNAS. 2014; 15(Supl 1):272-283. Disponible en: http://www.sciencedirect.com/science/article/pii/S1576988714700883 (Revisado 27-4-17).
- Función docente de enfermería en la vacunación. Hablemos de enfermería. Disponible en: http://hablemosdeenfermeria.blogspot.com.es/2015/07/funcion-docente-de-enfermeria-en-la-vacunacion.html (Revisado 27-4-17).
- Navarro Valdivieldo L. Proceso de atención de enfermería en el acto vacunal. Disponible en: http://www.vacunas.org/images/stories/recursos/profesionales/enfermeria/2007/procesos_de_atencion_en_enfermeria.pdf (Revisado 27-4-17).

CAPÍTULO 4

VACUNAS DE CALENDARIO O SISTEMÁTICAS

4. VACUNAS DE CALENDARIO O SISTEMÁTICAS

4.1 VACUNAS COMBINADAS

Autores: Fernando A. Moraga-Llop y Josep Marès Bermúdez.

4.1.1 CONCEPTO

Se define como vacuna combinada la que contiene antígenos que pertenecen a dos o más microorganismos (vacuna combinada propiamente dicha); por ejemplo, la vacuna DTP, que incluye componentes antigénicos de Corynebacterium diphtheriae (difteria, D), *Clostridium tetani* (tétanos, T) y *Bordetella pertussis* (tosferina, P). También se consideran vacunas combinadas, en el sentido amplio de la palabra, las que contienen antígenos de dos o más serogrupos o serotipos de un único microorganismo; por ejemplo, la vacuna neumocócica conjugada 13-valente (polisacáridos capsulares de 13 serotipos de *Streptococcus pneumoniae*). Las primeras son las que en general se consideran cuando se aplica el término «vacuna combinada», y a ellas nos referiremos en este capítulo.

Un concepto diferente es el de «vacunas simultáneas», que son las que se administran al mismo tiempo, en jeringas diferentes y en lugares anatómicos distintos; es decir, la coadministración de vacunas. A los 2 meses de edad, por ejemplo, se coadministran o inyectan simultáneamente la vacuna combinada hexavalente y la neumocócica conjugada 13-valente. La utilización de vacunas combinadas y la coadministración de vacunas favorecen el cumplimiento de los calendarios vacunales actuales, con un elevado número de antígenos recomendados.

Las vacunas combinadas se conocen hace ya 70 años, desde que en 1948 se autorizó la vacuna DTP. A partir de esta vacuna triple bacteriana o trivalente, en su forma con vacuna de *pertussis* de célula entera o de pared completa (DTPe), o con componente acelular de *B. pertussis* (DTPa), se han desarrollado nuevas combinaciones que han culminado en la vacuna hexavalente (DTPa-VPI-HB-Hib). La vacuna triple vírica (sarampión, rubéola y parotiditis) fue la segunda vacuna combinada comercializada.

Uno de los progresos de la vacunología en los últimos tres decenios ha sido la comercialización de nuevas vacunas, entre las que destacan, por su número y sus ventajas, las vacunas combinadas. Las 24 vacunas combinadas autorizadas en España desde 1963 figuran en la tabla 1. Entre enero de 1993 y mayo de 2017 se han autorizado en España 60 vacunas (algunas de ellas no están comercializadas), de las cuales 20 (33,3%) son combinadas.

La disponibilidad de vacunas combinadas facilita poder aumentar el número de antígenos en los calendarios de inmunizaciones sistemáticas, con menos inyecciones y una mayor aceptación por parte del personal sanitario y de la población, y además permite obtener y mantener mejores coberturas vacunales.

4.1.2 OBTENCIÓN

Las vacunas combinadas pueden obtenerse durante el proceso de fabricación y entonces se presentan como suspensión inyectable, o bien deben reconstituirse antes de su administración. En este último caso, por ejemplo, una especialidad farmacéutica que contiene una vacuna frente a *Haemophilus influenzae* tipo b en forma de polvo liofilizado se mezcla con una suspensión inyectable que incluye la vacuna pentavalente DTPa-VPI-HB, y así se constituye la hexavalente DTPa-VPI-HB/Hib; se coloca una barra en lugar de un guión para indicar que el componente de la vacuna situado a la derecha se presenta separado del resto, en este caso en forma liofilizada, y hay que mezclarlo en el vial que contiene los cinco componentes restantes en forma líquida, antes de su administración.

4.1.3 VENTAJAS E INCONVENIENTES

La principal ventaja de las vacunas combinadas es que previenen un mayor número de enfermedades con un único preparado. Como consecuencia, se favorece el cumplimiento del calendario de inmunizaciones y aumentan las coberturas vacunales. Estas vacunas tienen mayor aceptación tanto por parte del personal sanitario como de la población en general, y al disminuir el número de inyecciones, (Tabla 2) proporcionan un mayor confort al individuo. Además, su uso simplifica el manejo, el transporte y el almacenamiento en los centros de vacunación, permite reducir el número de visitas, y favorece la armonización de los calendarios y la introducción de nuevas vacunas.

Los posibles inconvenientes de las vacunas combinadas son la interferencia antigénica entre algunos de sus componentes, que origina una disminución de la respuesta serológica, pero que no siempre equivale a una menor eficacia ni una peor efectividad clínica. La valoración de la reactogenicidad es compleja, ya que las reacciones adversas son más difíciles de atribuir a cada uno de sus componentes, la variabilidad del contenido de los lotes es más grande debido a su múltiple composición, y el coste directo de la vacuna combinada es superior al de las vacunas que contiene, aunque el coste indirecto disminuye al requerirse un menor número de visitas y de personal, y menos gasto de material y almacenamiento.

La posible menor inmunogenicidad del componente Hib cuando se combina con la vacuna DTPa, expresada en unas medias geométricas del título de anticuerpos (GMT) anti-PRP (polirribosil-ribitol-fosfato, que es el polisacárido capsular de Hib) inferiores a las que se obtienen con la administración de las dos vacunas por separado (aunque son superiores a la concentración que se considera protectora), es una de las interferencias antigénicas más constantes y relevantes en las vacunas combinadas que contienen estos antígenos. Sin embargo, la memoria inmunitaria que inducen las vacunas conjugadas (como la de Hib) y la inmunidad mucosal que también proporcionan, lo cual origina una disminución del estado de portador y genera protección de grupo (fenómenos que no ocurren con las vacunas no conjugadas), explican que la eficacia de las vacunas que contienen DTPa-Hib se mantenga adecuadamente y que, por tanto, la interferencia no tenga repercusión clínica.

Por estas razones, son necesarios ensayos clínicos que comparen la inmunogenicidad, la reactogenicidad y la seguridad de las vacunas combinadas antes de su comercialización definitiva, y además, ya que en los estudios el número de individuos es limitado, debe realizarse un seguimiento poscomercialización tras su aplicación a un número elevado de individuos, para detectar posibles reacciones adversas no observadas en los ensayos clínicos. En resumen, las vacunas combinadas deben cumplir los mismos estándares de seguridad y eficacia que las vacunas administradas por separado.

4.1.4 CLASIFICACIÓN

El aumento creciente del número de vacunas en los calendarios de inmunizaciones sistemáticas en los últimos años, especialmente en la década de 1990, hizo progresar la investigación y el desarrollo de las vacunas combinadas. A partir de la vacuna trivalente DTP, en sus formas DTPe y DTPa, se han desarrollado nuevas vacunas combinadas y en la actualidad se dispone de vacunas tetravalentes, pentavalentes y hexavalentes. Las vacunas combinadas con DTPa, que han culminado en una hexavalente, han sustituido a las vacunas con DTPe en los países desarrollados. También existe un grupo de vacunas combinadas (antihepatitis A+B, triple vírica, etc.) en cuya composición no se incluye la vacuna triple bacteriana DTP.

4.1.5 FALSOS MITOS SOBRE LAS VACUNAS COMBINADAS: EL EXCESO DE ANTÍGENOS

A pesar del creciente número importante de vacunas sistemáticas en los últimos años, a pesar de la creencia popular, el número de antígenos administrados ha disminuido al obtenerse cada vez vacunas más purificadas gracias al avance de la ciencia. La combinación de la seguridad con la eficacia es un elemento muy importante que se tiene en cuenta al desarrollar estos productos. De hecho, el sistema inmune del niño no se sobrecarga, como piensan muchos padres, verificándose que el sistema inmune del lactante, del niño o del adulto responde "sin agotamiento" a los estímulos vacunales. Por poner un ejemplo, si la bacteria de la tosferina produce enfermedad, son más de 3.000 antígenos los que se introducen en el organismo, frente a los 2, 3, 5 seleccionados por su efectividad los que se inoculan con las actuales vacunas combinadas acelulares, buscando la combinación mencionada de seguridad y efectividad. Por poner cifras, un lactante tiene un sistema inmunitario capaz de sintetizar anticuerpos para más de 10.000 vacunas, por lo que con el calendario actual no utilizamos ni un 0,2% de la capacidad total y le estamos protegiendo de enfermedades que pueden ser muy graves por sus secuelas o incluso muerte. Las vacunas combinadas son, por lo tanto, una gran herramienta.

4.1.6 CONCLUSIONES

Una de las características que debe reunir un calendario vacunal, además de ser eficaz, sencillo, aceptado, adaptado a la epidemiologia y actualizado, es estar unificado para el área geográfica en donde se aplica: las vacunas combinadas lo facilitan.

4.1.7 BIBLIOGRAFÍA

- Arístegui J, Dal-Ré R, Díez-Delgado J, et al. Comparison of the reactogenicity and immunogenicity of a combined diphtheria, tetanus, acellular *pertussis*, hepatitis B, inactivated polio (DTPa-HBV-IPV) vaccine, mixed with the Haemophilus influenzae type b (Hib) conjugate vaccine and administered as a single injection, with the DTPa-IPV/Hib and hepatitis B vaccines administered in two simultaneous injections to infants at 2, 4 and 6 months of age. Vaccine. 2003;21:3593-600.
- Marès J, Moraga FA. Vacunas hexavalentes. Estado de la cuestión. Vacunas. 2006;1:23-32.
- Moraga Llop FA, Salleras Sanmartí L. Seguridad de las vacunas combinadas hexavalentes y principio de precaución. An Pediatr (Barc). 2006;65:573-7.
- Moraga Llop FA. Compliance with vaccination schedules: how many shots are too many? Vaccines: Children&Practice. 2002;5:43-5.
- Moraga Llop FA. Vacunas combinadas hexavalentes. An Pediatr (Barc). 2003;58(Supl 5):33-40.
- Zeep F, Schmitt HJ, Kautliold A, et al. Evidence for induction of polysaccharide specific B-cell memory in the 1st year of life: plain Haemophilus influenzae type b-PRP (Hib) boosters children primed with a tetanus-conjugate Hib-DTPa-HBV combined vaccine. Eur J Pediatr. 1997;156:18-24.

Tabla 1.

Vacunas combinadas autorizadas en España (1963 - mayo 2017)

DTPe	DTPa$_{2}$-VPI/Hib
DT	DTPa$_{3}$-VPI/Hib
Triple vírica SRP (cepa Jeryl Lynn del virus de la parotiditis)	DTPa$_{2}$-VPI-HB-Hib*
Triple vírica SRP (cepa RIT del virus de la parotiditis)	DTPa$_{3}$-VPI-HB/Hib**
Td (dos especialidades)	DTPa$_{2}$-VPI-HB-Hib***
DTPe-HB	DTPa$_{5}$-VPI-HB-Hib****
HA-HB	dTpa$_{3}$
DTPe-Hib	dTpa$_{5}$
DTPa$_{3}$	dTpa$_{3}$-VPI
DTPa$_{3}$-Hib	Tetravírica SRPV (cepa Oka de la varicela)
DTPa$_{3}$-HB	Tetravírica SRPV (cepa Oka/Merck de la varicela)
DTPa$_{3}$-VPI	

*Hexavac
**Infanrix Hexa
***Hexyon
****Vaxelis
DTPe: difteria, tétanos, tosferina (*pertussis*) de células enteras.
DT: difteria, tétanos.
Td: tétanos, difteria de carga antigénica reducida (tipo adulto).
HA: hepatitis A.
HB: hepatitis B.
DTPa: difteria, tétanos, tosferina ( ) con componentes acelulares de carga antigénica normal. El subíndice indica el número de componentes.
Hib: *Haemophilus influenzae* tipo b.
VPI: virus de la poliomielitis inactivado (tipo Salk).
Tdpa: tétanos, difteria de carga antigénica reducida (tipo adulto), tosferina (*pertussis*) con componentes acelulares de carga antigénica reducida. El subíndice indica el número de componentes.
SRP: sarampión, rubéola, parotiditis.
SRPV: sarampión, rubéola, parotiditis, varicela.
Nota: algunas de estas vacunas combinadas autorizadas no están comercializadas en la actualidad

Tabla 2.

Calendario de vacunaciones en España y número de inyecciones en niños menores de 2 años (1903-2007)

Años	Nº inyecciones en <2 años		Nº VC utilizadas
	Sin VC	Con VC	
1903	1	-	-
Década de 1940	4	-	-
Década de 1960	10	4	1
Década de 1970	9	3	1
Década de 1980	14-15	5	2
Década de 1990	22	5-6/8	3/2
2007	34	13	3

VC = Vacunas Combinadas

4.2 POLIOMIELITIS

Autores: José Javier Gómez Marco, Huaxing Liu, Pedro José Bernal González.

4.2.1 LA ENFERMEDAD

La Poliomielitis, parálisis infantil o Polio, es una enfermedad de origen vírico muy contagiosa que puede afectar de forma grave al sistema nervioso y producir una parálisis permanente e incluso la muerte por fallo de la musculatura respiratoria.

Manifestaciones clínicas

La polio es una infección muy contagiosa, cuya etiología es un poliovirus (enterovirus) RNA (serotipos 1,2 y 3). El reservorio es exclusivo humano, alojándose en la garganta e intestino.

La transmisión es persona-persona, por vía fecal-oral, heces o aguas contaminadas y en los países donde aún existen casos de poliomielitis, el 95% de las infecciones ocurren en niños menores de 5 años. La inmunidad frente a un serotipo no confiere la misma frente a los otros dos serotipos.

El poliovirus 3 se detectó por última vez en noviembre de 2012 en Nigeria. El poliovirus 2 salvaje se considera erradicado desde 2015. Actualmente, solo se mantiene la circulación del poliovirus 1.

Síntomas

La mayoría de las infecciones son asintomáticas (95%). Los casos sintomáticos se inician:

- Fase febril o catarral: astenia, anorexia, dolores musculares y fiebre.
- Fase clínica: la forma más grave es la afectación del sistema nervioso (cerebro y médula espinal), con manifestaciones de meningo-encefalitis (meningitis aséptica) y polio paralítica, que se inicia por los miembros inferiores y van ascendiendo pudiendo afectar a los músculos respiratorios, provocando una parálisis respiratoria. Ocurre en el 0,1% de los casos
- Evolución: desde la recuperación total, hasta parálisis (1% casos) con invalidez permanente y hasta la muerte por parada de la musculatura respiratoria.
- Síndrome pospoliomielitis: aparición tardía de síntomas como debilidad muscular, alteraciones de la sensibilidad, exacerbación de los síntomas musculares o nuevos síntomas en aquellas personas que tuvieron la enfermedad en la infancia. Se desconoce el mecanismo de producción de estos efectos tardíos. Para su diagnóstico se utilizan los criterios de March of Dimes:

- Haber sufrido una poliomielitis aguda con afectación motora, confirmado por la historia clínica, la atrofia muscular, la parálisis o paresia y signos de denervación en el electromiograma (EMG).
- Periodo de estabilización de los síntomas clínicos tras la polio aguda de al menos 15 años.
- Instauración aguda o progresiva de nuevo déficit muscular o fatigabilidad anormal con o sin fatiga generalizada, nueva atrofia muscula o dolor muscular o dolor articula. Con menos frecuencia, los síntomas pueden incluir problemas respiratorios o disfagia.
- Los nuevos síntomas deben durar al menos 1 año.
- Debemos excluir como causa de los síntomas procesos neurológicos, médicos u ortopédicos.

Formas de contagio:

Vía fecal-oral: el principal factor de riesgo es el contacto personal con un enfermo, a través de la vía fecal-oral, saliva, heces o aguas contaminadas. También puede contagiarse por vía oral-oral.

4.2.2 ¿POR QUÉ DEBEMOS VACUNAR?

Situación mundial

Debemos vacunar porque es una infección vírica que afecta al sistema nervioso y puede producir parálisis permanente. Dado que el único reservorio de los virus de la polio es humano (no se transmite a otras especies) y son estables (no sufren cambios biológicos) y la vacunación tiene una eficacia del 95-99%; es posible la erradicación de los virus circulantes y, por tanto, de la desaparición de la Polio. Además, la enfermedad una vez instaurada no tiene tratamiento, por eso la vacunación es la estrategia principal para combatirla.

Como dice la OMS, mientras haya un solo niño infectado, los niños de todos los países tienen riesgo de contraer la enfermedad. Si no se erradica la polio en los últimos países dónde existe actualmente, se podrían producir hasta 200.000 casos nuevos anuales en 10 años en todo el mundo.

La vacunación sistemática deberá mantenerse hasta la total erradicación de la polio a nivel mundial. En 2013, se sucedieron brotes tras una importación de poliovirus salvaje desde países endémicos del cuerno de África (Somalia, Etiopía y Kenia), Siria y Camerún. Se documentó evidencia de transmisión de poliovirus salvaje en Israel. Casos de polio debidos a poliovirus derivados de poliovirus vacunal, se han documentado en Nigeria, Níger, Chad, Camerún, Pakistán, Afganistán, Somalia. Actualmente, la polio es endémica en dos países, Afganistán y

Pakistán. Existe un Plan estratégico mundial para la erradicación de la enfermedad, cuya fase final es el año 2018 (http://polioeradication.org/polio-today/polio-now/).

En 2015 se registraron 74 casos de polio causada por un virus salvaje en Pakistán y Afganistán (72 % y 27 %, respectivamente) (en 2014, fueron 359 casos en 9 países). Y, desafortunadamente, 3 casos en Nigeria en 2016.

Según la OMS, las coberturas vacunales con VPO en el año 2014 fue desigual en las distintas regiones, con un promedio del 88 %: África 80 %, Mediterráneo este 86 %, Europa 95 %, Américas 90 %, Asia sur y este 90 % y Pacífico oeste 87 %.

Figura 1.

Erradicación de la poliomielitis y plan estratégico de la fase final*.

(Fuente: OMS, Plan estratégico para la erradicación de la poliomielitis y la fase final 2013-2018, http://www.who.int/topics/poliomyelitis/strategy/es/)

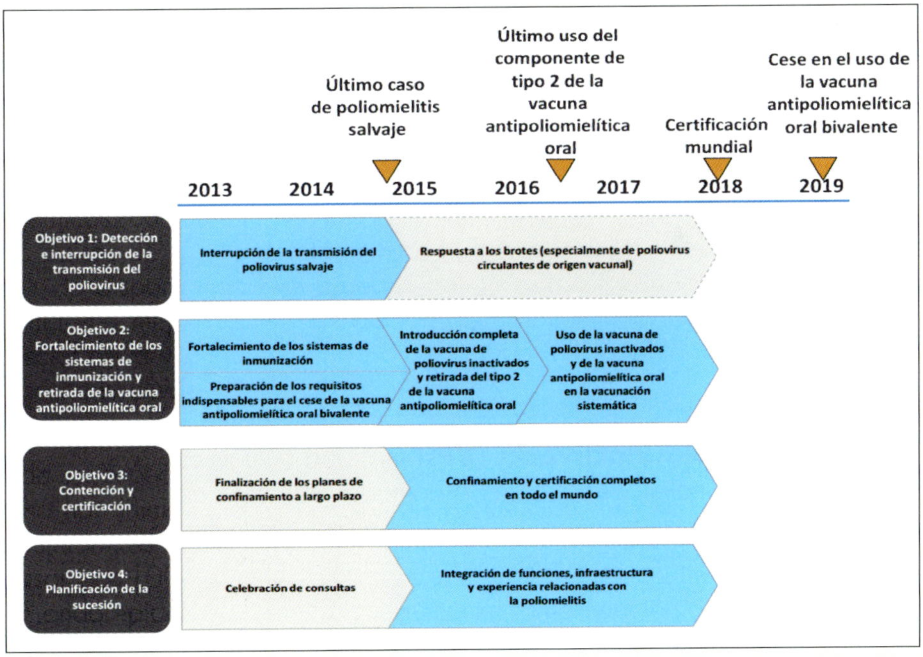

* Las actividades esenciales (por ejemplo, la vigilancia, la red de laboratorios y la vacunación con poliovirus inactivados en la vacunación sistemática) se incorporarán a partir de 2019.

Europa, en junio del 2002 fue declarada oficialmente libre de polio por la OMS (http://ecdc.europa.eu/en/healthtopics/polio/Pages/index.aspx).

Situación en España

No hay casos de polio desde 1989. La infección fue erradicada junto con el resto de países europeos en el año 2002. Las coberturas vacunales infantiles son muy altas (mayores del 90%). Desde el año 2004 solo se utiliza la vacuna inactivada (VPI). Sólo existiría riesgo de adquirirla en las siguientes circunstancias:

- Personas no vacunados que viajen a zonas endémicas y se contagien.
- Casos importados (inmigrantes, viajeros). Aparición de casos excepcionales de polio posvacunación (vacunados antes del 2004 con la vacuna oral).

4.2.3 VACUNAS DISPONIBLES

La vacuna atenuada vía oral (VPO) se introdujo en España en el año 1963. En 1975 se implanta el primer calendario vacunal con la siguiente pauta: tres dosis a los 3, 5, 7 meses y dosis de recuerdo a los 15 meses, 6 y 14 años.

En el año 2004 se cambió la VPO por la vacuna parenteral inactivada (VPI) con tres dosis (2, 4, 6 meses) y una de recuerdo (15-18 meses).

La VPO es una vacuna de virus vivos atenuados que incluye los serotipos 1,2 y 3.Según la OMS, se recomienda como estrategia global para la erradicación de la enfermedad, en aquellos países donde existen casos de polio por virus salvaje. También estaría indicada para control de brotes epidémicos.

El principal problema de la VPO es el riesgo de desarrollar polio paralítica en el vacunado o sus contactos, especialmente si padecen alguna inmunodeficiencia (alteración del sistema de defensa contra las infecciones).

En el año 2004 se cambió en España por la VPO por vacuna polio inactivada (VPI). El cambio de vacuna oral viva (VPO) por vacuna parenteral inactivada (VPI) se justificaba por la disminución de casos (situación epidemiológica favorable) y disminuir el riesgo de poliomielitis paralítica asociada a la vacunación oral generalizada.

La vacuna polio inactivada (VPI) utilizada actualmente en España en los calendarios vacunales, es tan efectiva como la oral sin el riesgo de provocar polio posvacunal. Se utiliza como vacuna combinada junto a otras vacunas (tetra, penta o hexavalentes), lo que permite incrementar el número de vacunas sin aumentar los pinchazos.

Vacunas contra la Polio:

- Vacuna VPI monovalente (IMOVAX POLIO®, Laboratorio SPMSD), disponible a través de medicamentos extranjeros.
- VPI en combinación con otras vacunas (tetra, penta o hexavalentes) según calendario vacunal vigente.

Pautas de vacunación

Vacunación sistemática según calendario vacunal vigente: la pauta con vacuna inactivada (VPI) con tres dosis (2,4,11 meses) y una de recuerdo (6 años).

a) Se administrará la vacuna combinada DTPa/VPI a los niños vacunados con pauta 2+1 cuando alcancen la edad de 6 años. Los niños vacunados con pauta 3+1 recibirán dTpa.

Figura 2.

Consenso del Consejo interterritorial del Sistema Nacional de Salud. Calendario Común de vacunación Infantil. Calendario recomendado año 2017.

http://www.msssi.gob.es/ciudadanos/proteccionSalud/vacunaciones/docs/CalendarioVacunacion2017.pdf

VACUNACIÓN	EDAD									
	0 meses	2 meses	4 meses	11 meses	12 meses	15 meses	3-4 años	6 años	12 años	14 años
Poliomielitis		VPI	VPI	VPI				VPI[a]		
Difteria-Tétanos-Pertussis		DTPa	DTPa	DTPa				DTPa[a]		Td
Haemophilus influenzae b		Hib	Hib	Hib						
Sarampión-Rubéola-Parotiditis					TV		TV			
Hepatitis B[b]	HB[b]	HB	HB	HB						
Enfermedad meningocócica C			MenC[c]		MenC				MenC	
Varicela						VVZ	VVZ		VVZ[d]	
Virus del Papiloma Humano									VPH[e]	
Enfermedad neumocócica		VCN1	VCN2	VCN3						

* El nuevo calendario entró en vigor en de enero de 2017.

b) Pauta 0, 2, 4, 11 meses. Se administrará la pauta 2, 4 y 11 meses siempre que se asegure una alta cobertura de cribado prenatal de la embarazada y la vacunación de hijos de madres portadoras de Ag HBs en las primeras 24 horas de vida junto con administración de inmunoglobulina HB.

c) Según la vacuna utilizada puede ser necesaria la primovacunación con una dosis (4 meses) o dos dosis (2 y 4 meses de edad).

d) Personas que refieran no haber pasado la enfermedad ni haber sido vacunadas con anterioridad. Pauta con 2 dosis.

e) Vacunar solo a las niñas con 2 dosis.

Situaciones especiales

- Personas que han recibido un trasplante de progenitores hematopoyéticos (TPH) por la pérdida de la inmunidad.
- La vacuna VPI puede administrarse sin riesgo a personas con alteración de su sistema de defensas, así como en convivientes con alteraciones del sistema inmune.
- Puede utilizarse en gestantes siempre que la situación epidemiológica lo requiera (viaje a zona endémica o exposición a casos importados).

4.2.4 VIAJEROS

- Los viajeros correctamente vacunados en la infancia que viajen a zonas de riesgo solo necesitan 1 dosis de recuerdo con VPI. Los viajeros mal vacunados o en situación vacunal desconocida, la pauta será de tres dosis: 2 dosis con intervalo de 4-8 semanas y una tercera a los 6-12 meses.
- Mientras no se haya alcanzado la erradicación de la enfermedad, existe riesgo de contagio en los países endémicos.

Mapa 1.

Paises con polio circulante en los que la OMS recomienda vacunación a los viajeros que llegan o salen del país, actualización 29 de abril de 2015. (Fuente: OMS)

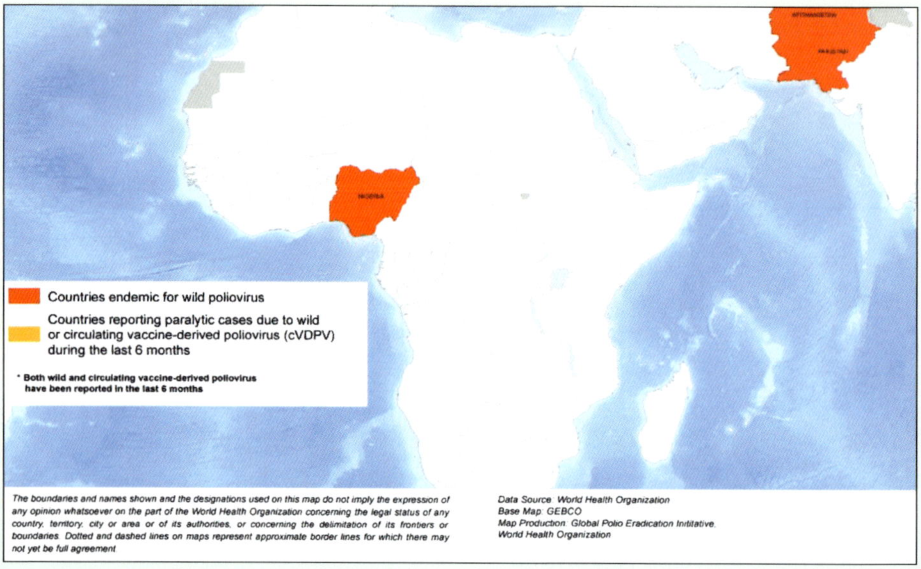

La infección no solo puede afectar a niños, sino a personas adultas no inmunizadas o vacunadas de forma incompleta. Además, los viajeros infectados actúan de vectores y podrían reintroducir el virus en países actualmente libres de la enfermedad. http://www.msssi.gob.es/profesionales/saludPublica/sanidadExterior/salud/home.htm

El pasado 5 de mayo de 2014, la Organización Mundial de la Salud –OMS-, en base a la evaluación realizada por el Comité de Emergencia del Reglamento Sanitario Internacional (RSI), declaró a la extensión internacional del poliovirus salvaje en 2014, como una Emergencia de Salud Pública de Interés Internacional (ESPII). http://www.msssi.gob.es/profesionales/saludPublica/sanidadExterior/salud/infoPoliovirus2014.htm

Son 10 actualmente los países con transmisión o circulación activa de Polio (es decir, en los que se han registrado casos de Polio en los últimos 6 meses): Afganistán, Camerún, Guinea Ecuatorial, Etiopía, Iraq, Israel, Pakistán, Siria, Somalia y Nigeria, si bien la OMS, en base a la estratificación del riesgo, los ha subdividido caracterizándolos como http://www.polioeradication.org/AboutUs.aspx:

- Estados exportadores de poliovirus salvaje: Camerún, Guinea Ecuatorial, Pakistán y la República Árabe Siria.
- Estados infectados de poliovirus salvaje, pero que actualmente no exportan poliovirus: Afganistán, Etiopía, Iraq, Israel, Pakistán, Somalia y Nigeria.

Para todos aquellos viajeros que se dirijan a los diez países señalados anteriormente, así como para aquellos viajeros emisores o residentes en los países afectados, la OMS ha emitido una serie de recomendaciones temporales, cuyo objetivo principal es detener la propagación del poliovirus salvaje hacia las zonas libres de polio en el mundo http://www.who.int/ith/vaccines/polio/en/.

Estas recomendaciones, dirigidas expresamente a los viajeros que se dirijan a países con circulación activa de Polio, se basan fundamentalmente en la actualización de su calendario vacunal frente a la poliomielitis, y en la administración de aquellas vacunas de polio que se consideren oportunas, tras la evaluación personalizada de dicho calendario vacunal, el destino de viaje elegido – países exportadores y no exportadores de poliovirus salvaje, pero infectados-, duración de la estancia en los 10 países señalados, y motivo del viaje.

A todos los viajeros que se les vacune, se les suministrará un Certificado de Vacunación Internacional o profilaxis (RSI2005), que acredita la vacunación, y que podrá ser exigido en los países señalados http://www.who.int/ihr/IVC200_06_26.pdf.

4.2.5 EFICACIA DE LA VACUNA

La eficacia de la vacuna frente a los tres serotipos de poliovirus está en función de las dosis administradas: con tres dosis de vacuna VPI se alcanzan niveles de anticuerpos protectores del 99-100%.

Hay estudios que demuestran la persistencia de anticuerpos hasta 25 años con una cuarta dosis.

4.2.6 SEGURIDAD DE LA VACUNA CONTRA LA POLIO

Efectos adversos:

Vacuna atenuada oral (VPO): el efecto secundario más grave es la aparición de polio paralítica, así como la transmisión del virus (heces).

Vacuna parenteral inactivada (VPI): Aparición de reacciones locales y transitorias en el lugar de la inyección: enrojecimiento, hinchazón y dolor. Puede aparecer fiebre (38º) como reacción general poco frecuente.

No se han comunicado efectos adversos graves con la vacuna VPI.

Contraindicaciones:

Vacuna parenteral inactivada (VPI): son las habituales de las vacunas inactivadas: reacción anafiláctica (alergia grave) a una dosis previa, sensibilización grave a algún componente de la vacuna.

4.2.7 BIBLIOGRAFÍA:

- Global Polio Eradication Initiative. Polio eradication and endgame strategic plan 2013-2018. Geneva. Switzerland: Global Polio Eradication Initiative; 2013. Disponible en: http://www.polioeradication.org/Portals/0/Document/Resources/StrategyWork/PEESP_ENUS.pdf (Consultado 2-2015)
- Kew OM, Cochi SL, Jafari HS, Wassilak SG, Mast EE, Diop OM, et al., Centers for Disease Control and Prevention (CDC).Possible eradication of wild poliovirus type 3-worldwide,2012. MMWR Morb Mortal Wkly Rep. 2014;63:1031–3.
- Morales M, Tangermann RH, Wassilak SGF. Progress Toward Polio Eradication — Worldwide, 2015–2016. MMWR 2016;65(18): 470-473.
- Plan de acción para erradicar la erradicar la Polio. Febrero 2016. Ministerio de Sanidad, Servivicios Sociales e Igualdad. Disponible en: http://www.isciii.es/ISCIII/es/contenidos/fd-servicios-cientifico-tecnicos/fd-vigilancias-alertas/fd-enfermedades/

fd-enfermedades-prevenibles-vacunacion/pdf 2016/Plan Erradicacion Poliomielitis 2016.pdf (Consultado 6-2016).

- Portell E, Kumru H. Síndrome pospolio. FMC 2015;22(3):132-7.
- Recomendaciones y medidas preventivas para los viajeros que se dirijan países con circulación activa de poliovirus (5 de mayo de 2014). Disponible en: http://www.msssi.gob.es/profesionales/saludPublica/sanidadExterior/salud/infoPoliovirus2014.htm. (Consultado 5-2015).
- Tello Anchuela O. Fase actual de la vigilancia de la Poliomielitis en España.Rev Esp Salud Pública 202. Portell E, Kumru H.
- Tello Anchuela O. Fase actual de la vigilancia de la Poliomielitis en España.Rev Esp Salud Pública 2013; 87:481-496.
- Vacunaciones en el viajero internacional. Disponible en: http://www.fisterra.com/guiasclinicas/vacunacionesviajerointernacional (consultado el 4-2015).
- Vidal J. Erradicación de la Polio. ¿La última etapa? Vacunas 2016;17(2):39-40.
- WHO. Poliomyelitis. The History . Disponible en: http://polioeradication.org/polio-today/history-of-polio/ (Consultado 6-2015).
- World Health Assembly. Global eradication of poliomyelitis by the year 2000. Geneva: WHO; 1988.

4.3 DIFTERIA

Autores: Purificación Robles Raya, María Luisa Morató Agustí, Manuel García Cenoz.

4.3.1 LA ENFERMEDAD

La difteria es una enfermedad que se caracteriza por la producción de pseudomembranas que a nivel de las vías aéreas superiores pueden dar lugar a obstrucción respiratoria. La produce el *Corynebacterium diphteriae*, bacilo grampositivo, cuyo único reservorio es el hombre. Se trata de una enfermedad muy poco frecuente en la actualidad en los países desarrollados donde su profilaxis es sistemática desde hace decenios.

Manifestaciones clínicas

La difteria es una enfermedad bacteriana aguda producida por el *Corynebacterium diphtheriae* que afecta principalmente vías respiratorias superiores (mucosa nasal, amígdalas, laringe o faringe) y con menor frecuencia conjuntiva, órganos genitales y ganglios cervicales. La lesión característica consiste en una o diversas placas de membranas asimétricas, grisáceas y adheridas con inflamación alrededor. Puede afectar también a otros órganos como el corazón e incluso nervios periféricos. La acción local y sistémica de la exotoxina es la que produce las extensas membranas y las lesiones orgánicas.

El período de incubación es entre 2 y 7 días.

Formas de contagio y transmisión

El hombre es el único reservorio aunque está aumentando la infección en animales domésticos, especialmente en gatos.

El *Corynebacterium diphtheriae* se transmite persona a persona por vía aérea y/o por contacto físico estrecho con una persona enferma o un portador asintomático. Éste es primordial para perpetuarla y en zonas endémicas hasta el 3,5% de la población llega a ser portador; actualmente, en los países donde no se dan casos, es extremadamente raro el aislamiento del microorganismo en personas sanas.

El periodo de transmisión es variable y se mantiene hasta que los microorganismos patógenos desaparecen de las secreciones y de las lesiones, durando normalmente alrededor de 2 semanas aunque en algunas ocasiones puede llegar hasta cuatro.

Los portadores crónicos pueden diseminar microorganismos durante 6 meses o más a través de las secreciones faríngeas.

Susceptibilidad

La susceptibilidad es fundamentalmente infantil. Es excepcional por debajo de los 6 meses de edad. Los hijos de madres inmunes están relativamente protegidos, pues la antitoxina materna tiene paso transplacentario. El progresivo descenso de esta antitoxina hace que al año el 90% de los niños no vacunados sean ya susceptibles.

4.3.2 ¿POR QUÉ DEBEMOS VACUNAR?

El hecho de que los brotes de difteria en adultos sean relativamente escasos en países industrializados puede explicarse, en parte, por un efecto de inmunidad colectiva ocasionado por la alta cobertura (>70%) de la vacunación contra la difteria en las poblaciones infantiles. Según demostró la epidemia de los noventa en la Europa del este, la difteria puede reaparecer en cuanto la cobertura de vacunación alcance niveles inferiores a un umbral crítico.

Aunque la enfermedad y la infección asintomática pueden inducir inmunidad duradera, no siempre es así, por lo que es necesario vacunar a los enfermos de difteria durante la convalecencia.

La difteria es una enfermedad de declaración urgente obligatoria individualizada.

Situación Mundial

Es una enfermedad endémica en regiones en desarrollo de África, Asia, Caribe y Sudamérica donde las tasas de vacunación infantil con 3 dosis de DTP son inferiores al 50%.

En el último informe de la OMS se documentan 4.776 casos de difteria en el mundo en el año 2015. Los países con más casos comunicados en 2015 fueron India, (2.265), Pakistán, Indonesia, Irán y Nepal en Asia y Madagascar (1.627) en África. En países desarrollados se han comunicado casos de niños procedentes de estos países como un caso en Suecia en un niño procedente de Somalia y un caso en Estados Unidos en un niño procedente de Tailandia. Por tanto, es una enfermedad que debe ser tenida en cuenta tanto por los pediatras que trabajen en cooperación internacional, como con niños inmigrantes.

En el inicio de la década de los 90, en los países recién independizados de la antigua Unión Soviética se produjo una epidemia afectando sobre todo a los adultos con una mortalidad del 20 %. El deterioro de las condiciones socioeconómicas condujo a una gran movilidad de la población y a la disminución de las coberturas vacunales sobretodo entre la población infantil. La reemergencia en dicha década ha recordado que la enfermedad puede volver a aparecer entre la población susceptible. Una tasa de población adulta susceptible es necesaria pero no suficiente para el desarrollo de una epidemia de difteria en esta población. La experiencia en numerosos países europeos y en Estados Unidos es que, tras la importación de casos, no se han mantenido cadenas de transmisión, si la cobertura de vacunación infantil es elevada.

Situación en España

En España la incidencia era de 1.000 casos por 100.000 habitantes en 1941, tras introducirse la vacunación en 1945, la tasa de incidencia cae a 0,1/100.000.

Figura. 3

Casos anuales y cobertura de vacunación. 1940-1999. (Centro Nacional Epidemiología. Ministerio de Sanidad y Consumo.)

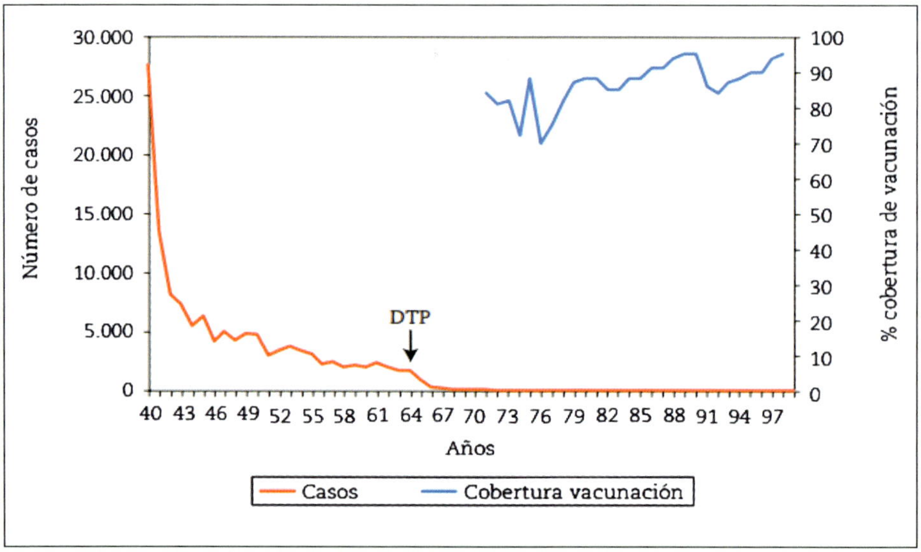

El último caso de difteria declarado en España se detectó en un niño no vacunado, en mayo de 2015, tras casi 30 años (los últimos dos casos fueron declarados en 1986) sin ninguna notificación de esta enfermedad en nuestro país.

Dicha situación epidemiológica hace que la detección de un único caso sea considerado como brote y requiera notificación urgente.

La siguiente tabla resume las características clínicas y epidemiológicas de los casos de difteria notificados al la RENAVE en los últimos años:

Fecha	01/08/14	23/05/15	27/07/16	20/01/17
CCAA	Castilla la mancha	Cataluña	Cataluña	Cataluña
Edad	12	6	19	86
Sexo	H	H	H	M
País de nacimiento	Pakistan	España	España	España
Localización	Cutanea	Respiratoria	Cutanea	Cutanea
Complicaciones	NO	SI	NO	NO
Defunción	NO	SI	NO	NO
Origen	Importado	No importado	Importado	No importado
Vacuna	SI	NO	Si	
Observaciones	Estancia en Afganistán	No vacunado	Estancia en Senegal	Sin antecedente de viaje

*Pendiente de recibir encuesta epidemiológica del caso

Tabla modificada de Grupo de trabajo recomendaciones Td 2017. Ponencia de Programa y Registro de Vacunaciones. Recomendaciones de utilización de vacunas Td. Comisión de Salud Pública del Consejo Interterritorial del Sistema Nacional de Salud. Ministerio de Sanidad, Servicios Sociales e Igualdad, 2017.

https://www.msssi.gob.es/ciudadanos/proteccionSalud/vacunaciones/docs/Tetanos-Difteria_2017.pdf

4.3.3 VACUNACIÓN

Vacunas disponibles

La vacuna antidiftérica es una vacuna inactivada (no es una vacuna viva) y contiene la toxina (que se llama toxoide) que fabrica la bacteria, pero desprovista de su toxicidad; de forma que no puede producir la enfermedad, pero sí mantiene su capacidad de estimular la producción de defensas (anticuerpos) contra ella.

La vacuna antidiftérica en España no está comercializada como vacuna individual sino que siempre forma parte de vacunas combinadas que incluyen, además, otros componentes

En las tablas 1, 2 y 3 se recogen las vacunas autorizadas y disponibles en España que contienen antígeno diftérico.

Tabla 1. Vacunas combinadas de difteria autorizadas y disponibles en España para uso en la infancia.

Nombre comercial y laboratorio	Composición y producción	Volumen y edad de administración
Hexyon® Sanofi Pasteur-MSD (DTPa + VPI + Hib+HB)	Toxoide tetánico Toxoide diftérico (no menos de 20 UI) *Bordetella pertussis* VHB Virus Polio Inactivado Hib	0,5 ml 6 semanas a 24 meses (por encima de 24 meses no se ha establecido su seguridad)
Infanrix Hexa® GSK (DTPa + VPI + Hib + HB)	Toxoide tetánico Toxoide diftérico *Bordetella pertussis* VHB Virus Polio Inactivado Hib	0,5 ml ≥ 2 meses < 7 años En ficha técnica no hay datos por encima de 36 meses de edad
Infanrix-IPV+Hib® GSK (DTPa + VPI + Hib)	Toxoide tetánico Toxoide diftérico *Bordetella pertussis* Virus Polio Inactivado Hib	0,5 ml ≥ 2 meses < 5 años
Pentavac® Sanofi Pasteur-MSD (DTPa + VPI + Hib)	Toxoide tetánico Toxoide diftérico *Bordetella pertussis* Virus Polio Inactivado Hib	0,5 ml ≥ 2 meses < 7 años
Infanrix® GSK (DTPa)	Toxoide tetánico Toxoide diftérico *Bordetella pertussis*	0,5 ml ≥ 2 meses < 7 años

Tabla 2.

Vacunas anti-Tetánica y anti difteria de baja carga antigénica del componente diftérico (Td) disponibles en España.

Nombre comercial y laboratorio	Composición y producción	Volumen y edad de administración
Anatoxal Tedi® Crucell Spain S.A. (Td) (Uso hospitalario y solo para revacunación)	Toxoide tetánico Toxoide diftérico	0,5 ml ≥ 5 años
Diftavax® Sanofi Pasteur (Td)	Toxoide tetánico Toxoide diftérico	0,5 ml ≥ 7 años
Ditanrix adulto® GSK (Td)	Toxoide diftérico Toxoide tetánico	0,5 ml ≥ 7 años
DiTeBooster® Statens SERUM Institute (Td) (Solo para revacunación)	Toxoide tetánico Toxoide diftérico	0,5 ml ≥ 5 años

Td: Vacuna anti-Tetánica y anti difteria de baja carga antigénica del componente diftérico

Tabla 3.

Vacunas de difteria de baja carga antigénica combinadas con las de baja carga antigénica del componente *pertussis* y con el toxoide antitetánico (dTpa) autorizadas y disponibles en España.

Nombre comercial y laboratorio	Composición y producción	Volumen y edad de administración
Boostrix® GSK (dTpa)	Toxoide tetánico Toxoide diftérico *Antígeno de Bordetella pertussis*	0,5 ml ≥ 4 años
Triaxis® Sanofi Pasteur-MSD (dTpa)	Toxoide tetánico Toxoide diftérico *Antígeno de Bordetella pertussis*	0,5 ml ≥ 4 años

El hecho de que desde hace 28 años solo haya habido el caso de mayo 2015 y la buena correlación entre el nivel de antitoxina y el grado de protección, nos permite asumir que la tasa de antitoxina recogida de la encuesta seroepidemiológica refleja la situación vacunal de los niños de 2 a 5 años.

Los porcentajes de protección frente a antitoxina diftérica son > del 90% en los menores de 15 años. A partir de esta edad se inicia una disminución importante de la protección, siendo muy baja en el grupo de edad de 30-39 años (32,3%), que difiere significativamente con el grupo de edad anterior.

4.3.9 PROFILAXIS POST-EXPOSICIÓN

Dada la situación epidemiológica actual, la existencia de un solo caso de difteria requiere la notificación inmediata y la adopción de medidas de control, tales como tratamiento, aislamiento del caso, vacunación y profilaxis de los contactos y será considerado como brote.

4.3.10 SEGURIDAD VACUNAL

El toxoide diftérico está considerado como una vacuna muy segura. Se puede y debe administrar a durante cualquier trimestre del embarazo y a personas inmunodeficientes o en situaciones de inmunocompromiso sin problemas.

4.3.11 EFECTOS ADVERSOS

Las vacunas que contienen el componente antidiftérico presentan generalmente una buena tolerancia. Las reacciones más frecuentes son de carácter local, como eritema, induración y dolor en el lugar de la inyección, en los 10 días siguientes a la vacunación, y raras veces formación de granulomas.

En personas que han recibido múltiples dosis de refuerzo previas, pueden aparecer reacciones sistémicas de hipersensibilidad retardada (tipo Arthus) con reacción local importante, debido al alto nivel de anticuerpos circulantes. El incremento de las coberturas vacunales comporta una disminución de los casos de la enfermedad y a un aumento de las reacciones adversas relacionadas con la vacunación.

Las reacciones anafilácticas de tipo inmediato son excepcionales.

Contraindicaciones

Como cualquier otra vacuna, está contraindicada en personas con enfermedad febril aguda grave o con antecedentes de anafilaxia a alguno de los componentes de la vacuna. Es un factor de precaución el haber tenido un síndrome de Guillain-Barré en las 6 semanas siguientes a la aplicación de la vacuna o una neuropatía periférica.

La vacuna DT está contraindicada en mayores de 7 años, pero ya no está comercializada ni siquiera como medicamento extranjero, por lo que se utilizará la Td.

4.3.12 BIBLIOGRAFÍA

- Centro Nacional de Epidemiología, Instituto de Salud Carlos III.Estudio seroepidemiológico: situación de las enfermedades vacunables en España. Año 2000. Disponible en: http://www.isciii.es/ISCIII/es/contenidos/fd-servicios-cientifico-tecnicos/fd-vigilancias-alertas/fd-enfermedades/SEROEPIDEMIOLOGICO.pdf. Último acceso el 7 de noviembre 2016.
- Centro Nacional de Epidemiología. Instituto de Salud Carlos III. Red Nacional de Vigilancia Epidemiológica. Protocolos de enfermedades de declaración obligatoria. Madrid, 2013. Disponible en: http://www.isciii.es/ISCIII/es/contenidos/fd-servicios-cientifico-tecnicos/fd-vigilancias-alertas/PROTOCOLOS_RENAVE.pdf. Último acceso 7 de noviembre del 2016.
- Ficha técnica Boostrix. Agencia Española de Medicamentos y Productos Sanitarios Disponible en: https://www.aemps.gob.es/cima/pdfs/es/ft/63684/FT_63684.pdf. Último acceso 7 de noviembre del 2016.
- Ficha técnica Diftavax. Agencia Española de Medicamentos y Productos Sanitarios Disponible en: https://www.aemps.gob.es/cima/pdfs/es/ft/61025/FichaTecnica_61025.html.pdf. Último acceso 7 de noviembre del 2016.
- Ficha técnica Ditanrix adulto. Agencia Española de Medicamentos y Productos Sanitarios Disponible en: https://www.aemps.gob.es/cima/pdfs/es/ft/60548/FT_60548.pdf. Último acceso 7 de noviembre del 2016.
- Ficha técnica diTeBooster. Agencia Española de Medicamentos y Productos Sanitarios Disponible en: https://www.aemps.gob.es/cima/pdfs/es/ft/68579/FT_68579.pdf. Último acceso 7 de noviembre del 2016.
- Ficha técnica Hexyon. European Medicines Agency. http://www.ema.europa.eu/docs/es_ES/document_library/EPAR_-_Product_Information/human/002796/WC500145758.pdf.
- Ficha técnica Infanrix Agencia Española de Medicamentos y Productos Sanitarios Disponible en: https://www.aemps.gob.es/cima/pdfs/es/ft/61871/FT_61871.pdf. Último acceso 7 de noviembre del 2016.
- Ficha técnica Infanrix Hexa. European Medicines Agency. http://www.ema.europa.eu/docs/es_ES/document_library/EPAR_-_Product_Information/human/000296/WC500032505.pdf
- Ficha técnica Infanrix-IPV+Hib. Agencia Española de Medicamentos y Productos Sanitarios Disponible en: https://www.aemps.gob.es/cima/pdfs/es/ft/62827/FT_62827.pdf. Último acceso 7 de noviembre del 2016.
- Ficha técnica Infanrix Agencia Española de Medicamentos y Productos Sanitarios Disponible en: https://www.aemps.gob.es/cima/pdfs/es/ft/61871/FT_61871.pdf. Último acceso 7 de noviembre del 2016.

- Ficha técnica Pentavac. Agencia Española de Medicamentos y Productos Sanitarios Disponible en: https://www.aemps.gob.es/cima/pdfs/es/ft/62483/FichaTecnica_62483.html.pdf. Último acceso 7 de noviembre del 2016.
- Ficha técnica Triaxis. Agencia Española de Medicamentos y Productos Sanitarios Disponible en: https://www.aemps.gob.es/cima/pdfs/es/ft/71870/FT_71870.pdf. Último acceso 7 de noviembre del 2016.
- Generalitat de Catalunya. Agència de Salut Pública. Vigilancia i resposta a Emergències en Salut Pública. Procediment davant un cas de Diftèria. 2 del 6 del 2.015. Disponible en: http://canalsalut.gencat.cat/web/.content/home_canal_salut/professionals/recursos/protocols_i_recomanacions/33_difteria/Procediment-Difteria10062015.pdf. Último acceso 8 de noviembre del2016.
- Grasse M et al. Booster vaccination against tetanus and diphtheria: insufficient protection against diphtheria in young and elderly adults. Immunity & Ageing (2016) 13:26. Disponible en: file:///C:/Documents%20and%20Settings/LLU%C3%8FSA/Mis%20documentos/Downloads/12979_2016_Article_81%20(3).pdf. Último acceso el 7 de noviembre 2016.
- Gonçalvez G et al. Levels of diphtheria and tetanus specific IgG of Portuguese adult women, before and after vaccination with adult type Td. Duration of immunity following vaccination. BMC Public Health. 2007 Jun 12;7:109.
- Government United Kingdom. Public Health departament. Public health weekly report. Diphtheria in England and Wales: 2015. Update 1 april 2016. Disponible en: https://www.gov.uk/government/publications/diphtheria-in-england-and-wales-annual-reports. Último acceso 8 de noviembre del 2016.
- Grupo de trabajo para la actualización del capítulo sobre vacuna de tétanos y difteria del documento "Vacunación en adultos". Ministerio de Sanidad y Consumo. Gobierno de España. Vacunación de Adultos. Recomendaciones Vacuna de difteria y tétanos. Actualización 2.009. Disponible en: https://www.msssi.gob.es/ciudadanos/proteccionSalud/vacunaciones/docs/TetanosDifteria_2009.pdf Último acceso 7 de noviembre del 2016.
- Grupo de trabajo recomendaciones Td 2017. Ponencia de Programa y Registro de Vacunaciones. Recomendaciones de utilización de vacunas Td. Comisión de Salud Pública del Consejo Interterritorial del Sistema Nacional de Salud. Ministerio de Sanidad, Servicios Sociales e Igualdad, 2017. Disponible en: https://www.msssi.gob.es/ciudadanos/proteccionSalud/vacunaciones/docs/TetanosDifteria_2017.pdf Último acceso 30 de abril del 2017.
- Jakovljev A et al. Imported toxigenic cutaneous diphtheria in a young male retourning from Mozambique to Norway. March 2014 . Euro Surveill. 2014;19(24):pii=20835. Disponible en: http://www.eurosurveillance.org/ViewArticle.aspx?ArticleId=20835. Último acceso 8 de noviembre del 2016.
- Kjeldsen K, Simonsen O, Heron I. Immunity against diphtheria 25-30 years after primary vaccination in childhood. Lancet. 1985 Apr 20;1(8434):900-2.
- Meryta LA et al. Corynebacterium diphtheriae and the Returned Tropical Traveler. Journal of Travel Medicine 2014; Volume 21 (Issue 1): 39–44
- Ministerio de Sanidad, Servicios Sociales e Igualdad. Gobierno de España. Calendarios de vacunación recomendados. Consejo interterritorial del sistema nacional de salud. Calendario común de vacunación infantil 2016. Disponible en:

https://www.msssi.gob.es/ciudadanos/proteccionSalud/vacunaciones/docs/CalendarioVacunacion2016.pdf. Último acceso el 7 de noviembre 2016.

- Ministerio de Sanidad, Servicios Sociales e Igualdad. Gobierno de España. Calendarios de vacunación recomendados. Consejo interterritorial del sistema nacional de salud. Calendario común de vacunación infantil 2017. Disponible en:

  https://www.msssi.gob.es/ciudadanos/proteccionSalud/vacunaciones/docs/CalendarioVacunacion2017.pdf. Último acceso el 7 de noviembre 2016.
- Nandi R, et al. Diphtheria: the patch remains. J Laryngol Otol. 2003 Oct;117(10):807-10.
- Organización Mundial de la Salud. Documentos de posición sobre las vacunas. Antidiftérica. Enero del 2006. Disponible en: http://www.who.int/immunization/wer8103Diphtheria_Jan06_position_paper_SP.pdf?ua=1. Último acceso 7 de noviembre del 2016.
- Ponencia de Programas y Registro de Vacunaciones. Adenda a «Valoración de la utilización de la vacuna Hexyon en el calendario de vacunación». Comisión de Salud Pública del Consejo Interterritorial del Sistema Nacional de Salud. Ministerio de Sanidad, Servicios Sociales e Igualdad, 2015. Disponible en:

  http://www.msssi.gob.es/profesionales/saludPublica/prevPromocion/vacunaciones/docs/Adenda_VacHexyon.pdf. Último acceso 7 de noviembre del2016.
- Ponencia de Programa y Registro de Vacunaciones. Revisión del Calendario de Vacunación. Comisión de Salud Pública del Consejo Interterritorial del Sistema Nacional de Salud. Ministerio de Sanidad, Servicios Sociales e Igualdad, 2016. Disponible en:

  http://www.msssi.gob.es/profesionales/saludPublica/prevPromocion/vacunaciones/docs/Revision_CalendarioVacunacion.pdf. Último acceso 8 de noviembre del 2016.
- Scheifele DW, Ochnio JJ. Immunological basis for immunization series. Module 2: Diphteria. Update 2009. World Health Organization 2009. Immnunization, Vaccines and Biologicals. Disponible en: http://apps.who.int/iris/bitstream/10665/44094/1/9789241597869_eng.pdf. Último acceso 7 de noviembre del 2016.
- Simonsen O et al. Revaccination of adults against diphtheria. II: Combined diphtheria and tetanus revaccination with different doses of diphtheria toxoid 20 years after primary vaccination. Acta Pathol Microbiol Immunol Scand [C]. 1986 Oct;94(5):219-25.
- Weinberger B. Adult vaccination against tetanus and diphtheria: the European perspective. Clin Exp Immunol. 2016 Jun 9. doi: 10.1111/cei.12822. [Epub ahead of print]. Disponible en: https://www.ncbi.nlm.nih.gov/pubmed/27279025. Último acceso 7 de noviembre del 2016.
- World Health Organitzation- United Nations International Children's Emergency Fund. Cobertura vacunal mundial. Actualizado en julio 2016. WHO vaccine-preventable diseases: monitoring system 2016 global summary. Disponible en: http://apps.who.int/immunization_monitoring/globalsummary/timeseries/tswucoveragedtp3.html. Último acceso el 7 de noviembre 2016.
- World Health Organitzation. Diphtheria reported cases. Last update 15 July 2016. Disponible en: http://apps.who.int/immunization_monitoring/globalsummary/timeseries/tsincidencediphtheria.html. Último acceso el 7 de noviembre 2016.

4.4 TÉTANOS

Autores: Purificación Robles Raya, María Luisa Morató Agustí, Aurelio Barricarte Gurrea.

4.4.1 LA ENFERMEDAD

El tétanos es una enfermedad bacteriana causada por *Clostridium tetanii* cuyas esporas están diseminadas por todo el medio. En condiciones favorables (Como heridas sucias) la infección, produce una neurotoxina que afecta al sistema nervioso y provoca la rigidez muscular y los espasmos característicos. La enfermedad puede afectar a cualquier grupo de edad y las tasas de mortalidad son altas incluso cuando se dispone de medios avanzados de cuidados intensivos.

Manifestaciones clínicas

Es una enfermedad causada por la exotoxina de *Clostridium Tetanii,* bacilo gram positivo, anaerobio estricto. Sus esporas están diseminadas por todo el medio y son altamente resistentes a los medios de desinfección habituales. La puerta de entrada del microorganismo suele ser una herida contaminada con tierra o polvo que en ocasiones pueden pasar inadvertidas.

El periodo de incubación del tétanos varía entre 3 y 21 días, con un promedio de 10 días. El tétanos no se transmite de persona a persona. La susceptibilidad frente al tétanos es general en personas no vacunadas. La infección natural no confiere inmunidad por lo que es esencial vacunar a los enfermos, bien al realizar el diagnóstico o bien durante la convalecencia.

La enfermedad se caracteriza por contracciones musculares dolorosas, primero en los maseteros (trismo) y músculos del cuello y posteriormente al resto del cuerpo con espasmos generalizados. Son signos típicos del tétanos la «posición en opistótonos» debido a la contracción sostenida de los músculos dorsales así como la expresión facial conocida como «risa sardónica» por la contracción de los músculos faciales.

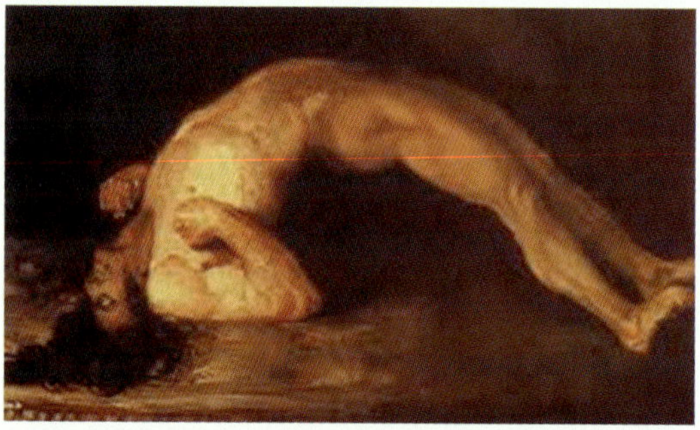

Opisthotonus (Tetanus) by Sir Charles Bell (1809). Royal College of Surgeons. Edinburg.

Tétanos neonatal

Es una forma grave de enfermedad producida por la entrada de esporas tetanígenas en la herida del cordón umbilical (bien en el momento del parto, al cortar el cordón, o bien al realizar las curas, sin la debida asepsia)

El recién nacido se encuentra asintomático en los primeros días de vida pero posteriormente (entre los 3 y 12 días después del nacimiento) y de forma progresiva, presentan dificultad para alimentarse a causa del trismus y de la rigidez generalizada con espasmos (opistótonos) e incluso con convulsiones.

Se calcula que el número total de muertes ocasionadas por el tétanos en todo el mundo en 2002 fue de 213.000, de las cuales unas 180.000 correspondieron al tétanos neonatal y posiblemente hasta 15.000-30.000 al tétanos materno.

4.4.2 ¿POR QUÉ DEBEMOS VACUNAR DEL TÉTANOS?

No existe tratamiento específico para la enfermedad, sino que se basa en medidas de soporte vital habitualmente en UCI, además del desbridamiento de la herida con el fin de erradicar el germen y alterar sus condiciones de crecimiento. La inmunización pasiva con inmunoglobulina antitetánica acorta el curso de la enfermedad y puede disminuir su severidad.

La enfermedad no confiere inmunidad y la vacunación no proporciona inmunidad de grupo, por lo que la indicación de la vacuna es universal.

A pesar de que se dispone de vacunas muy eficaces, el tétanos continúa siendo un problema de salud pública en muchas partes del mundo. La incidencia del tétanos en una población refleja la efectividad de sus programas de vacunación y, aunque disminuyendo, sigue siendo común en países de baja renta, mientras que es excepcional en los industrializados (<0,2 casos/100.000 habitantes).

Los objetivos de la OMS en la lucha contra el tétanos son la eliminación del tétanos materno y neonatal en todo el mundo y el mantenimiento de una cobertura alta de vacunación con tres dosis de DTP y con las dosis de refuerzo pertinentes para prevenir el tétanos en todos los grupos de edad. Este objetivo se alcanzó en 2009 en la región Europea; en el resto del mundo se han conseguido importantes avances, aunque muchos países africanos y del sudeste asiático están todavía lejos del objetivo de la eliminación. En la India se ha conseguido en 2016.

En España la vacunación antitetánica (administrada conjuntamente con la antidiftérica y la anti tos ferina) se inició en 1965 para los menores de 3 años y en 1967 se inició la administración del toxoide tetánico en el servicio militar obligatorio. En los años 80, con la implantación generalizada del calendario vacunal sistemático, se consiguieron una elevadas coberturas de vacunación, que ha hecho que disminuya de manera muy notable la incidencia de esta enfermedad

Figura. 1

Vigilancia de Tétanos. 1984-2014 Tasas de incidencia (casos por 100.000 h.). Escala logarítmica.

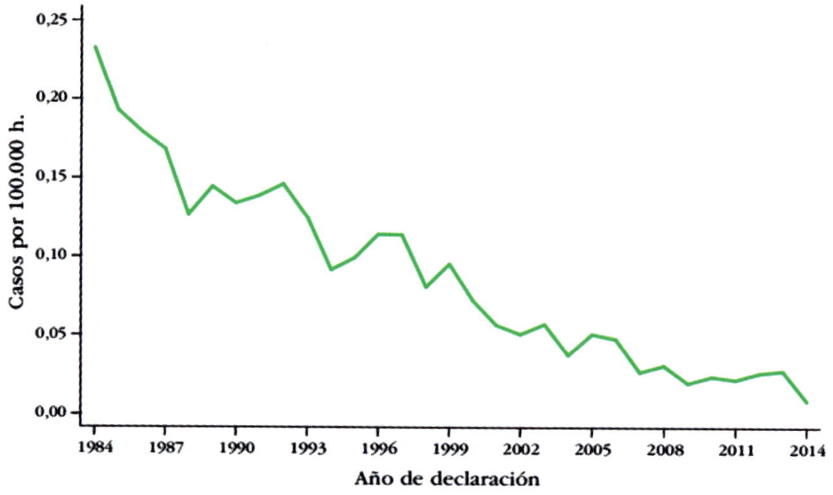

Fuente: Enfermedades de Declaración Obligatoria (EDO)

(<0,03 casos/100.000 habitantes/año). En la actualidad, son los adultos a partir de los 50 años que o bien no están vacunados o están incorrectamente vacunados (menos de 3 dosis), los afectados por la enfermedad. En 2014 se declararon a la RENAVE 4 casos de tétanos (0,01/100.000 habitantes) desde tres comunidades: Galicia (2), Andalucía (1) y Comunidad Valenciana (1). Todos los casos se dieron en mayores de 64 años (3 hombres y una mujer). Dos casos no estaban vacunados y otros dos refieren haber recibido alguna dosis vacuna. Ningún caso presentó documento de vacunación. A pesar de la baja incidencia, siguen registrándose muertes por tétanos. El INE de 2014 recoge una muerte por tétanos en una mujer mayor de 65 años.

Tétanos neonatal: Desde el año 1997 sólo se ha declarado un caso: en el año 2006 en Melilla en una niña de una semana de vida que había nacido en parto domiciliario en Marruecos. Se desconocen los antecedentes de vacunación de la madre.

4.4.3 VACUNAS DISPONIBLES

La vacuna antitetánica es una vacuna inactivada que contiene el toxoide diftérico (que es la toxina diftérica desprovista de su toxicidad); de forma que no puede producir la enfermedad, pero sí mantiene su capacidad de estimular la producción de anticuerpos contra ella.

La vacuna antitetánica en España no está comercializada como vacuna individual sino que siempre forma parte de vacunas combinadas.

En las tablas 1, 2 y 3 se recogen las vacunas autorizadas/disponibles en España, que contienen antígeno tetánico.

Tabla 1. Vacunas combinadas de tétanos autorizadas /disponibles en España para uso en la infancia.

Nombre comercial y laboratorio	Composición y producción	Volumen y edad de administración
Hexyon® Sanofi Pasteur-MSD (DTPa + VPI + Hi-b+HB)	Toxoide tetánico Toxoide diftérico (no menos de 20 UI) *Bordetella pertussis* VHB Virus Polio Inactivado Hib	0,5 ml 6 semanas a 24 meses (por encima de 24 meses no se ha establecida su seguridad)
Infanrix Hexa® GSK (DTPa + VPI + Hib + HB)	Toxoide tetánico Toxoide diftérico *Bordetella pertussis* VHB Virus Polio Inactivado Hib	0,5 ml ≥ 2 meses < 7 años En ficha técnica no hay datos por encima de 36 meses de edad
Infanrix-IPV+Hib® GSK (DTPa + VPI + Hib)	Toxoide tetánico Toxoide diftérico *Bordetella pertussis* Virus Polio Inactivado Hib	0,5 ml ≥ 2 meses < 5 años
Pentavac® Sanofi Pasteur-MSD (DTPa + VPI + Hib)	Toxoide tetánico Toxoide diftérico *Bordetella pertussis* Virus Polio Inactivado Hib	0,5 ml ≥ 2 meses < 7 años
Infanrix® GSK (DTPa)	Toxoide tetánico Toxoide diftérico *Bordetella pertussis*	0,5 ml ≥ 2 meses < 7 años

Tabla 2. Vacunas anti-Tetánica y anti difteria de baja carga antigénica del componente diftérico (Td) disponibles en España.

Nombre comercial y laboratorio	Composición y producción	Volumen y edad de administración
Diftavax® Sanofi Pasteur (Td)	Toxoide tetánico Toxoide diftérico	0,5 ml ≥ 7 años
Ditanrix adulto® GSK (Td)	Toxoide tetánico Toxoide diftérico	0,5 ml ≥ 7 años
DiTeBooster® Statens SERUM Institute (Td) (Solo para revacunación)	Toxoide tetánico Toxoide diftérico	0,5 ml ≥ 5 años

Td: Vacuna anti-Tetánica y anti difteria de baja carga antigénica del componente diftérico

Tabla 3. Vacunas de tétanos combinadas con las de baja carga antigénica del componente diftérico y pertúsico (dTpa) disponibles en España.

Nombre comercial y laboratorio	Composición y producción	Volumen y edad de administración
Boostrix® GSK (dTpa)	Toxoide tetánico Toxoide diftérico **Antígeno de Bordetella pertussis**	0,5 ml ≥ 4 años
Triaxis® Sanofi Pasteur-MSD (dTpa)	Toxoide tetánico Toxoide diftérico **Antígeno de Bordetella pertussis**	0,5 ml ≥ 4 años

4.4.4 PAUTAS DE VACUNACIÓN ANTITETÁNICA

Pautas de vacunación infantil

La vacunación infantil completa consiste en la administración de un total de 4 o 5 dosis de vacuna, siguiendo las recomendaciones de la Ponencia de Programa y Registro de Vacunaciones y aprobadas por la Comisión de Salud Pública el 5 de abril de 2016

- 2 dosis durante el primer año de vida con un intervalo de 2 meses, a partir de los 2 meses de edad (2, 4,) administrada con la vacuna combinada hexavalente.
- Una dosis de refuerzo a los 11 meses, administrada con la vacuna combinada hexavalente.

- Una dosis a los 6 años en la que se usa la vacuna DTPa de carga completa combinada con la vacuna antipoliomielítica (DTPa-IPV). Esta dosis se aplica a los primovacunados con la pauta 2+1. Los vacunados con la pauta de primovacunación de tres dosis y refuerzo a los 18 meses (3+1), se vacunan con dTpa de carga reducida.
- En la preadolescencia se administra una dosis a los 14 años de edad con la vacuna de baja carga antigénica de toxoide diftérico combinada con el toxoide tetánico (Td).

Pautas de primovacunación en adultos

Ante un adulto sin información sobre historial de vacunación y que no sea una actuación frente a una herida, se tendrán en cuenta los siguientes criterios para NO indicar la vacunación:

- Adultos varones menores de 60 años y mujeres menores de 50 años que hayan nacido en España (En personas extranjeras nacidas posteriormente a 1981), se pueden revisar los datos de cobertura en su país de origen publicados por la OMS. http://apps.who.int/immunization_monitoring/globalsummary) y que no dispongan de cartilla de vacunación o no se tenga constancia en registros de vacunación, pero que sean conscientes de haber recibido las vacunas correspondientes según edad, hayan estado escolarizados y/o se constate o recuerden que han recibido alguna dosis de vacuna con componente tetánico con anterioridad (bien en forma de vacunas combinadas tri/penta/hexavalentes) y/o recuerden haber sufrido una reacción local importante (fenómeno de Arthus) tras alguna vacuna recibida con anterioridad.
- Se interrumpirá la serie de vacunación si se presenta una reacción local importante a cualquier dosis de Td.

Si tras la primera valoración tiene criterios de vacunación, se seguirá la siguiente pauta según las diferentes situaciones:

Adultos no vacunados:

Se recomienda una pauta de primovacunación con tres dosis de Td. La segunda a las 4 semanas de la primera y la tercera a los 6 meses de la segunda.

Adultos con primovacunación incompleta:

No se debe reiniciar la pauta de vacunación, independientemente del tiempo pasado desde la última dosis. Se debe completar la pauta hasta completar las 3 dosis, respetando los intervalos mínimos entre dosis (4 semanas entre 1ª y 2ª; y 6 meses entre 2ª y 3ª).

Dosis de refuerzo

Vacunados correctamente en la infancia y preadolescencia:

- Una dosis de refuerzo en torno a los 65 años.

Primovacunados en la edad adulta:

- Dos dosis de recuerdo con un intervalo mínimo recomendado de 10 años entre las dosis hasta que completen un total de 5 dosis.
- Una dosis de refuerzo a los 65 años si han pasado más de 10 años desde la anterior dosis.

Vacunados de forma incompleta en la infancia:

- Administrar las dosis necesarias hasta alcanzar un total de 5 dosis, incluyendo la primovacunación con 3 dosis.
- Una dosis de refuerzo a los 65 años si han pasado más de 10 años desde la anterior dosis.

Pautas de viajeros

No existe un aumento del riesgo de infección por tétanos para los viajeros. Como ante cualquier viaje, se recomienda la consulta a un Centro de Vacunación Internacional con antelación suficiente a la realización del mismo para valorar el riesgo individual. Se seguirán las recomendaciones de vacunación de la población general, revisión de su historial de vacunación frente a tétanos y actualización si fuera preciso.

4.4.5 INMUNOGENICIDAD Y EFICACIA

Se estima que la eficacia clínica del toxoide tetánico es del 100%. El título protector de anticuerpos frente a toxina en una muestra de suero es de 0,01 UI/ml. Tras una serie primaria de vacunación, el 100% de los vacunados presentan títulos de anticuerpos por encima del nivel de protección. La duración de la protección con la vacuna es larga: una quinta dosis puede proteger el resto de la vida de una persona. Los anticuerpos protectores en personas correctamente vacunadas persisten más allá de los 20 años.

La disminución de la incidencia del tétanos desde la introducción de la vacunación sistemática confirma la eficacia de la vacuna para prevenir esta enfermedad.

4.4.6 SEGURIDAD VACUNAL

El toxoide tetánico está considerado como una vacuna muy segura. Las mujeres embarazadas con antecedentes de inmunización insuficientes o desconocida deberán recibir como mínimo dos dosis de una vacuna que contenga el toxoide tetánico: la primera, lo antes posible durante el embarazo, y la segunda, al menos cuatro semanas después ya que la antitoxina tetánica materna se transfiere al feto a través de la placenta. Las situaciones de inmunodeficiencia o inmunosupresión no contraindican la administración de la vacuna.

Efectos adversos

Las reacciones más frecuentes son de carácter local, como eritema, induración y dolor en el lugar de la inyección, en los 10 días siguientes a la vacunación, y raras veces formación de granulomas.

En personas que han recibido múltiples dosis de refuerzo previas, pueden aparecer reacciones sistémicas de hipersensibilidad retardada (tipo Arthus) con reacción local importante, debido al alto nivel de anticuerpos circulantes.

Contraindicaciones

No existen contraindicaciones específicas del toxoide tetánico. Una enfermedad febril aguda no contraindica la vacunación en caso de existir una herida con potencial tetanígeno.

4.4.7 PROFILAXIS POSTEXPOSICIÓN:

La profilaxis antitetánica en caso de herida debe contemplar tres aspectos fundamentales:

1.- Características de la herida (si tiene o no riesgo tetanígeno).

2.- Número de dosis de vacuna antitetánica recibidas con anterioridad.

3.- Tiempo transcurrido desde la última dosis de vacuna antitetánica recibida.

Tabla 4. Pautas de actuación para la profilaxis antitetánica en heridas.

Estado vacunal	HERIDA LIMPIA[1]	HERIDA TETANÍGENA[2]	
	Vacuna Td	Vacuna Td	IGT[3]
No vacunado, menos de 3 dosis o situación desconocida	1 dosis (completar la pauta de vacunación)	1 dosis (completar la pauta de vacunación)	1 dosis en un lugar anatómico diferente de administración
3 o 4 dosis	No necesaria (1 dosis si hace >10 años desde la última dosis)	No necesaria (1 dosis si hace >5 años desde la última dosis)	Sólo en heridas de alto riesgo[4]
5 o más dosis	No necesaria	No necesaria (si hace >10 años de la última dosis, valorar la aplicación de 1 única dosis adicional en función del tipo de herida)	Sólo en heridas de alto riesgo[4]

Notas:

(1) Herida limpia: las no incluidas en el apartado siguiente. No precisan IGT.

(2) Herida tetanígena: herida o quemadura con un importante grado de tejido desvitalizado, herida punzante (particularmente donde ha habido contacto con suelo o estiércol), las contaminadas con cuerpo extraño, fracturas con herida, mordeduras, congelación, aquellas que requieran intervención quirúrgica y que ésta se retrasa más de 6 horas, y aquellas que se presenten en pacientes que tienen sepsis sistémica.

(3) IGT: inmunoglobulina antitetánica. Se administrará en un lugar separado de la vacuna. En general se administra una única dosis de 250 UI por vía intramuscular. Si han transcurrido más de 24 horas, en personas con más de 90 kg de peso, en heridas con alto riesgo de contaminación o en caso de quemaduras, fracturas o heridas infectadas, se administrará una dosis de 500 UI. La protección que induce es inmediata, pero con una duración máxima de 4 semanas.

(4) Herida de alto riesgo: aquella herida tetanígena contaminada con gran cantidad de material que puede contener esporas o que presente grandes zonas de tejido desvitalizado. En inmunodeprimidos (incluidos VIH) y usuarios de drogas por vía parenteral, se administrará una dosis de IGT en caso de herida tetanígena, independientemente del estado de vacunación.

4.4.8 BIBLIOGRAFÍA

- Borrow R, Balmer P, Roper M. Immunological basis for immunization series. Module 3: Tetanus 2006 Update. World Health Organization 2006. Immnunization, Vaccines and Biologicals. Disponible en: http://apps.who.int/iris/bitstream/10665/43687/1/9789241595551_eng.pdf. Último acceso 7 de noviembre del 2016.
- Borrow R, Tang Y, Yakubu A. MenAfriVac as an Antitetanus Vaccine. CID 2015;61(Suppl 5):570-577.
- Centro Nacional de Epidemiología. CIBER Epidemiología y Salud Pública (CIBERESP). Instituto de Salud Car¬los III. Resultados de la Vigilancia Epidemiológica de las enfermedades transmisibles. Informe anual 2014. Madrid, 2016. Disponible en: http://www.isciii.es/ISCIII/es/contenidos/fd-servicios-cientifico-tecnicos/fd-vigilancias-alertas/fd-enfermedades/pdf_2016/RENAVE_INFORME_ANUAL_2014.pdf. Último acceso 7 de noviembre del 2016.
- Donken R. The use of tetanus post-exposure prophylaxis guidelines by general practitioners and emergency departments in the Netherlands: a cross-sectional questionnaire study. BMC Fam Pract. 2014; 15: 112.
- Ficha técnica Boostrix. Agencia Española de Medicamentos y Productos Sanitarios Disponible en: https://www.aemps.gob.es/cima/pdfs/es/ft/63684/FT_63684.pdf. Último acceso 7 de noviembre del2016.
- Ficha técnica Diftavax. Agencia Española de Medicamentos y Productos Sanitarios Disponible en: https://www.aemps.gob.es/cima/pdfs/es/ft/61025/FichaTecnica_61025.html.pdf. Último acceso 7 de noviembre del 2016.
- Ficha técnica Ditanrix adulto. Agencia Española de Medicamentos y Productos Sanitarios Disponible en: https://www.aemps.gob.es/cima/pdfs/es/ft/60548/FT_60548.pdf. Último acceso 7 de noviembre del 2016.
- Ficha técnica diTeBooster. Agencia Española de Medicamentos y Productos Sanitarios Disponible en: https://www.aemps.gob.es/cima/pdfs/es/ft/68579/FT_68579.pdf. Último acceso 7 de noviembre del 2016.
- Ficha técnica Hexyon. European Medicines Agency. Disponible en: http://www.ema.europa.eu/docs/es_ES/document_library/EPAR_-_Product_Information/human/002796/WC500145758.pdf.
- Ficha técnica Infanrix Agencia Española de Medicamentos y Productos Sanitarios Disponible en: https://www.aemps.gob.es/cima/pdfs/es/ft/61871/FT_61871.pdf. Último acceso 7 de noviembre del 2016.
- Ficha técnica Infanrix Hexa. European Medicines Agency. Disponible en: http://www.ema.europa.eu/docs/es_ES/document_library/EPAR_-_Product_Information/human/000296/WC500032505.pdf
- Ficha técnica Infanrix-IPV+Hib. Agencia Española de Medicamentos y Productos Sanitarios Disponible en: https://www.aemps.gob.es/cima/pdfs/es/ft/62827/FT_62827.pdf. Último acceso 7 de noviembre del 2016.
- Ficha técnica Infanrix Agencia Española de Medicamentos y Productos Sanitarios Disponible en: https://www.aemps.gob.es/cima/pdfs/es/ft/61871/FT_61871.pdf. Último acceso 7 de noviembre del 2016.

- Ficha técnica Pentavac. Agencia Española de Medicamentos y Productos Sanitarios Disponible en: https://www.aemps.gob.es/cima/pdfs/es/ft/62483/FichaTecnica_62483.html.pdf. Último acceso 7 de noviembre del 2016.
- Ficha técnica Triaxis. Agencia Española de Medicamentos y Productos Sanitarios Disponible en: https://www.aemps.gob.es/cima/pdfs/es/ft/71870/FT_71870.pdf. Último acceso 7 de noviembre del2016.
- Fowkes FJ et al. Antibody boosting and longevity following tetanus immunization during pregnancy. Clin Infect Dis. 2013;56(5):749-50.
- Gardner P. Issues related to the decennial tetanus-diphtheria toxoid booster recommendations in adults. Infect Dis Clin North Am. 2001;15(1):143-53.
- Gonçalves G et al. Levels of diphtheria and tetanus specific IgG of Portuguese adult women, before and after vaccination with adult type Td. Duration of immunity following vaccination. BMC Public Health. 2007 Jun 12;7:109.
- Grupo de trabajo para la actualización del capítulo sobre vacuna de tétanos y difteria del documento "Vacunación en adultos". Ministerio de Sanidad y Consumo. Gobierno de España. Vacunación de Adultos. Recomendaciones Vacuna de difteria y tétanos. Actualización 2.009. Disponible en: https://www.msssi.gob.es/ciudadanos/proteccionSalud/vacunaciones/docs/TetanosDifteria_2009.pdf Último acceso 7 de noviembre del 2016.
- Grupo de trabajo recomendaciones Td 2017. Ponencia de Programa y Registro de Vacunaciones. Recomendaciones de utilización de vacunas Td. Comisión de Salud Pública del Consejo Interterritorial del Sistema Nacional de Salud. Ministerio de Sanidad, Servicios Sociales e Igualdad, 2017. Disponible en: https://www.msssi.gob.es/ciudadanos/proteccionSalud/vacunaciones/docs/TetanosDifteria_2017.pdf Último acceso 30 de abril del 2017.
- Hosseinpoor AR. State of inequality in diphtheria-tetanus-pertussis immunisation coverage in low-income and middle-income countries: a multicountry study of household health surveys. Lancet Glob Health 2016; 4: e617–26. Disponible en: http://www.thelancet.com/pdfs/journals/langlo/PIIS2214-109X(16)30141-3.pdf. Último acceso 7 de noviembre del2016.
- de Melker HE et al. A population-based study on tetanus antitoxin levels in The Netherlands. Vaccine 1999 Aug 20; 18(1-2): 100-8.
- Mizuno Y et al. Seroprevalence of tetanus toxoid antibody and booster vaccination efficacy in Japanese travelers. J Infect Chemother. 2014;20(1):35-7.
- Morató Agustí ML, Serra Torres A, Robles Raya P. Vacunación del adolescente y del adulto: nuevas pautas para una «vieja» vacuna, la antitetànica. AMF 2009;5(4):210-214.
- Moughty A.Who needs a shot … a review of tetanus immunity in the West of Ireland. Emerg Med J 2013;30:1009-1011. Disponible en: http://emj.bmj.com/content/30/12/1009.full.pdf+html. Último acceso 7 de noviembre del 2016.
- OLander et al. High tetanus and diphtheria antitoxin concentrations in Finnish adults–time for new booster recommendations? Vaccine 2009;27;27(39):5295-8.
- Organización Mundial de la Salud. Documentos de posición sobre las vacunas. Antitetànica. Mayo del 2,006. Disponible en: http://www.who.int/immunization/Tetanus_vaccine_SP.pdf?ua=1. Último acceso 7 de noviembre del 2016.
- Ponencia de Programas y Registro de Vacunaciones. Adenda a «Valoración de la utilización de la vacuna Hexyon en el calendario de vacunación». Comisión de Salud Pública del Con-

sejo Interterritorial del Sistema Nacional de Salud. Ministerio de Sanidad, Servicios Sociales e Igualdad, 2015. Disponible en: http://www.msssi.gob.es/profesionales/saludPublica/prevPromocion/vacunaciones/docs/Adenda_VacHexyon.pdf. Último acceso 7 de noviembre del2016.

- Ponencia de Programa y Registro de Vacunaciones. Revisión del Calendario de Vacunación. Comisión de Salud Pública del Consejo Interterritorial del Sistema Nacional de Salud. Ministerio de Sanidad, Servicios Sociales e Igualdad, 2016. Disponible en: http://www.msssi.gob.es/profesionales/saludPublica/prevPromocion/vacunaciones/docs/Revision_CalendarioVacunacion.pdf. Último acceso 7 de noviembre del 2016.
- Scheibel I et al. Duration of immunity to diphtheria and tetanus after active immunization. Acta Pathol Microbiol Scand. 1966;67(3):380-92.
- Simonsen O, Kjeldsen K, Heron I. Immunity against tetanus and effect of revaccination 25-30 years after primary vaccination. Lancet 1984;2:1240-1242.
- Steens A et al. High tetanus antitoxin antibody concentrations in the Netherlands: a seroepidemiological study. Vaccine. 2010;28(49):7803-9.
- Trucchi C, Zoppi G. Decennial diphtheria-tetanus adult boosters: are they really necessary? J Prev Med Hyg. 2015;56(1):E44-8.
- Thwaites CL, Loan HT. Eradication of tetanus. British Medical Bulletin, 2015, 116:69–77
- Weinberger B. Adult vaccination against tetanus and diphtheria: the European perspective. Clin Exp Immunol. 2016 Jun 9. doi: 10.1111/cei.12822. [Epub ahead of print]. Disponible en: https://www.ncbi.nlm.nih.gov/pubmed/27279025. Último acceso 7 de noviembre del 2016.
- World Health Organization. WHO vaccine-preventable diseases: monitoring system. 2016 global summary. Disponible en: http://apps.who.int/immunization_monitoring/globalsummary. Último acceso 30 de abril de 2017.
- Yoon et al. Clinician awareness of tetanus-diphtheria vaccination in trauma patients: a questionnaire study. Scand J Trauma Resusc Emerg Med. 2012; 20: 35.

4.5 TOSFERINA

Autores: Purificación Robles Raya, María Luisa Morató Agustí, Manuel García Cenoz.

4.5.1 LA ENFERMEDAD

La Tos ferina es una_infección bacteriana del tracto respiratorio causada por *Bordetella Pertussis* y puede ser grave en los lactantes menores de 6 meses. En adolescentes y adultos suele ser leve y con frecuencia no se diagnostica.

Manifestaciones clínicas

La Tos ferina es una infección bacteriana del tracto respiratorio causada por Bordetella Pertussis. La presentación clínica de la tos ferina varía con la edad y los antecedentes de vacunación; clínicamente presenta tres etapas características: una fase catarral, con síntomas inespecíficos y tos de más de una semana de evolución que progresa a una tos paroxística acompañada de estridor inspiratorio y en ocasiones terminan con vómitos (fase paroxística que dura de 2 a 6 semanas). En los más pequeños los espasmos pueden ir seguidos de apneas (pausas respiratorias). La etapa de la convalecencia dura entre 2 y 6 semanas, en la cual los síntomas disminuyen gradualmente.

La Tos ferina puede ser grave en el primer año de vida, especialmente en los menores de 6 meses. En adolescentes y adultos suele ser leve y con frecuencia no se diagnostica.

Además de *B. pertussis*, otras especies *(B. parapertussis y B. holmesii)* pueden causar enfermedad similar a la tos ferina.

Formas de contagio y transmisión

La *Bordetella pertussis* es una bacteria altamente contagiosa, especialmente durante la fase catarral._Una persona es contagiosa desde el inicio de la fase catarral hasta las dos primeras semanas después del inicio de la tos paroxística (aproximadamente 21 días) o hasta 5 días después de haber iniciado un tratamiento antibiótico eficaz.

El periodo de incubación dura entre 7 y 10 días (rango 4-21 días).

La transmisión se produce por contacto directo con las secreciones respiratorias de personas enfermas. El reservorio de la enfermedad es exclusivamente humano.

Susceptibilidad

En ausencia de vacunación la Tos ferina es una enfermedad muy contagiosa, con tasas de ataque de hasta el 90% en personas susceptibles.

4.5.2 ¿POR QUÉ DEBEMOS VACUNAR?

El principal objetivo de la vacunación es reducir la incidencia de tos ferina severa en la en la población, así como reducir la carga de enfermedad en los menores de tres meses.

La incidencia de la Tos ferina fue disminuyendo a medida que se fueron adoptando diferentes estrategias preventivas como la vacunación. Dichas estrategias se han ido adaptando a la situación epidemiológica presente en cada momento. La vacuna actual no confiere inmunidad completa ni para toda la vida. Pero a pesar de ello las vacunas actuales, con una eficacia entre el 80 y el 90%, no solamente protegen contra la enfermedad sino que también disminuye la gravedad a pesar de la corta duración de la protección (entre 4 y 12 años). Lo mismo ocurre con la inmunidad natural, de tal forma que entre 4 y 20 años después de pasar la enfermedad desaparecen los anticuerpos.

Situación en España

La Tos ferina sigue un patrón epidemiológico cíclico. A pesar de las elevadas coberturas de vacunación, superiores al 90%, cada 3-5 años se presentan ondas epidémicas, con un aumento de la incidencia desde el año 2010, igual que en otros países de nuestro entorno. Al incremento de la incidencia ha podido contribuir la disponibilidad de pruebas diagnósticas sencillas y rápidas (PCR), que permita una mejora en la notificación de la enfermedad, la pérdida del efecto protector de la vacuna con el paso del tiempo o la posible menor efectividad de la vacuna acelular.

El incremento de la incidencia en un hecho en todos los grupos de edad, y puede ser especialmente grave en lo lactantes, principalmente aquellos que todavía no han iniciado su calendario de vacunación. Desde 1998 hasta 2010 se produjeron tres ondas epidémicas con incidencias anuales que no superaban los 2 casos por 100.000 habitantes. En el año 2010, coincidiendo con el inicio de la 4ª onda epidémica, comenzó a aumentar la notificación de casos de tos ferina (1,9 por 100.000 habitantes). En el año 2011 la incidencia se multiplicó por cuatro alcanzando los 7,2 casos por 100.000 habitantes.

Figura. 1

Incidencia de tos ferina por 100.000 habitantes por grupos de edad. España, 1998-2013.

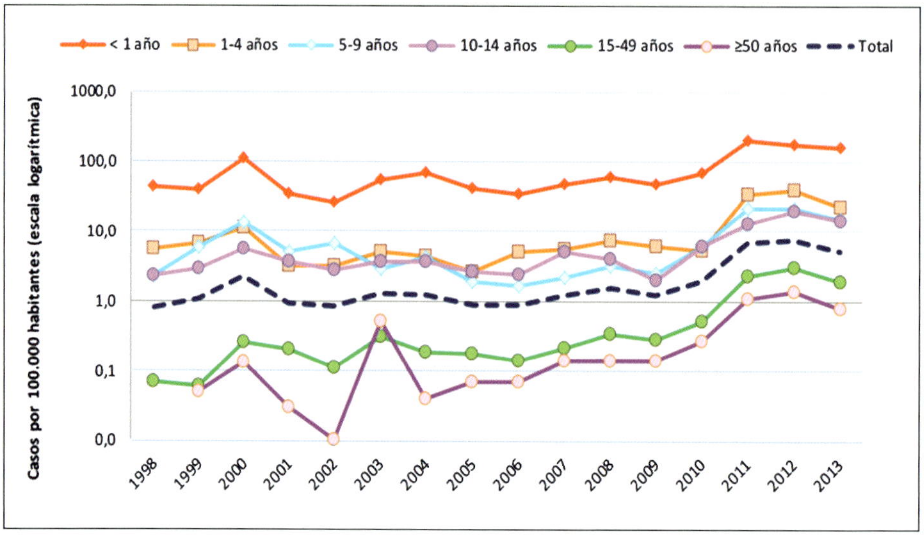

4.5.3 VACUNACIÓN

La vacunas frente a la tos ferina actualmente utilizadas en España son vacunas inactivadas acelulares, compuestas por tres antígenos de *Bordetella pertussis;* el toxoide pertúsico (TP), la hemaglutinina filamentosa (HAF) y la pertactina (PRN). Estas vacunas sustituyeron a las vacunas de células enteras, por ser estas mucho más reactógenas. Aunque la eficacia en ensayos clínicos fue similar a la de células enteras, se ha demostrado posteriormente que la vacuna acelular es discretamente menos inmunógena y con una menor protección en el tiempo (se estima que de unos entre 4 - 9 años).

Vacunas disponibles

No existe preparado monocomponente, sino que se combina con los toxoides tetánico y diftérico (DTPA / dTpa), y otros antígeno, dando lugar a la vacunas pentavalente o hexavalente. Todos los preparados autorizados y distribuidos en nuestro ámbito están formados por el componente *anti-pertussis* acelular (Pa/pa), con baja carga antigénica del componente pertúsico (pa) para uso en adultos.

La dTpa sólo está indicada como dosis de recuerdo de la vacunación frente a difteria, tétanos y tos ferina y no debe ser usada para la inmunización primaria frente a tétanos y/o difteria ni para completar una primovacunación iniciada con Td. En las tablas 1 y 2 se recogen las vacunas autorizadas/disponibles en España que contienen antígeno *pertussis*.

Tabla 1. Vacunas combinadas de tos ferina autorizadas y disponibles en España para uso en la infancia (DTPa).

Nombre comercial y laboratorio	Composición y producción	Volumen y edad de administración
Infanrix Hexa® GSK (DTPa + VPI + Hib + HB)	Toxoide tetánico Toxoide diftérico *Bordetella pertussis* VHB Virus Polio Inactivado Hib	0,5 ml ≥ 2 meses < 7 años En ficha técnica no hay estudios por encima de 36 meses de edad
Infanrix-IPV+Hib® GSK (DTPa + VPI + Hib)	Toxoide tetánico Toxoide diftérico *Bordetella pertussis* Virus Polio Inactivado Hib	0,5 ml ≥ 2 meses < 5 años
Pentavac® Sanofi Pasteur-MSD (DTPa + VPI + Hib)	Toxoide tetánico Toxoide diftérico *Bordetella pertussis* Virus Polio Inactivado Hib	0,5 ml ≥ 2 meses < 7 años
Infanrix® GSK (DTPa)	Toxoide tetánico Toxoide diftérico *Bordetella pertussis*	0,5 ml ≥ 2 meses < 7 años
Hexyon® Sanofi Pasteur-MSD (DTPa + VPI + Hi-b+HB)*	Toxoide tetánico Toxoide diftérico (no menos de 20 UI) *Bordetella pertussis* VHB Virus Polio Inactivado Hib	0,5 ml 6 semanas a 24 meses (por encima de 24 meses no se ha establecida su seguridad)

Tabla 2. Vacunas frente a la tos ferina de baja carga antigénica combinadas con el toxoide antitetánico y con el toxoide diftérico de baja carga antigénica y (dTpa) disponibles en España.

Nombre comercial y laboratorio	Composición y producción	Volumen y edad de administración
Boostrix® GSK (dTpa)	Toxoide tetánico Toxoide diftérico *Antígeno de Bordetella pertussis*	0,5 ml ≥ 4 años
Triaxis® Sanofi Pasteur-MSD (dTpa)	Toxoide tetánico Toxoide diftérico *Antígeno de Bordetella pertussis*	0,5 ml ≥ 4 años

4.5.4 PAUTAS VACUNACIÓN

Vacunación infantil

La vacunación infantil completa consiste en la administración de un total de 4 ó 5 dosis de vacuna, siguiendo las recomendaciones de la Ponencia de Programa y Registro de Vacunaciones y aprobadas por la Comisión de Salud Pública el 5 de abril de 2016.

- 2 dosis durante el primer año de vida con un intervalo de 2 meses, a partir de los 2 meses de edad (2, 4,) administrada con la vacuna combinada hexavalente.
- Una dosis de refuerzo a los 11 meses, administrada con la vacuna combinada hexavalente.
- Una dosis a los 6 años en la que se usa la vacuna DTPa de carga completa combinada con la vacuna antipoliomielítica (DTPa-IPV). Esta dosis se aplica a los primovacunados con la pauta 2+1. Los vacunados con la pauta de primovacunación de tres dosis y refuerzo a los 18 meses (3+1), se vacunan con dTpa de carga reducida.

Vacunación en adultos de la tos ferina

Las estrategias de vacunación en adultos tienen por objetivo reducir la incidencia de la enfermedad en los lactantes menores de dos meses que aún no han iniciado su calendario de vacunación. De todas las estrategias propuestas, la única que ha demostrado efectividad es la vacunación de la embarazada en el último trimestre del embarazo.

Embarazadas

La vacunación en la embarazada ha demostrado ser efectiva para prevenir la tos ferina en menores de 3 meses. No se han observado problemas de seguridad en la gestación, en el parto, ni en el neonato debidas a la vacunación. Datos preliminares apuntan a que no hay reducción de la inmunogenicidad tras la primovacunación rutinaria en lactantes hijos de madres vacunadas durante el embarazo (blunting). La pauta de vacunación recomendada es de una dosis de dTpa entre las semanas 27 y 36 de gestación (idealmente entre la 28 y la 32). La vacuna se debe administrar en cada embarazo independientemente de su estado previo de vacunación.

Personal Sanitario

Con la finalidad de reducir la transmisión de la infección a los niños en los que la enfermedad puede cursar con complicaciones graves, se recomienda la vacunación con dTpa al personal sanitario que trabaja en áreas de pediatría y obstetricia, siempre que no hayan recibido con anterioridad dicha vacuna e independientemente del tiempo transcurrido desde la última dosis de vacuna Td.

Efectividad

Las vacunas actuales presentan una eficacia entre el 70% y el 88%, y no solamente protegen contra la enfermedad, sino que además también disminuyen la gravedad. La protección se inicia con la administración de la primera dosis en el lactante. Se estima que la tasa de protección frente a ingresos hospitalarios en menores de 2 años con 1, 2 ó 3 dosis es del 37%, 72% y 93%, respectivamente.

La inmunidad proporcionada no es completa ni para toda la vida. Algunos estudios han demostrado que aproximadamente el 20% de las personas vacunadas no están protegidas a los tres años después de la vacunación y que el 90% de los individuos vacunados hace más de 12 años están desprotegidos.

4.5.5 SEGURIDAD VACUNAL

Es una vacuna segura. La incorporación del componente *anti-pertussis* a la dT ampliamente usada en el embarazo no incrementa el riesgo de efectos adversos a la madre ni al feto.

Efectos adversos

Podemos observar reacciones locales (dolor, enrojecimiento y/o inflamación en el lugar de inyección) y sistémicas (fiebre inferior a 39 ºC, cefaleas, malestar, somnolencia).

Son infrecuentes la fiebre superior a 39 ºC, vómitos, hipertonía, hiperhidrosis o mialgias.

Contraindicaciones

La vacuna frente a la Tos ferina está contraindicada en el caso de que exista un antecedente de encefalopatía de etiología desconocida en la semana siguiente a una dosis previa con los tres componentes y en personas que hubieran sido vacunadas anteriormente con toxoides tetánico y diftérico presentaron trombocitopenia transitoria o complicaciones neurológicas.

4.5.6 BIBLIOGRAFÍA

- Campins et al. Tos ferina en España. Situación epidemiológica y estrategias de prevención y control. Recomendaciones del Grupo de Trabajo de Tos ferina.Enferm Infecc Microbiol Clin. 2013;31(4):240–253.
- Ficha técnica Boostrix. Agencia Española de Medicamentos y Productos Sanitarios Disponible en: https://www.aemps.gob.es/cima/pdfs/es/ft/63684/FT_63684.pdf. Último acceso 7 de noviembre del 2016.
- Ficha técnica Hexyon. European Medicines Agency. Disponible en: http://www.ema.europa.eu/docs/es_ES/document_library/EPAR_-_Product_Information/human/002796/WC500145758.pdf.
- Ficha técnica Infanrix Agencia Española de Medicamentos y Productos Sanitarios. Disponible en: https://www.aemps.gob.es/cima/pdfs/es/ft/61871/FT_61871.pdf. Último acceso 7 de noviembre del 2016.
- Ficha técnica Infanrix Hexa. European Medicines Agency. Disponible en: http://www.ema.europa.eu/docs/es_ES/document_library/EPAR_-_Product_Information/human/000296/WC500032505.pdf
- Ficha técnica Infanrix-IPV+Hib. Agencia Española de Medicamentos y Productos Sanitarios. Disponible en: https://www.aemps.gob.es/cima/pdfs/es/ft/62827/FT_62827.pdf. Último acceso 7 de noviembre del 2016.
- Ficha técnica Pentavac. Agencia Española de Medicamentos y Productos Sanitarios. Disponible en: https://www.aemps.gob.es/cima/pdfs/es/ft/62483/FichaTecnica_62483.html.pdf. Último acceso 7 de noviembre del 2016.
- Ficha técnica Triaxis. Agencia Española de Medicamentos y Productos Sanitarios. Disponible en: https://www.aemps.gob.es/cima/pdfs/es/ft/71870/FT_71870.pdf. Último acceso 7 de noviembre del2016.
- Generalitat de Catalunya. Agència de Salut Pública. Procediment d'actuació davant un cas de diftèria. 2015. Disponible en:

  http://canalsalut.gencat.cat/web/.content/home_canal_salut/professionals/recursos/protocols_i_recomanacions/33_difteria/Procediment-Difteria10062015.pdf. Último acceso el 8 de noviembre del 2016.

- Gobierno de España. Ministerio de Sanidad, Servicios Sociales e Igualdad. Dirección General de Salud Pública y Sanidad Exterior. Agencia Española de Medicamentos y Productos Sanitarios. Recomendaciones Aprobadas por la Ponencia de Programa y Registro de Vacunaciones. Vacunación de niños en los que no está indicada la vacuna frente a tos Ferina. 2009. Disponible en: https://www.msssi.gob.es/ciudadanos/proteccionSalud/infancia/docs/recomenTd2009.pdf. Último acceso el 9 de noviembre del 2016.
- Grupo de Trabajo Tos Ferina 2012 de la Ponencia de Programas y Registro de Vacunaciones. Revisión del programa de vacunación frente a tos ferina en España. Comisión de Salud Pública del Consejo Interterritorial del Sistema Nacional de Salud. Ministerio de Sanidad, Servicios Sociales e Igualdad, 2013. Disponible en:

  http://msc.es/profesionales/saludPublica/prevPromocion/vacunaciones/docs/TosFerina.pdf. Último acceso el 8 de noviembre del2016.
- Grupo de Trabajo tos ferina 2015 de la Ponencia de Programa y Registro de Vacunaciones. Adenda al programa de vacunación frente a tos ferina en España: vacunación en el embarazo. Comisión de Salud Pública del Consejo Interterritorial del Sistema Nacional de Salud. Ministerio de Sanidad, Servicios Sociales e Igualdad, 2015. Disponible en: http://www.msssi.gob.es/profesionales/saludPublica/prevPromocion/vacunaciones/docs/Adenda_TosFerinaEmbarazo.pdf. Último acceso el 8 de noviembre del 2016.
- Koepke R et al. Estimating the Effectiveness of Tetanus-Diphtheria-Acellular Pertussis Vaccine (Tdap) for Preventing Pertussis: Evidence of Rapidly Waning Immunity and Difference in Effectiveness by Tdap Brand. JID 2014;210:942–53.
- Moraga F, Campins M. Vacuna de la tos ferina. Reemergencia de la enfermedad y nuevas estrategias de vacunación. Enferm Infecc Microbiol Clin. 2015;33(3):190–196.
- Murphy TVet al. Advisory Committee on Immunization Practices (ACIP) Centers for Disease Control and Prevention (CDC). Prevention of pertussis, tetanus, and diphtheria among pregnant and postpartum women and their infants recommendations of the Advisory Committee on Immunization Practices (ACIP). MMWR Recomm Rep. 2008 May 30;57(RR-4):1-51.
- Organisation mondiale de la Santé. Genève. Note de synthèse: position de l'OMS concernant les vaccins anticoquelucheux. Aout 2015. WER 2015;90:435–460. Disponible en: http://www.who.int/wer/2015/wer9035.pdf?ua=1. Último acceso el 9 de noviembre del 2016
- Vilajeliu A et al. Protecting newborns against pertussis: the value of vaccinating during pregnancy. Expert Rev Vaccines. 2015;14(8):1051-3.
- World Health Organitzation. Pertussis Vaccine Position Paper.Evidence to recomendation. Table I. Efficacy/Effectiveness of Pertussis Vaccines in Immunocompetent Infants and Children. Update 2 october 2.015. Disponible en:
  http://www.who.int/immunization/position_papers/PertussisGradeTable1.pdf?ua=1. Último acceso el 9 de noviembre del2016.

- World Health Organitzation. Pertussis Vaccine Position Paper.Evidence to recomendation. Table 2. Safety of pertussis vaccines in immunocompetent infants and children. Table 2a. Safety of Whole Cell Pertussis Vaccines (wP) in Immunocompetent Infants and Children. Update 2 october 2.015. Disponible en:

  http://www.who.int/immunization/position_papers/PertussisGradeTable2.pdf?ua=1. Último acceso el 9 de noviembre del 2016.
- World Health Organitzation. Pertussis Vaccine Position Paper.Evidence to recomendation. Table III. Evidence to recomendations. Update 2 october 2.015. Disponible en: http://www.who.int/immunization/position_papers/PertussisGradeTable3.pdf?ua=1. Último acceso el 9 de noviembre del2016.
- Zhang L, Prietsch SOM, Axelsson I, Halperin SA. Acellular vaccines for preventing whooping cough in children. Cochrane Database of Systematic Reviews 2014, Issue9. Art. No.: CD001478. DOI: 10.1002/14651858.CD001478.pub6.

4.6 HAEMOPHILUS INFLUENZAE

Autores: Saúl Barreales Soto, José Antonio Navarro Alonso.

Haemophilus influenzae o bacilo de Pfeiffer es una bacteria que forma parte de la flora habitual de la nasofaringe en niños y adultos sanos. Sin embargo, algunas de estas bacterias pueden poseer cápsula, una característica que puede convertirlas en un riesgo para la salud, como es el caso del *H. influenzae* tipo b.

4.6.1 FORMAS DE CONTAGIO

La especie humana es el único reservorio conocido de *H. influenzae.* El ser humano puede ejercer de portador sin estar enfermo, representando estos individuos una fuente importante de diseminación del microorganismo. La prevalencia del estado de portador varía según factores socio-demográficos (el hacinamiento incrementa el riesgo de portador y transmisión de la bacteria) y de tipo económico. En la era pre-vacuna la mayoría de niños no inmunes habían sido portadores nasofaríngeos de la bacteria en algún momento de su vida.

Se sabe que el periodo de transmisibilidad finaliza de 24 a 48 horas después de iniciar el tratamiento antibiótico correspondiente.

La transmisión puede ser por gotas, y por contacto con secreciones respiratorias de una persona con enfermedad. Como medidas de aislamiento para las personas con enfermedad se recomiendan:

- Mantener distancia de al menos 1 metro con las personas con enfermedad.
- Uso de mascarillas en el trato con sujetos que implique proximidad menor a 1 metro.
- Aislamiento de otros enfermos, salvo que padezcan la misma enfermedad, de al menos 1 metro.
- Medidas estándar de aislamiento (lavado de manos, uso de guantes y mascarilla, batas protectoras en caso de procedimientos invasivos, así como eliminación y gestión adecuada de material contaminada en procedimientos invasivos).

4.6.2 MANIFESTACIONES CLÍNICAS

Esta bacteria puede estar asociada a infecciones agudas y crónicas. En el caso de las primeras, la gravedad es variable en función de que la bacteria sea capsulada (factor de virulencia capsular presente). Las cepas más virulentas son pues, las cepas capsuladas, siendo el 95% de las mismas identificables como serotipo b (Hib).

Las cepas sin cápsula se asocian a cuadros de infecciones inflamatorias de vías respiratorias altas generalmente más leves, como otitis media, sinusitis, conjuntivitis, que ocurren sobre todo en la edad infantil.

Las cepas capsuladas se asocian frecuentemente a cuadros clínicos graves, de carácter invasivo, como meningitis no epidémica, sepsis, epiglotitis (crup), celulitis (infección del tejido subcutáneo), neumonía, artritis, osteomielitis y pericarditis. De todas las personas con colonización nasofaríngea por *H. influenzae*, sólo un pequeño porcentaje desarrollará enfermedad invasiva por la bacteria.

En el caso de las infecciones crónicas, el papel de esta bacteria es más bien secundario, habiéndose aislado en pacientes con enfermedad pulmonar crónica, como fibrosis quística o enfermedad pulmonar obstructiva crónica (EPOC), pudiendo asociarse a reagudizaciones de la enfermedad de base.

4.6.3 RELEVANCIA EPIDEMIOLÓGICA

La incidencia de enfermedad por Hib se concentra entre los 4 y 18 meses de vida, siendo esta etapa de la vidala de mayor riesgo para desarrollar la enfermedad. Desde el nacimiento hasta los 2 meses de vida, existe protección por presencia de anticuerpos maternos en la sangre, adquiridos a través de la placenta durante el embarazo. Y a partir de los 24 meses, el sistema inmune de los niños es capaz de desarrollar una respuesta inmune potente contra el microorganismo.

Incluso con un tratamiento adecuado, un 5% de niños con meningitis por Hib mueren y hasta un 20-40% de los mismos sufren secuelas severas (ceguera, sordera, déficits en el aprendizaje). Esta tasa aumenta en zonas con falta de acceso a recursos, estando entre el 20 y el 60%.(http://www.research.ed.ac.uk/portal/files/8172081/Edmond_et_al_2010.pdf)

4.6.4 GRUPOS DE RIESGO

Las personas con condiciones de inmunosupresión representan un grupo especialmente vulnerable con riesgo elevado de enfermedades invasivas por Hib. Algunos de los factores que condicionan este riesgo son:

- Ausencia de función esplénica (bazo no funcionante o ausencia del mismo).
- Infección por virus de la inmunodeficiencia humana (VIH).
- Déficit de inmunoglobulinas, incluyendo enfermedades por déficit de inmunoglobulina de tipo G2.
- Déficit de proteínas en la sangre pertenecientes al sistema del complemento.
- Personas sometidas a trasplante de progenitores hematopoyéticos o médula ósea.
- Personas en tratamiento con quimioterapia o radioterapia por tumores malignos.

4.6.5 POR QUÉ DEBEMOS VACUNAR

Situación prevacunal

En el año 2000 antes de la introducción sistemática de la vacuna contra Hib en países de rentas bajas, el Hib era responsable de al menos 8,13 millones de casos de enfermedad grave (rango 7,33 - 13,2 millones), y de 371.000 muertes (rango 247 000–527 000) en niños entre 1 y 59 meses.(http://www.thelancet.com/pdfs/journals/lancet/PIIS0140-6736(09)61203-4.pdf) En países como Estados Unidos de América se observaba una aparición de 40-100 casos nuevos de enfermedad por cada100 000 niños menores de 5 años, con un pico entre los 6 y 11 meses. En Finlandia, por ejemplo, esta cifra era de 52/100.000 niños menores de 5 años.(http://jid.oxfordjournals.org/content/179/1/101.long)

Situación mundial postvacunal

En enero de 2006, un total de 102 países habían introducido la vacunación sistematizada frente al Hib en sus calendarios vacunales. A pesar de ello, la Organización Mundial de la Salud (OMS) estimó que en el año 2008 el 2% de las muertes mundiales en niños con menos de 5 años sin infección por virus de la inmunodeficiencia humana (VIH) eran debidas a enfermedad por *H. influenzae* tipo b, en cifras absolutas 203.000 casos (136.000 - 281.000).(http://www.who.int/bulletin/volumes/86/5/07-048769/en/)

En el año 2012, la OMS redactó un informe (http://apps.who.int/iris/bitstream/10665/75835/1/WHO_IVB_12.08_eng.pdf) donde analizaba todos los datos epidemiológicos disponibles sobre la enfermedad causada por esta bacteria, y cómo la introducción de la vacunación sistemática ha afectado a la incidencia de esta enfermedad. La información del documento se encuentra agregada por regiones mundiales con características epidemiológicas similares: Europa, Norte América y otros países industrializados, América Latina y África.

Europa, Norte América y otros países industrializados

La aparición de nuevos casos de enfermedad por Hib ha variado de forma significativa según las coberturas vacunales de la población. Por edades, los casos se concentran en los niños menores de 5 años. Se ha demostrado que un retraso en la edad de administración de esta vacuna, unido a circunstancias como hacinamiento de grupos de personas, se relacionan con aumento de nuevos casos de enfermedad.

América Latina

En muchos países del mundo, la ausencia o los imperfectos sistemas de vigilancia y notificación de la enfermedad generan cifras muy dispares que impiden interpretar correctamente la verdadera situación epidemiológica existente. Han existido diversas iniciativas para permitir conocer de forma exacta cuántos casos de enfermedad por Hib existen, y cómo la introducción de vacunas influye en este número. Como ejemplo, en la ciudad de Salvador de Bahía (Brasil) en 2004 estas iniciativas permitieron detectar una disminución de la incidencia de enfermedades en menores de 5 años, de 23-28 a 1 caso por cada 100.000 niños. (http://www.who.int/bulletin/volumes/86/5/07-048769/en/)

En el entorno metropolitano de la ciudad de Salvador (Brasil), se constató en el año 2004 a través de este sistema de vigilancia un decremento de la incidencia en menores de 5 años de 23-28 casos a 1 por cada 100.000 niños.

África

Gambia fue uno de los primeros países en introducir la vacuna, en 1993, observándose desde ese momento un decremento en el número de casos.(http://www.ncbi.nlm.nih.gov/pubmed/17630053) Este decremento fue de 200/100.000 en menores de 1 año en el periodo 1990-1993 (antes de la introducción de la vacuna) frente a cero casos en 2002, y de 60/100.000 a 0 en el caso de los niños menores de 5 años. En países como Sudáfrica, Malawi, Kenia, Uganda, Gambia se emplea de forma habitual una pauta de 3 dosis de vacuna, pero con tasas de cobertura vacunal variables entre los diferentes países; aun así, las tasas de incidencia de enfermedad por Hib se mantienen bajas.

Situación europea

En 2012 se notificaron al Centro Europeo de Control de Enfermedades (ECDC) 3.545 casos de enfermedad invasiva por *H. influenzae* (de cualquier cepa) (0,57 casos por cada 100.000 personas), concentrada en países de la zona norte. También se observó una distribución estacional en la notificación de casos, siendo más frecuentes en invierno.

La sepsis fue la manifestación clínica más frecuente de todos los casos de enfermedad por Hib, pero al estudiarlo por edades, entre 1 y 4 años la clínica más importante fue la meningitis. En menores de 1 año se observó que el serotipo capsulado de *H. influenzae* era el más común.

Situación en España

En España en 1993 y 1994 se estimó una incidencia de enfermedad invasiva por *H. influenzae* en menores de 5 años de 12,4 casos por 100.000 habitantes. (http://revista.isciii.es/index.php/bes/article/viewFile/67/66) Estudios en diversas Comunidades Autónomas muestran una disminución de la incidencia del 90% en menores de 5 años después de la introducción de la vacuna en 1998.

A través de la Red Nacional de Vigilancia Epidemiológica (http://www.isciii.es/ISCIII/es/contenidos/fd-servicios-cientifico-tecnicos/fd-vigilancias-alertas/fd-enfermedades/Renave informe anual 2013.pdf), en el año 2013 se notificaron al Servicio de Información

Microbiológica 97 casos de enfermedad invasora por H. influenza, 2 de ellos por *H. influenzae* tipo b, provenientes de nueve comunidades autónomas. Un 52,7% de los casos eran personas mayores de 65 años, y solo el 14% pertenecían a menores de 5 años (ver Figura a).Los dos casos de enfermedad invasora por *H. influenzae* tipo b correspondieron a una mujer de 47 años y a un hombre de 85 años.

Figura a.

Distribución de casos por grupos de edad de enfermedad invasiva por *H. influenzae* durante el año 2013. RENAVE. (Fuente: Sistema de Información Microbiológica, SIM).

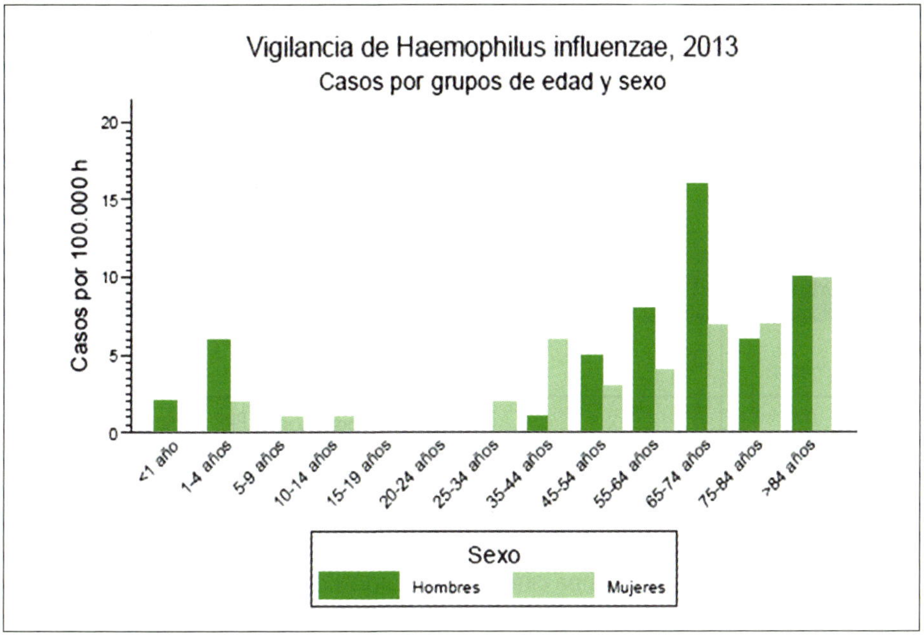

En general, el uso de vacunas anti-Hib conjugadas ha logrado pronunciados descensos, superiores al 90%, de las enfermedades invasivas por Hib en los países que han incluido estas vacunas en los programas de inmunización nacionales, por lo que la vacunación frente al Hib continúa siendo una intervención efectiva de salud pública.

No obstante, a pesar de lograrse altas coberturas, ningún país con más de 100.000 nacimientos por año ha sido capaz de reducir a cero la incidencia de enfermedad por Hib.

Se observa además que en la mayoría de países la incidencia de la enfermedad es máxima en el primer año de vida, hecho que justifica la optimización de los calendarios vacunales para una inmunización precoz individual.

después de la última dosis de la primovacunación y preferiblemente antes de los 18 meses de edad.

Las dosis de recuerdo se deben administrar de acuerdo con las recomendaciones oficiales, pero como mínimo se debe administrar una dosis de la vacuna conjugada de Hib.

Se puede considerar la administración de Infanrixhexa para la dosis de recuerdo si la composición está de acuerdo con las recomendaciones oficiales.

Población pediátrica:

No se ha establecido la seguridad y eficacia de Infanrixhexa en niños a partir de 36 meses de edad.

4.6.7 RECOMENDACIONES DE LA ORGANIZACIÓN MUNDIAL DE LA SALUD EN LAS PAUTAS DE INMUNIZACIÓN.

Los casos más graves de enfermedad por Hib suceden en niños entre 4 y 18 meses. La inmunización debería comenzar a las 6 semanas de edad, o lo más pronto posible. El beneficio de una vacunación será más evidente en aquellos países en los que la incidencia más grande es en edades más tempranas.

Por otra parte, en aquellos países donde existe una gran carga de morbi-mortalidad por esta enfermedad en edades más avanzadas, puede ser adecuado considerar una pauta de vacunación que contemple la dosis de recuerdo 2d+1 o 3d+1.

Deben tenerse en consideración las características epidemiológicas locales, el tipo de vacuna disponible (monovalente o combinada), para adecuarlo a los calendarios de inmunización rutinarios.

El intervalo entre dosis debe ser de, al menos, 4 semanas si se emplea una pauta de 3 dosis, o de 8 semanas si la pauta utilizada es de 2 dosis. La dosis de recuerdo ha de administrarse al menos 6 meses después de haber completado la vacunación primaria.

En el caso de que la vacunación se vea interrumpida, deberá continuarse sin repetir las dosis administradas. La pauta habitual de 3 dosis, o 2 dosis con dosis de recuerdo debe ser la utilizada en niños que empiecen la vacunación tarde, pero sean menores de 12 meses. En el caso de que se inicie la vacunación en mayores de 12 meses (primera dosis posterior a esta edad), solo debe administrarse una dosis.

No es necesaria la vacunación frente a Hib en niños sanos después de los 5 años.

Situaciones especiales de vacunación

Grupo de riesgo	Recomendaciones de vacunación frente a Hib
Individuos menores de 12 meses	Recomendaciones habituales de vacunación frente a Hib
Individuos entre 12 y 59 meses	Si no hay inmunización previa, o ha recibido 0 o 1 dosis antes de los 12 meses: administrar 2 dosis, separadas 8 semanas. En caso de haber recibido 2 o más dosis antes de los 12 meses: administrar 1 dosis al menos 8 semanas después de la última dosis. Si se ha completado la vacunación primaria y ha recibido una de recuerdo con 12 o más meses de edad, no son necesarias más dosis.
Individuos menores de 60 meses en tratamiento con quimioterapia o radioterapia	Si se administraron las dosis de vacuna 14 o más días antes del inicio del tratamiento: no se requiere revacunación. Si la dosis se administró con menos de 14 días, o durante el tratamiento: repetir las dosis al menos 3 meses después de haber completado el tratamiento.
Individuos de 15 o más meses, en espera de extirpación de bazo electiva	Si no está inmunizado: 1 dosis antes del procedimiento.
Individuos mayores de 59 meses y adultos con asplenia (falta de bazo)	Si no está inmunizado: 1 dosis.
Niños con VIH y sujetos con más de 60 meses	Si no está inmunizado: 1 dosis.
Adultos con VIH	No se recomienda vacunación frente a Hib.
Receptores de trasplante de progenitores hematopoyéticos	Vacunación con 3 dosis separadas al menos por 4 semanas, a los 6-12 meses del trasplante, sin importar el historial previo de vacunación.
Menores de 24 meses convalecientes de un episodio de enfermedad invasora	Vacunación según la edad, independientemente del número de dosis de vacuna recibidas con anterioridad (se considera no vacunado).

Tabla 1.

Porcentaje de coberturas de vacunación frente a sarampión-rubéola-parotiditis (SRP).
Total Nacional, 2004-2015.
(Fuente: Ministerio de Sanidad, Servicios Sociales e Igualdad).

Triple Vírica: Sarampión, Rubéola y Parotiditis (SRP)												
Años	2004	2005	2006	2007	2008	2009	2010	2011	2012	2013	2014	2015
Primera dosis: niños de 1 a 2 años meses	97,3	96,8	96,9	97,2	97,6	97,4	95,5	96,8	97,1	95,3	96,1	96,2
Segunda dosis: niños de 3 a 6 años	92,7	91,6	94,1	95,0	94,4	90,4	92,3	91,3	90,3	90,7	93,0	94,2

Gráfico 1.

Sarampión: número de casos declarados al año. España 1997-2013.
(Fuente: Instituto de Salud Carlos III 2015)

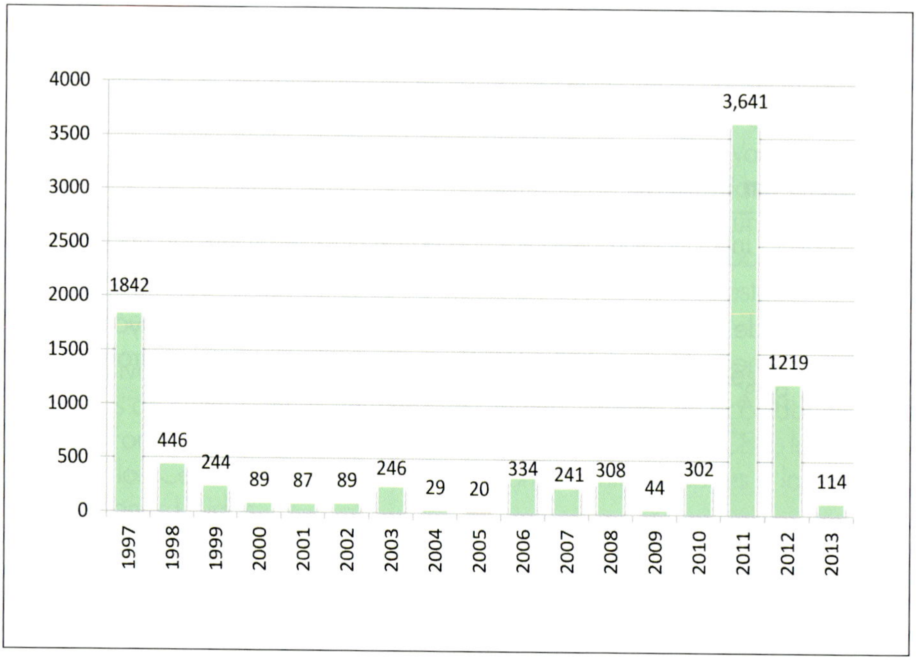

Así se ha pasado de 159.562 casos (tasa de 420,23/100.000 h) en el año 1982 a 114 casos declarados (tasa de 0,25/100.000 h) en el año 2013.

En el gráfico 1 se puede observar el número de casos declarados en España desde 1997 a 2013. Cabe destacar aumento de casos en el año 2011 con 3.641 casos declarados de los cuales un 58.0% se comunicaron en Andalucía, el 16.5% en la Comunidad de Madrid y el 8.4% en Cataluña. La mayoría de casos afectaron a cohortes que deberían estar correctamente vacunadas.

4.7.3 VACUNAS DISPONIBLES

Las vacunas disponibles actualmente en España contra el sarampión se presentan en el mercado en forma de vacuna triple vírica combinada frente al sarampión, la rubeola y la parotiditis (SRP).

En España existen vacunas autorizadas de virus vivos atenuados contra sarampión en formulación monovalente, AMUNOVAX, pero actualmente no está comercializada. Las vacunas monovalentes han dejado de utilizarse dando paso al uso de la vacuna combinada triple vírica. Actualmente hay 2 vacunas trivalentes autorizadas y 2 tetravalentes de virus vivos:

- PRIORIX, del laboratorio GlaxoSmithKline, S.A. Vacuna del sarampión, la parotiditis y la rubeola (virus vivos atenuados cepa del sarampión Schwarz).
- M-M-RVAXPRO, del laboratorio Sanofi Pasteur MSD SNC. Vacuna del sarampión, la parotiditis y la rubeola (virus vivos atenuados cepa del sarampión Enders' Edmonston).
- PROQUAD, del laboratorio Sanofi Pasteur MSD SNC. Vacuna del sarampión, la parotiditis, la rubeola y la varicela (virus vivos atenuados cepa del sarampión Enders' Edmonston). No comercializada en España.
- PRIORIX TETRA, del laboratorio GlaxoSmithKline, S.A. Vacuna del sarampión, la parotiditis, la rubeola y la varicela (virus vivos atenuados cepa del sarampión Schwarz).

Cualquiera de los 4 preparados está indicado para la vacunación simultánea contra el sarampión, la rubeola y la parotiditis. En el caso del preparado PROQUAD y PRIORIX TETRA se incluye también la inmunización contra la varicela.

Tabla 2.

Vacunas del sarampión, la parotiditis y la rubeola
(Fuente: Agencia española del medicamento y productos sanitarios).

Nombre de la vacuna	Laboratorio titular	Cepa que contiene	Indicada para grupo de edad	Vacunación primaria	Vacunación de refuerzo
PRIORIX	GlaxoSmithKline S.A	Virus vivos atenuados del sarampión (cepa Schwarz), la parotiditis (cepa RIT 4385, derivada de la cepa Jeryl Lynn) y la rubéola (cepa Wistar RA 27/3)	≥9 meses	- Una dosis a los 12 meses de edad o bien - Dos dosis*, la primera entre los 9 y los 12 meses de edad y la segunda no antes de cuatro semanas y no después de tres meses de la primera dosis.	Una dosis de acuerdo con las recomendaciones oficiales**
M-M-RVAXPRO	Sanofi Pasteur Msd Snc	Virus vivos atenuados del sarampión (cepa Enders´Edmonston), la parotiditis (cepa Jeryl Lynn [Nivel B]) y la rebéola (cepa Wistar RA 27/3)	≥12 meses En circunstancias especiales, a niños desde los 9 meses de edad	- Una dosis a los 12 meses de edad o bien - Dos dosis*, la primera entre los 9 y los 12 meses de edad y la segunda no antes de cuatro semanas y no después de tres meses de la primera dosis.	Una dosis de acuerdo con las recomendaciones oficiales**

** En caso de brote o viaje a una zona endémica.*

*** Actualmente la dosis de refuerzo está recomendada a los 3-4 años de edad*

Estas vacunas, producidas en embrión de pollo, pueden contener neomicina, sorbitol, lactosa, gelatina entre otros excipientes y varían en función del preparado comercial. La vacuna puede administrarse con seguridad a personas con alergia al huevo.

Está indicada su administración a partir de los 12 meses de edad siguiendo las recomendaciones del calendario común de vacunación español, por vía subcutánea y en la zona antero lateral del muslo o la zona deltoidea en función de la edad.

En caso de epidemia, las autoridades sanitarias pueden recomendar su administración a partir de los 9 meses de edad aunque esta dosis no será contabilizada y serán necesarias dos dosis más a partir de los 12 meses de edad.

4.7.4 PAUTAS DE VACUNACIÓN

La vacuna combinada SRP se administra en dos dosis.

El Consejo Interterritorial del Sistema Nacional de Salud en el calendario común de vacunación infantil español recomienda administrar la primera dosis a los 12 meses de edad y la segunda entre los 3-4 años. Esta dosis se puede aplicar antes si se respeta el periodo mínimo de 1 mes entre dosis.

En el caso de tener que aplicar calendarios de rescate, tanto en niños como en adultos, se recomienda aplicar las dos dosis separadas, al menos, de 1 mes.

La vacunación postexposición se puede realizar en las primeras 72 horas después de la exposición, siguiendo las recomendaciones de los servicios epidemiológicos locales.

4.7.5 INDICACIONES DE ESTA VACUNA

La OMS recomienda la inmunización frente a sarampión, parotiditis y rubéola en todos los niños y adultos susceptibles.

La vacunación sistemática del 95% de la población susceptible, impediría la circulación del virus generando inmunidad de grupo.

Niños

En España, se recomienda la vacunación sistemática de todos los niños a partir de los 12 meses, que es la edad más temprana en la que el sistema inmune es lo bastante maduro como para que se consiga una buena respuesta de anticuerpos (99% de seroconversión frente a sarampión), sin que interfieran los anticuerpos maternos que llegan al recién nacido a través de la placenta.

Adultos

También se recomienda la vacunación de todas aquellas personas adultas, nacidas con posterioridad al año 1966, sin historia demostrada de haber padecido la enfermedad o sin antecedentes de vacunación con, al menos, dos dosis de vacuna. Cabe recordar que las cohortes nacidas entre 1978 y 1994 recibieron una sola dosis de vacuna SRP.

Personal sanitario

La vacunación del personal sanitario es fundamental para el control y la eliminación de la enfermedad, evitando el contagio propio, de familiares y de compañeros y evitar ser fuente de contagio para los pacientes.

Los profesionales que trabajan en centros sanitarios deben tener evidencia de inmunidad frente al sarampión en cualquier de las siguientes situaciones:

- Documentación escrita de vacunación con 2 dosis de vacuna triple vírica administrada por lo menos 28 días de diferencia.
- Prueba de laboratorio de inmunidad.
- Confirmación de laboratorio de la enfermedad.

Viajeros internacionales

Los viajeros deberían proceder a revisión de su calendario vacunal frente al sarampión, antes de visitar determinadas zonas. El sarampión es una enfermedad común en algunas partes del mundo, incluidas algunas partes de Europa, Asia, el Pacifico y África. Los viajeros que contraen el sarampión durante un viaje a zonas endémicas pueden contagiar y ocasionar brotes en nuestro país a población susceptible, no vacunada o mal vacunada (casos importados).

Los niños a partir de los 9 a 11 meses de edad que deban realizar un viaje a zonas endémicas deberían recibir una dosis de vacuna SRP. Esta dosis temprana no sustituye las 2 posteriores marcadas en calendario.

Profilaxis post exposición

A las personas expuestas al sarampión que no tengan evidencia de haber padecido la enfermedad o de estar vacunados se les puede recomendar la vacunación profiláctica post exposición antes de las 72 horas del inicio de la exposición al virus.

4.7.6 EFICACIA DE LA VACUNA

Los ensayos clínicos realizados con cualquiera de las dos vacunas combinadas actualmente autorizadas en España muestran una eficacia frente a las enfermedades individuales causadas por los virus del sarampión, de la parotiditis y de la rubéola de entre 93% con una dosis, alcanzando casi el 100% cuando se administra una segunda. En el caso de las vacunas frente a sarampión los datos sugieren que ofrecen protección durante toda la vida.

4.7.7 SEGURIDAD DE LA VACUNA

El debate público sobre la seguridad de las vacunas trivalentes contra el sarampión, la rubéola y la parotiditis y la caída de las tasas de vacunación en diversos países persiste a pesar de su uso, prácticamente universal y de aceptada eficacia.

La experiencia acumulada de ensayos clínicos realizados como en el uso de la vacuna demuestran que la vacuna tiene un excelente perfil de seguridad.

Reacciones adversas

Efectos secundarios leves:

- Fiebre alta.
- Llanto anormal.
- Hinchazón de las glándulas en las mejillas o cuello.
- Reacciones locales en el lugar de la inyección

Si ocurren estos problemas, es por lo general, dentro de 7-12 días después de la inyección. Se producen con menos frecuencia después de la segunda dosis.

Efectos secundarios moderados:

- Convulsión febril (alrededor de 1 de cada 3.000 dosis).
- Dolor temporal y rigidez en las articulaciones, principalmente en mujeres adolescentes o adultas (hasta 1 de cada 4).
- Artralgia o artritis.
- Recuento de plaquetas bajo temporal, que puede causar un trastorno hemorrágico (alrededor de 1 de cada 30.000 dosis).

Efectos secundarios graves (muy raros):

- Reacción alérgica grave (menos de 1 de cada millón de dosis)
- Otros problemas graves se han comunicado después de recibir la vacuna, incluyendo: meningitis asèptica (1/1.000.000 millón de dosis)

Estos son tan raros que es difícil decir si son causados por la vacuna. Es importante notificar cualquier sospecha de reacción adversa posterior a la vacunación.

Contraindicaciones

- Embarazo. No obstante, se debería administrar la vacuna en el puerperio inmediato a aquellas mujeres no inmunes.
- Alergia grave a la vacuna (a la primera dosis)
- Reacción anafiláctica o hipersensibilidad algún componente de la vacuna: gelatina, neomicina, sorbitol etc.
- Inmunodeficiencia (salvo infección por el virus de la inmunodeficiencia humana en ciertas condiciones) o inmunodepresión, incluyendo la causada por determinados medicamentos.

Precauciones

- Enfermedad febril aguda >38,5º. Debe posponerse la vacunación hasta que remita la fiebre.
- Vacunación previa con vacuna de virus vivos en las últimas cuatro semanas.
- Historia de trombocitopénia o trombocitopénia púrpura.
- Necesidad de realizar el test de la tuberculina.
- Administrar con la debida precaución a personas con trastornos del sistema nervioso central susceptibles de padecer convulsiones febriles o con historia familiar de convulsiones.
- En personas que han recibido gammaglobulinas humanas o transfusiones sanguíneas, se debe retrasar la vacunación durante tres meses o más (hasta 11 meses), El intervalo específico depende del producto.

Como norma general, se debería realizar siempre el cuestionario prevacunal de niños, adolescentes y adultos.

Falsas contraindicaciones

La lactancia no supone ninguna contraindicación, ni para la madre ni para el hijo lactante.

Se puede administrar con seguridad la vacuna a la mayoría de los alérgicos al huevo.

Las personas con historial de reacción anafiláctica, anafilactoide u otras reacciones inmediatas posteriores a la ingestión de huevo, pueden tener más riesgo de reacciones de hipersensibilidad inmediata después de la vacunación, aunque se ha visto que este tipo de reacciones son muy raras.

4.7.8 BIBLIOGRAFÍA

- Agencia española del medicamento y productos sanitarios. Ministerio de sanidad, servicios sociales e igualdad. Informe de utilidad terapéutica de las vacunas frente a los virus del sarampión, la parotiditis y la rubéola. Disponible en: http://www.aemps.gob.es/medicamentosUsoHumano/vacunas/infoUtilTerapeutica/docs/infUtilTerap_triple-virica.pdf
- Agencia Española de Medicamentos y Productos Sanitarios Notificación de sospecha de reacción adversa. .Disponible en: http://www.aemps.gob.es/informa/notasInformativas/medicamentosUsoHumano/seguridad/ciudadanos/2013/NI-MUH_FV_03-2013-notifica-ram.htm
- Centers for disease control and prevention Contraindications and Precautions to Commonly Used Vaccines in Adults. 2015. Disponible en: http://www.cdc.gov/vaccines/schedules/hcp/imz/adult-contraindications-shell.html

- Domínguez A, Borras E. et al. El sarampión: 7ª Monografía de la Sociedad Española de Epidemiología. 2008 Sociedad Española de Epidemiología: disponible en: http://www.seepidemiologia.es/documents/dummy/el_sarampion.pdf
- European Centre for Disease Prevention and Control. Measles and rubella monitoring, January 2015. Reporting on January to December 2014 surveillance data and epidemic intelligence data to the end of January 2015. Disponible en: http://ecdc.europa.eu/en/publications/Publications/Measles-rubella-monitoring-first-quarter-2015.pdf
- Evaluación del protocolo de vacunación en alérgicos al huevo con vacuna triple vírica. Comunidad de Madrid, años 2007-2010. Recomendaciones del Comité de Expertos en Vacunas de la Comunidad de Madrid. Disponible en:
  http://www.madrid.org/cs/Satellite?blobcol=urldata&blobheader=application%2Fpdf&blobheadername1=Content-disposition&blobheadername2=cadena&blobheadervalue1=filename%3DAlergicos_huevo_TV_CAV-Madrid2011.pdf&blobheadervalue2=language%3Des%26site%3DPortalSalud&blobkey=id&blobtable=MungoBlobs&blobwhere=1272102427996&ssbinary=true
- Ficha técnica PRIORIX. Agencia Española de Medicamentos y Productos Sanitarios. Disponible en: http://www.aemps.gob.es/cima/fichasTecnicas.do?metodo=buscar&numDefinitivo=62314 .
- Ficha técnica PRIORIX TETRA. Agencia Española de Medicamentos y Productos Sanitarios. Disponible en: http://www.aemps.gob.es/cima/pdfs/es/ft/79632/FT_79632.pdf
- Ficha técnica MMR-VAXPRO. Agencia Española de Medicamentos y Productos Sanitarios Disponible en: http://www.aemps.gob.es/cima/fichasTecnicas.do?metodo=buscar&numDefinitivo=06337011.
- Ficha técnica PROQUAD. Agencia Española de Medicamentos y Productos Sanitarios Disponible en: http://www.aemps.gob.es/cima/fichasTecnicas.do?metodo=buscar&numDefinitivo=05323010
- General Recommendations on Immunization. Epidemiology and Prevention of Vaccine-Preventable Diseases. The Pink Book: Course Textbook - 13th Edition (2015): http://www.cdc.gov/vaccines/pubs/pinkbook/genrec.html
- Guía práctica de vacunaciones 2011. Juan J. Picazo, Fernando González.
- Hemeroteca del diario La Vanguardia: http://www.lavanguardia.com/hemeroteca/index.html
- Hidalgo Vicario MI, Montón Álvarez JL. VACUNAS, algo más que el calendario vacunal. Cuestiones y respuestas. AEPap / Sepeap – 2ª edición 2014.
- Informe de la vigilancia del sarampión, la rubéola i el síndrome de la rubéola congénita en España. Plan Nacional de eliminación del sarampión y de la rubéola. Centro Nacional de Epidemiología Instituto de Salud Carlos III. Disponible en: http://www.isciii.es/ISCIII/es/contenidos/fd-servicios-cientifico-tecnicos/fd-vigilancias-alertas/fd-enfermedades/fd-enfermedades-prevenibles-vacunacion/Informe-Sarampion_Rubeola-y-SRC_Espana-2012.pdf
- Instituto de Salud Carlos III. Enfermedades de Declaración Obligatoria. Disponible en: http://www.isciii.es/ISCIII/es/contenidos/fd-servicios-cientifico-tecnicos/fd-vigilancias-alertas/fd-enfermedades/enfermedades-declaracion-obligatoria-series-temporales.shtml
- Jain A, Marshall J, Buikema A, Bancroft T, Kelly JP, Newschaffer CJ. Autism Occurrence by MMR Vaccine Status Among US Children With Older Siblings With and Without Autism. JAMA. 2015;313(15):1534-1540. doi:10.1001/jama.2015.3077
- Miller E. Measles-mumps-rubella vaccine and the development of autism. Semin Pediatr Infect Dis. 2003 Jul;14(3):199-206.

- Ministerio de Sanidad, Servicios Sociales e Igualdad. Calendario de Vacunación Infantil recomendado para el año 2015. Disponible en: http://www.msssi.gob.es/ciudadanos/proteccionSalud/vacunaciones/docs/CalendarioVacunacion2015.pdf
- Measles and measles vaccination.Disponible en: http://www.cdc.gov/measles/hcp/index.html
- National Advisory Committee on Immunization (NACI). Egg allergy and MMR vaccine: New recommendations from the National Advisory Committee on Immunization. The Canadian Journal of Infectious Diseases. 1996;7(5):289-290. Disponible en: http://www.ncbi.nlm.nih.gov/pmc/articles/PMC3327424/
- Objetivos del desarrollo del milenio de la ONU: Disponible en: http://www.un.org/es/millenniumgoals/childhealth.shtml
- The editors of the Lancet. Retraction—Ileal-lymphoid-nodular hyperplasia, non-specific colitis, and pervasive developmental disorder in children. Lancet2010;375:445.
- Vaccine information.org Video library: http://www.vaccineinformation.org/videos/index.asp?vid_id_selected=%27%27&vid_srch=measles&vid_cat=&vid_sort=lacPostedDate
- Vacunaciones en el niño, de la teoría a la práctica. Manual Adaptado para los profesionales Sanitarios de Andalucía. Javier de Arístegui. 2006 Junta de Andalucía. Consejería de Salud. Disponible en: http://www.juntadeandalucia.es/salud/absys/documento/vacunaciones.pdf
- World Health Organization: Measles. Fact sheet N°286 Reviewed February 2015. Disponible en: http://who.int/mediacentre/factsheets/fs286/en/

OTROS RECURSOS

- Asociación Española de Vacunología. Preguntas al experto. Sarampión rubéola y parotiditis. Disponible en: http://www.vacunas.org/es/info-profesionales/preguntas-al-experto/tags-experto/sarampi%C3%B3n-rub%C3%A9ola-y-parotiditis?cid=174
- Centers for Disease Control and Prevention. Frequently Asked Questions about Measles in the U.S. Disponible en: http://www.cdc.gov/measles/about/faqs.html
- Immunization Action Coalition. Handouts: Vaccine Index. Measles: information about the disease and vaccines Questions and Answers. Disponible en: http://www.immunize.org/catg.d/p4209.pdf
- WebMD. Children's Health. Measles - Frequently Asked Questions. Disponible en: http://www.webmd.com/children/tc/measles-rubeola-frequently-asked-questions

FOTOGRAFÍAS

- Imagen 1 Steffen Bernard (Fuente Wikipedia). Dominio público
- Imagen 2: Esta imagen carece de autor. Dominio público
- Imagen 3: Biblioteca del Centro Europeo de Control de Enfermedades (ECDC), número de registro: #3168. Esta imagen carece de autor. Dominio público. https://commons.wikimedia.org/wiki/File:Morbillivirus_measles_infection.jpg?uselang=es.

4.8 RUBÉOLA

Autores. Glòria Mirada Masip, Pepi Estany Almirall, María José Álvarez Pasquín.

4.8.1 LA ENFERMEDAD

La rubéola es una infección vírica aguda y contagiosa, causada por un Rubivirus, de la familia Togaviridae. Por lo general, la enfermedad es leve en los niños, pero tiene consecuencias graves en las embarazadas porque puede causar muerte fetal o defectos congénitos en la forma del síndrome de rubéola congénita (SRC).

Reservorio y formas de transmisión

El reservorio es humano y el modo de transmisión es por vía aérea a través de las secreciones nasofaríngeas de la persona infectada. También puede hacerlo de forma indirecta a través de objetos y personas infectadas inaparentes.

El período de transmisión se puede producir desde 7 días antes a 5-7 días después de la aparición del exantema, pero es más contagiosa mientras persiste el exantema que por lo general es de1 a 5 días después de su aparición. También puede transmitirse a partir de casos subclínicos.

Manifestaciones clínicas

La clínica de la rubéola en niños y adultos es habitualmente benigna. El período de incubación de la rubéola es de 14 días (rango 12-23 días). Los síntomas a menudo son leves, y hasta el 50% de las infecciones pueden ser subclínicas o inaparentes.

En los niños más pequeños, la erupción cutánea (exantema maculopapular) suele ser la primera manifestación clínica (imagen 1-2).

En cambio, en niños mayores y adultos, durante 1 a 5 días le precede febrícula o fiebre menor de 39º C, malestar general, conjuntivitis leve, linfadenopatías y síntomas respiratorios. El exantema se parece al del sarampión pero es más breve (3 días) y rosado. Se observa en el 50-80% de los casos, se inicia en cara y cuello y se extiende al resto del cuerpo hasta los pies. Deja descamación pero no manchas residuales y es ocasionalmente pruriginoso.

Otras manifestaciones clínicas posibles son artralgias y artritis, que pueden ocurrir hasta en un 70% de las mujeres adultas que contraen la enfermedad, pero es raro en niños y hombres adultos.

Las complicaciones de la rubéola no son comunes, pero por lo general, son más frecuentes en adultos que en niños. La encefalitis se presenta en uno de cada

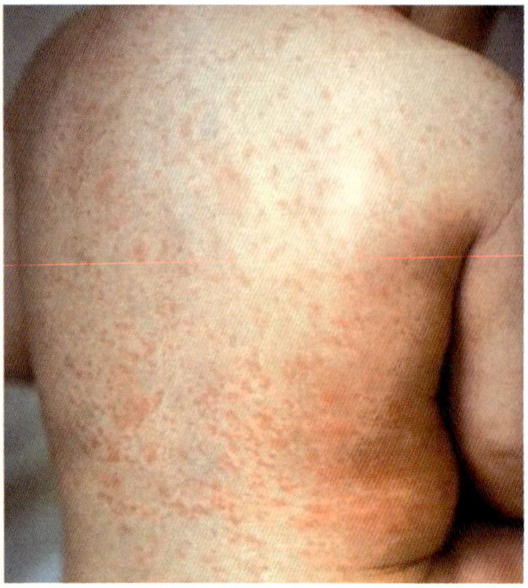

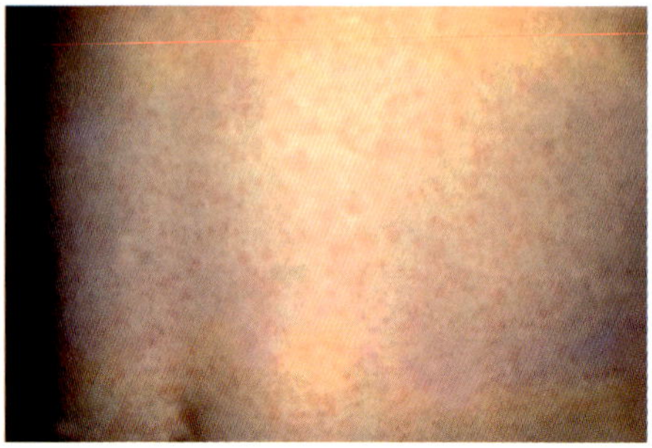

Imagenes 1 y 2.

Rubéola

6.000 casos, con mayor frecuencia en adultos (especialmente en mujeres) que en los niños. Las estimaciones de mortalidad varían de 0 a 50%. Las manifestaciones hemorrágicas ocurren en aproximadamente 1 por cada 3.000 casos, se producen con más frecuencia en niños que en adultos.

La infección por rubéola en una mujer embarazada puede producir aborto, muerte fetal o anomalías congénitas en el recién nacido.

Síndrome de rubéola congénita (SRC)

El riesgo y severidad de la infección congénita depende del momento en que se infecte la embarazada. La probabilidad de que la mujer transmita el virus al feto es del 90%.

Las consecuencias más graves de infección por rubéola se producen si se adquiere durante los primeros meses de embarazo. Así, la severidad de los efectos del virus en el feto depende del momento de gestación en que se produce la infección. Hasta un 85% de los niños infectados durante el primer trimestre del embarazo se encontraron con alguna afectación después del nacimiento. Los defectos son raros cuando la infección ocurre después de la semana 20 de gestación.

El virus puede afectar a todos los órganos del feto, causando la muerte fetal, aborto espontáneo, o malformaciones congénitas. Estos incluyen sordera, cataratas, ceguera, cardiopatías, microcefalia, retraso mental, alteraciones óseas, hepatoesplenomegalia, diabetes mellitus, disfunción tiroidea o anormalidades neurológicas.

Además, un bebé infectado con rubéola durante el embarazo puede continuar excretando el virus durante un año o más. Los contactos de estos pacientes deberán mantener adecuadas medidas de higiene personal y, si no están inmunizados frente a rubéola, se procederá a su vacunación. Ante la circunstancia de que estos pacientes ingresen en un hospital, se recomienda su aislamiento para evitar la transmisión de la infección. No existen evidencias claras sobre la eficacia preventiva de la administración inmunoglobulinas a una mujer embarazada infectada.

La sordera es la más común y con frecuencia la única manifestación de la infección por rubéola congénita, especialmente después del cuarto mes de gestación.

El mayor riesgo de SRC se registra en los países en los que las mujeres en edad fértil no tienen inmunidad contra la infección (adquirida por vacunación o por haber contraído antes la enfermedad).

Diagnóstico de laboratorio

Es posible la confirmación microbiológica de la infección reciente por rubéola mediante:

- Detección de anticuerpos IgM específicos en serología.
- Elevación significativa del título de anticuerpos IgG, específicos o seroconversión en pareja de sueros de fases aguda y convaleciente.
- Detección de ARN del virus por PCR en muestras clínicas (exudado nasofaríngeo, orina y/o suero).
- Aislamiento del virus en muestras clínicas (exudado nasofaríngeo u orina).

Para una mejor precisión en la confirmación de un caso de rubéola, se debe considerar el siguiente algoritmo diagnóstico:

a) En el caso de sospecha de rubéola:

- Suero para IgM:
  - ⇨ Positivo: (verificar con avidez de IgG* ⇨ BAJA avidez ⇨ CASO
  - ⇨ Negativo: estudio de IgG ⇨ Positivo: NO CASO
    - ⇨ Negativo: Hacer PCR y si este es negativo tomar otro suero (después de una semana), para estudiar de nuevo IgG e IgM

Un caso puede ser negativo a IgM e IgG si la muestra está recogida demasiado pronto (3 primeros días desde el inicio del exantema), en estos casos si no se ha obtenido un resultado positivo por PCR se debe recoger otra muestra de suero pasado este tiempo y repetir estas pruebas.

** Prueba específica para descartar posibles falsos positivos.*

- Exudado faríngeo y orina para PCR:
  - ➪ Positivo: CASO
  - ➪ Negativo: Valorar la serología.

b) En el caso de sospecha de rubéola en mujer gestante: El médico considerará además, la toma de muestras adicionales en los casos confirmados, como líquido amniótico, biopsias..., para estudio por PCR.

c) Estudio del recién nacido con sospecha de SRC:

- Suero para IgM:
  - ➪ Positivo: CASO**
  - ➪ Negativo: estudiar otro suero, si el primero está tomado en el primer mes de vida y existen síntomas de rubéola congénita o antecedente materno d e infección por rubéola durante embarazo ***.

  Estudio de IgG.

  ** *La determinación de avidez en el neonato es de difícil interpretación, por lo que no resulta aplicable.*

  *** *En algunas ocasiones, los recién nacidos infectados por rubéola presentan Ig M específica negativa hasta que tienen un mes de vida.*

- Exudado faríngeo, orina y cualquier otra muestra que sea considerada adecuada por el médico para PCR:
  - ➪ positivo: CASO.
  - ➪ negativo: Valorar la serología.

4.8.2 ¿POR QUÉ DEBEMOS VACUNAR?

Situación mundial

La prevención del SRC es el principal objetivo de los programas de vacunación contra la rubéola. Antes de la introducción de la vacuna, hasta cuatro niños de cada 1.000 nacidos vivos nacían con SRC.

Una epidemia de rubéola en los Estados Unidos durante los años 1964-1965 con 12,5 millones de casos de infección por rubéola dejó cerca de 20.000 recién nacidos con SRC.

El mayor riesgo de SRC se encuentra en países con altas tasas de susceptibilidad a la rubéola en mujeres en edad fértil. En 1996, se estimó que 22.000 bebés nacieron con SRC en África, 46.000 en el sudeste de Asia y cerca de 13.000 en el Pacífico Occidental.

La vacunación a gran escala en la última década ha prácticamente eliminado la rubéola y el SRC en numerosos países desarrollados y en algunos países en desarrollo. En la Región de las Américas de la OMS no se notifican casos endémicos de rubéola desde 2009. Las máximas tasas de SRC se registran en las regiones de la OMS de África y Asia Sudoriental, en las que la cobertura con la vacuna es la más baja. Durante el año 2015 hubo un brote de rubéola en Vietnam.

Incidencia en Europa

En Europa, la proporción de paises que administran vacuna de rubéola supera el 90% habiendo aumentado en los últimos años. Durante el año 2014, veintiocho países de la UE / EEE reportaron 6.110 casos de rubéola (Surveillance Atlas of Infectious Diseases):

En 22 de los 26 países que informaron la tasa de notificación de la rubéola fue de menos de un caso por millón de habitantes.

Polonia representó el 96,5% de todos los casos de rubéola reportados en este período. Se observó el mayor número de casos entre 1-9 años de edad, 38% de los casos no estaban vacunados.

Situación en España

Desde la introducción de los programas de vacunación, la incidencia de rubéola ha mostrado una disminución progresiva. Como se puede observar en el gráfico siguiente, esta disminución ha sido drástica a partir del año 1997, pasando de 3.828 casos (9,73 casos por 100.000 habitantes) a menos de 884 casos desde 1998, con 87 casos en el año 2004 (0,21casos por 100.000 habitantes) y 4 casos el año 2013 (0,01 casos por 100.000 habitantes).

Las tasas de incidencia de los últimos años indican una escasa circulación viral en nuestro país, con algunos pequeños brotes localizados en algunas comunidades autónomas, que han afectado principalmente a adultos jóvenes: población inmigrante y varones adultos no cubiertos en los programas de vacunación de nuestro país.

Según los datos de la encuesta de serovigilancia efectuada en la Comunidad de Madrid durante los años 1999-2000, la seroprevalencia en personas de 2 a 60 años fue superior al 95%. Los estudios realizados sobre gestantes mostraban unas cifras más elevadas y próximas al 99%. Sin embargo, la seroprevalencia era mucho más baja entre la población inmigrante en comparación con la autóctona. En muchos países la vacuna frente a la rubéola se ha incluido muy recientemente en los calendarios vacunales, especialmente importante ha sido en las personas de Latinoamérica. Ante esta situación se han producido una serie de brotes de rubéola que han mantenido unas circunstancias comunes:

Figura 1.
Rubéola: Número de casos declarados por año. España 1997-2013.
(Fuente origen de los datos: Instituto de Salud Carlos III)

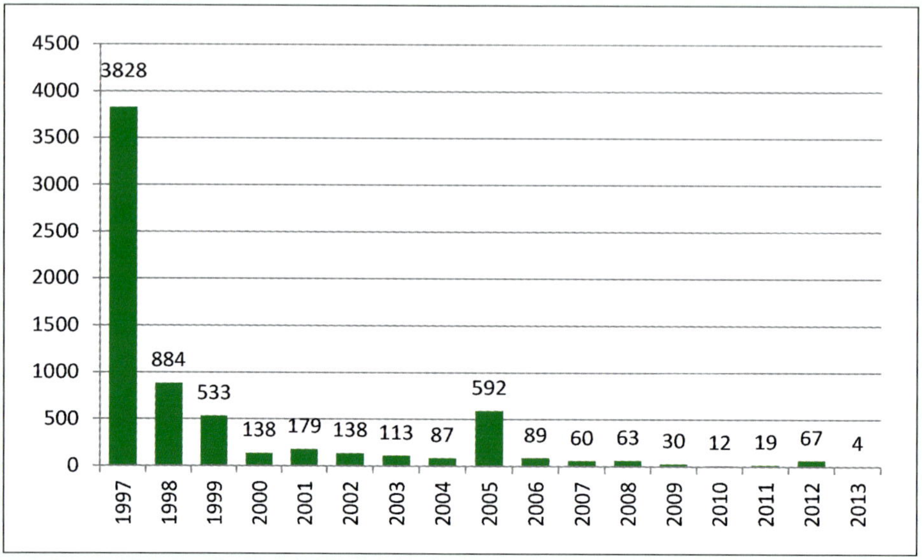

- En el año 2003, se produjo un brote de rubéola en la Comunidad de Madrid, que afectó principalmente a mujeres en edad fértil, el 74% (14 casos) eran mujeres de entre 15 y 38 años, procedentes de países latinoamericanos.
- En el año 2005 hubo otro brote importante en la misma comunidad autónoma con 460 casos. El 41,6% de las afectadas fueron mujeres. El 56,2% con un país de origen diferente a España, la mayoría latinoamericanos (221 casos),
- El mismo año se notificó un brote en Cataluña, afectando 8 personas, todas ellas de nacionalidad brasileña sin viajes previos, pero que residían en un núcleo reducido con personas inmigrantes. Ninguno de los casos estaba vacunado.

Desde la implantación de la Red Nacional de Vigilancia Epidemiológica en 1997, se han identificado 13 casos de SRC, de ellos ocho fueron notificados al sistema de vigilancia y los demás se han recuperado por búsqueda activa en la base de datos de altas hospitalarias (CMBD).

Desde el año 2003 al 2013 se han notificado 10 casos de SRC. Cabe destacar los 5 casos del año 2005, 2 en la Comunidad de Madrid, hijos de mujeres de 30 y 36 años respectivamente, procedentes de Colombia y no vacunadas; uno en Galicia relacionados con el brote de la Comunidad de Madrid, hijo de una mujer de 25 años de origen colombiano, que había estado en contacto con otros casos de rubéola en la Comunidad de Madrid y un caso en Valencia que podría estar relacionado con el brote de Madrid pero que no se pudo averiguar, es hijo de una mujer de 40 años de origen africano. Y un último caso en Cataluña, hijo de una mujer de 30 años de origen español, no vacunada.

4.8.3 RESPUESTA DE LA ORGANIZACIÓN MUNDIAL DE LA SALUD

La OMS recomienda que todos los países que no hayan adoptado aún la vacuna contra la rubéola consideren incorporarla a los programas existentes y bien establecidos de vacunación contra el sarampión. Hasta la fecha, son tres las regiones de la OMS que se han fijado como meta eliminar esa causa prevenible de defectos congénitos.

Con una situación epidemiológica como España, se incorporan además las siguientes actividades:

1. Notificación individualizada de los casos de rubéola.
2. Confirmación por laboratorio de los casos sospechosos de rubéola y estudio de los genotipos circulantes.
3. Vigilancia individualizada de los casos de SRC en niños de 0 a 11 meses de edad.
4. Monitorización de la prevalencia de anticuerpos frente a rubéola en la población de mujeres en edad fértil, para asegurar que se alcanza y mantiene una baja proporción de suscep tibles (<5%).

4.8.4 VACUNAS DISPONIBLES

En España, la vacuna frente a la rubéola en su forma monovalente se introdujo en 1978 en niñas a los 11 años de edad con el principal objetivo de prevenir el SRC.

La vacuna triple vírica (sarampión, rubéola y parotiditis) se introdujo en 1981 en el calendario de vacunación a los 15 meses de edad, manteniéndose la inmunización frente a la rubéola en las adolescentes.

En 1995 se añadió una segunda dosis de vacuna triple vírica a los 11 años de edad tanto en niñas como en niños. En 1999 esta segunda dosis se adelantó a los 3-6 años y se mantuvo la dosis de los 11 años hasta que todas las cohortes entre los 3 y los 11 años tuvieran la oportunidad de haber sido vacunadas.

La estrategia conjunta de eliminar sarampión y rubéola exige alcanzar y mantener, a nivel local y nacional, coberturas de vacunación con la primera y segunda dosis de triple vírica iguales o superiores al 95%. Se recomienda especial vigilancia de las mujeres en edad fértil, con el objetivo de mantener su nivel de susceptibilidad frente a rubéola por debajo del 5%.

Como se puede observar en la tabla siguiente, la cobertura de vacunación con vacuna triple vírica con la primera dosis a nivel nacional supera el 95%. En cambio, la cobertura con la segunda dosis es inferior a éste porcentaje, aunque se observa un ligero incremento en los últimos años.

Tabla 1.

Porcentaje de coberturas de vacunación frente a sarampión-rubéola-parotiditis (SRP). Total Nacional, 2004-2015.
(Fuente: Ministerio de Sanidad, Servicios Sociales e Igualdad).

Triple Vírica: Sarampión, Rubéola y Parotiditis (SRP)												
Años	2004	2005	2006	2007	2008	2009	2010	2011	2012	2013	2014	2015
Primera dosis: niños de 1 a 2 años meses	97,3	96,8	96,9	97,2	97,6	97,4	95,5	96,8	97,1	95,3	96,1	96,2
Segunda dosis: niños de 3 a 6 años	92,7	91,6	94,1	95,0	94,4	90,4	92,3	91,3	90,3	90,7	93,0	94,2

En España existen vacunas autorizadas de virus vivos atenuados contra rubéola en formulación monovalente pero no se comercializan actualmente.

Las vacunas monovalentes han dejado de utilizarse dando paso al uso de la vacuna combinada triple vírica frente al sarampión, la rubéola y la parotiditis (SRP).

Actualmente hay 2 vacunas trivalentes autorizadas y 2 tetravalentes de virus vivos:

- PRIORIX®, del laboratorio GlaxoSmithKline, S.A. Vacuna del sarampión, la parotiditis y la rubeola (virus vivos atenuados).
- M-M-RVAXPRO®, del laboratorio Sanofi Pasteur MSD SNC. Vacuna del sarampión, la parotiditis y la rubeola (virus vivos atenuados).
- PROQUAD®, del laboratorio Sanofi Pasteur MSD SNC. Vacuna del sarampión, la parotiditis, la rubeola y la varicela (vivos, atenuados). No comercializada en España.
- PRIORIX TETRA®, del laboratorio GlaxoSmithKline, S.A. Vacuna del sarampión, la parotiditis, la rubeola y la varicela (virus vivos atenuados).

Todas las vacunas contienen la misma cepa para la rubéola (Wistar RA 27/3) que ha demostrado ser altamente inmunógena.

Cualquiera de los 4 preparados está indicado para la vacunación simultánea contra el sarampión, la rubeola y la parotiditis. En el caso delos preparados PROQUAD® y PRIORIX TETRA®se incluye también la inmunización contra la varicela.

Tabla 2.

Vacunas del sarampión, la parotiditis y la rubeola
(Fuente: Agencia española del medicamento y productos sanitarios).

Nombre de la vacuna	Laboratorio Titular	Cepa que contiene	Indicada para grupo de edad	Vacunación primaria	Vacunación de refuerzo
PRIORIX	GlaxoSmithKline S.A	Virus vivos atenuados del sarampión (cepa Schwarz), la parotiditis (cepa RIT 4385, derivada de la cepa Jeryl Lynn) y la rubéola (cepa Wistar RA 27/3)	≥9 meses	- Una dosis a los 12 meses de edad o bien - Dos dosis*, la primera entre los 9 y los 12 meses de edad y la segunda no antes de cuatro semanas y no después de tres meses de la primera dosis.	Una dosis de acuerdo con las recomendaciones oficiales**
M-M-RVAXPRO	Sanofi Pasteur Msd Snc	Virus vivos atenuados del sarampión (cepa Enders´Edmonston), la parotiditis (cepa Jeryl Lynn [Nivel B]) y la rebéola (cepa Wistar RA 27/3)	≥12 meses En circunstancias especiales, a niños desde los 9 meses de edad	- Una dosis a los 12 meses de edad o bien - Dos dosis*, la primera entre los 9 y los 12 meses de edad y la segunda no antes de cuatro semanas y no después de tres meses de la primera dosis.	Una dosis de acuerdo con las recomendaciones oficiales**

** En caso de brote o viaje a una zona endémica.*
*** Actualmente la dosis de refuerzo está recomendada a los 3-4 años de edad*

Estas vacunas, producidas en embrión de pollo, pueden contener neomicina, sorbitol, lactosa, gelatina entre otros excipientes y varían en función del preparado comercial. La vacuna puede administrarse con seguridad a personas con alergia al huevo.

Está indicada su administración a partir de los 12 meses de edad siguiendo las recomendaciones del calendario común de vacunación español, por vía subcutánea y en la zona antero lateral del muslo o la zona deltoidea en función de la edad.

En situaciones especiales de riesgo se puede vacunar a niños a partir de los 6 meses de edad teniendo en cuenta que posteriormente habrá que administrar las dosis recomendadas en el calendario.

4.8.5 PAUTAS DE VACUNACIÓN

La vacuna combinada SRP se administra en dos dosis.

El Consejo Interterritorial del Sistema Nacional de Salud, en el calendario común de vacunación infantil español, recomienda administrar la primera dosis a los 12 meses de edad y la segunda entre los 3-4 años. Esta dosis se puede aplicar antes si se respeta el periodo mínimo de 1 mes entre dosis.

En el caso de tener que aplicar calendarios de rescate, tanto en niños como en adultos, se recomienda aplicar las dos dosis separadas al menos de 1 mes.

4.8.6 INDICACIONES DE ESTA VACUNA

La OMS recomienda la inmunización frente a sarampión, parotiditis y rubéola en todos los niños y adultos susceptibles.

La vacunación sistemática del 95% de la población susceptible, impediría la circulación del virus generando inmunidad de grupo.

Niños

En España, se recomienda la vacunación sistemática de todos los niños a partir de los 12 meses que es la edad más temprana en la que el sistema inmune es lo bastante maduro como para que se consiga una buena respuesta de anticuerpos, sin que interfieran los anticuerpos maternos que llegan al recién nacido a través de la placenta.

En los niños mayores de 12 meses no vacunados previamente han de recibir la primera dosis lo antes posible y una segunda dosis, dejando 1 mes entre ambas como mínimo o adaptándola a la segunda dosis planteada en calendario.

Adultos

Se recomienda la vacunación de todas aquellas personas adultas, nacidas con posterioridad al año 1966, sin historia demostrada de haber padecido la enfermedad o sin antecedentes de vacunación.

Es fundamental asegurar la inmunización de las mujeres en edad fértil, para evitar problemas en un posible embarazo. Se debe evitar el embarazo hasta un mes después de la vacunación.

Viajeros

Todos los viajeros ≥ 12 meses deben tener evidencia de inmunidad a la rubéola.

A diferencia del sarampión, no hay ninguna recomendación para vacunación contra la rubéola a lactantes menores de 12 meses antes de los viajes internacionales pero, como las recomendaciones van unidas a las del sarampión, se recomendará que los niños de 9 a 11 meses de edad que deban realizar un viaje a zonas endémicas deberían recibir una dosis de vacuna SRP.

Es importante garantizar que todas las mujeres en edad fértil y los inmigrantes recientes tengan evidencia de inmunidad a la rubéola, ya que estos grupos tienen un mayor riesgo de transmisión materno-fetal del virus de la rubéola.

Personal sanitario

La vacunación del personal sanitario es fundamental para el control y la eliminación de la enfermedad, evitando el contagio propio, de familiares y de compañeros y evitar ser fuente de contagio para los pacientes.

Todas las personas que trabajen en un centro de salud deben tener evidencia de inmunidad frente a la rubéola:

- Documentación escrita de vacunación con 1 dosis de la rubéola o vacuna SRP.
- Pruebas de laboratorio de inmunidad.
- Confirmación de laboratorio de infección por rubéola o enfermedad.

La administración de una sola dosis de vacuna triple vírica sería correcto. Sin embargo, debido a los requisitos de vacunación con 2 dosis frente al sarampión y el uso de la vacuna combinada implica que todos los profesionales sanitarios deben tener administradas 2 dosis de esta vacuna, asegurando una protección adicional contra el fracaso de la primera dosis de vacuna contra la rubéola.

Estos profesionales recién vacunados no requieren ningún tipo de restricción en sus actividades de trabajo.

Profilaxis post exposición

A las personas expuestas a la rubéola que no tengan evidencia de haber padecido la enfermedad o de estar vacunados, se les puede recomendar la vacunación profiláctica post exposición antes de las 72 horas del inicio de la exposición al virus.

4.8.7 EFICACIA

Los ensayos clínicos han demostrado que la inmunogenicidad de ambas vacunas es muy elevada. En los sujetos previamente seronegativos se detectaron anticuerpos, en un 99,3 % de ellos, tras la vacunación. Una sola dosis de vacuna confiere un nivel de inmunidad a largo plazo superior al 95%, que es similar a la que genera la infección natural.

4.8.8 SEGURIDAD DE LA VACUNA

El debate público sobre la seguridad de las vacunas trivalentes contra el sarampión, la rubéola y la parotiditis y la caída de las tasas de vacunación en diversos países persiste a pesar de su uso, prácticamente universal y aceptada eficacia. La experiencia acumulada de ensayos clínicos realizados como en el uso de la vacuna demuestran que la vacuna tiene un excelente perfil de seguridad. La vacunación sistemática de los niños contra el sarampión, combinada con campañas de inmunización masiva en países con elevada incidencia y mortalidad son estrategias de salud pública fundamentales para reducir la mortalidad mundial por sarampión. La vacuna contra el sarampión, que se viene utilizando desde hace más de 50 años, es segura, eficaz y barata. Inmunizar a un niño contra el sarampión cuesta aproximadamente menos de 1 EURO.

Reacciones adversas

Efectos secundarios leves:

- Fiebre alta.
- Llanto anormal.
- Sarpullido leve.
- Hinchazón de las glándulas en las mejillas o cuello.
- Reacciones locales en el lugar de la inyección

Si ocurren estos problemas, es por lo general dentro de 7-12 días después de la inyección. Se producen con menos frecuencia después de la segunda dosis.

Efectos secundarios moderados:

- Convulsión causada por la fiebre (alrededor de 1 de cada 3.000 dosis).
- Dolor temporal y rigidez en las articulaciones, principalmente en mujeres adolescentes o adultas (hasta 1 de cada 4).
- Recuento de plaquetas bajo temporal, que puede causar un trastorno hemorrágico (alrededor de 1 de cada 30.000 dosis).

Efectos secundarios graves (muy raros):

- Reacción alérgica grave (menos de 1 de cada millón de dosis)
- Otros problemas graves se han comunicado después de recibir la vacuna, incluyendo: sordera temporal (1/100.000 dosis), meningitis asèptica (1/1.000.000 millón de dosis)

Estos son tan raros que es difícil decir si son causados por la vacuna. Es importante notificar cualquier sospecha de reacción adversa posterior a la vacunación.

Vacuna triple vírica y autismo

En 1998, la publicación médica británica *The Lancet* dio a conocer un estudio que vinculaba la vacuna SRP con el autismo. Sin embargo, estudios científicos posteriores, cuidadosamente realizados han rebatido los resultados, no encontrando relación entre la vacuna y el autismo. En 2010, *The Lancet* se retractó del estudio, después de que el Colegio General Médico Británico acusase a su autor, el médico británico Andrew Wakefield, de actuar "de forma deshonesta e irresponsable".

Un artículo publicado en abril de 2015 en The Journal of The American Medical Association (JAMA) por Jain A, Marshall J, Buikema A, et al. en el que se han analizado los datos de más de 100.000 niños estadounidenses concluye que no hay relación entre el autismo y la vacuna de la triple vírica.

Contraindicaciones

- Embarazo. No obstante, se debería administrar la vacuna en el puerperio inmediato a aquellas mujeres no inmunes.
- Alergia grave a la vacuna (a la 1ª dosis)
- Reacción anafiláctica o hipersensibilidad algún componente de la vacuna: gelatina, neomicina, sorbitol etc.
- Inmunodeficiencia (salvo infección por el virus de la inmunodeficiencia humana en ciertas condiciones) o inmunodepresión, incluyendo la causada por determinados medicamentos.

Precauciones

- Enfermedad febril aguda >38,5º. Debe posponerse la vacunación hasta que remita la fiebre.
- Vacunación previa con vacuna de virus vivos en las últimas cuatro semanas.
- Historia de trombocitopenia o trombocitopenia púrpura.
- En caso de tuberculosis, posponer la vacunación hasta dos meses después del inicio del tratamiento

- Necesidad de realizar el test de la tuberculina.
- Administrar con la debida precaución a personas con trastornos del sistema nervioso central susceptibles de padecer convulsiones febriles o con historia familiar de convulsiones.
- En personas que han recibido gammaglobulinas humanas o transfusiones sanguíneas, se debe retrasar la vacunación durante tres meses o más (hasta 11 meses), El intervalo específico depende del producto.

Como norma general, se debería realizar siempre el cuestionario prevacunal de niños, adolescentes y adultos

Falsas contraindicaciones

La lactancia no supone ninguna contraindicación, ni para la madre ni para el hijo lactante.

Se puede administrar con seguridad la vacuna a la mayoría de los alérgicos al huevo.

4.8.9 BIBLIOGRAFÍA

- Agencia española del medicamento y productos sanitarios. Ministerio de sanidad, servicios sociales e igualdad. Informe de utilidad terapéutica de las vacunas frente a los virus del sarampión, la parotiditis y la rubéola. Disponible en: http://www.aemps.gob.es/medicamentosUsoHumano/vacunas/infoUtilTerapeutica/docs/infUtilTerap_triple-virica.pdf
- Agencia Española de Medicamentos y Productos Sanitarios Notificación de sospecha de reacción adversa. Disponible en: http://www.aemps.gob.es/informa/notasInformativas/medicamentosUsoHumano/seguridad/ciudadanos/2013/NI-MUH_FV_03-2013-notifica-ram.htm
- Amela C, Pachón I, De Ory F. Evaluation of the measles, mumps and rubella immunisation programme in Spain by using a sero-epidemiological survey. Eur J Epidemiol. 2003;18:71-9.
- Asociación Española de Pediatría. Enfermedades inmunoprevenibles. Rubéola. Disponible en: http://vacunasaep.org/profesionales/enfermedades/rubeola
- Centers for disease control and prevention. Rubella (German Measles, Three-Day Measles). Disponible en: http://www.cdc.gov/rubella/index.html
- Centers for disease control and prevention. Travelers' Health.The Yellow book. Chapter 3: Infectious Diseases Related to Travel. Rubella. Disponible en: http://wwwnc.cdc.gov/travel/yellowbook/2016/infectious-diseases-related-to-travel/rubella
- Centers for disease control and prevention. Contraindications and Precautions to Commonly Used Vaccines in Adults. 2015. Disponible en: http://www.cdc.gov/vaccines/schedules/hcp/imz/adult-contraindications-shell.html

- Centers for Disease Control and Prevention. Vaccines and Immunizations.The Pink Book: Course Textbook - 13th Edition (2015). Rubella. Disponible en: http://www.cdc.gov/vaccines/pubs/pinkbook/rubella.html#rubella
- Kroger AT, Duchin J, Vázquez M. General Best Practice Guidelines for Immunization. Best Practices Guidance of the Advisory Committee on Immunization Practices (ACIP). https://www.cdc.gov/vaccines/hcp/acip-recs/general-recs/index.html
- Centers for Disease Control and Prevention. Vaccines and Immunizations. Manual for the Surveillance of Vaccine-Preventable Diseases. Chapter 15: Congenital Rubella Syndrome. Disponible en: http://www.cdc.gov/vaccines/pubs/surv-manual/chpt15-crs.html
- Domínguez A, Plans P, Costa J, Torner N, Cardeñosa N, Batalla J, et al. Seroprevalence of measles, rubella, and mumps antibodies in Catalonia, Spain: results of a cross-sectional study. Eur J Clin Microbiol Infect Dis. 2006;25:310-7.
- Encuesta de Serovigilancia de la Comunidad de Madrid (III). Boletín Epidemiológico de la Comunidad de Madrid. 2002; vol 8 (5)
- European Centre for Disease Prevention and Control. Measles and rubella monitoring, January 2015. Reporting on January to December 2014 surveillance data and epidemic intelligence data to the end of January 2015. Disponible en: http://ecdc.europa.eu/en/publications/Publications/Measles-rubella-monitoring-first-quarter-2015.pdf
- European Centre for Disease Prevention and Control. Surveillance Atlas of Infectious Diseases. Disponible en: http://ecdc.europa.eu/en/data-tools/atlas/Pages/atlas.aspx
- Evaluación del protocolo de vacunación en alérgicos al huevo con vacuna triple vírica. Comunidad de Madrid, años 2007-2010. Recomendaciones del Comité de Expertos en Vacunas de la Comunidad de Madrid. Disponible en: http://www.madrid.org/cs/Satellite?blobcol=urldata&blobheader=application%2Fpdf&blobheadername1=Content-disposition&blobheadername2=cadena&blobheadervalue1=filename%3DAlergicos_huevo_TV_CAV-Madrid2011.pdf&blobheadervalue2=language%3Des%26site%3DPortalSalud&blobkey=id&blobtable=MungoBlobs&blobwhere=1272102427996&ssbinary=true
- Ficha técnica Priorix. Agencia Española de Medicamentos y Productos Sanitarios. Disponible en: http://www.aemps.gob.es/cima/fichasTecnicas.do?metodo=buscar&numDefinitivo=62314.
- Ficha técnica Priorix tetra. Agencia Española de Medicamentos y Productos Sanitarios. Disponible en: http://www.aemps.gob.es/cima/pdfs/es/ft/79632/FT_79632.pdf
- Ficha técnica MMR-VaxPro. Agencia Española de Medicamentos y Productos Sanitarios Disponible en: http://www.aemps.gob.es/cima/fichasTecnicas.do?metodo=buscar&numDefinitivo=06337011.
- Ficha técnica Proquad. Agencia Española de Medicamentos y Productos Sanitarios Disponible en: http://www.aemps.gob.es/cima/fichasTecnicas.do?metodo=buscar&numDefinitivo=05323010

- General Garrido E, Álvarez MJ, Gómez J, Martín S, Kloppe P, Hernando T. Seroprevalencia de anticuerpos antirubéola en mujeres inmigrantes en edad fértil en 2 centros de salud en Madrid. Vacunas. 2004;5:75-8.
- Gutiérrez N, Sánchez J, Muñoz S, Tarin R, Delgado N, Saenz MC, et al. Seroprevalencia de anticuerpos frente a Treponema pallidum, Toxoplasma gondii, virus de la rubéola, virus de la hepatitis B y C y VIH en mujeres gestantes. Enferm Infecc Microbiol Clin. 2004;22:512-6.
- Hidalgo Vicario MI, Montón Álvarez JL. VACUNAS, algo más que el calendario vacunal. Cuestiones y respuestas. AEPap / Sepeap – 2ª edición 2014.
- Informe de la vigilancia del sarampión, la rubéola y el síndrome de la rubéola congénita en España. Plan Nacional de eliminación del sarampión y de la rubéola. Centro Nacional de Epidemiología Instituto de Salud Carlos III. Disponible en: http://www.isciii.es/ISCIII/es/contenidos/fd-servicios-cientifico-tecnicos/fd-vigilancias-alertas/fd-enfermedades/fd-enfermedades-prevenibles-vacunacion/Informe-Sarampion_Rubeola-y-SRC_Espana-2012.pdf
- Instituto de Salud Carlos III. Enfermedades prevenibles por vacunación. Plan de Eliminación del Sarampión y de la Rubéola en España. Disponible en: http://www.isciii.es/ISCIII/es/contenidos/fd-servicios-cientifico-tecnicos/fd-vigilancias-alertas/fd-enfermedades/fd-enfermedades-prevenibles-vacunacion/plan-eliminacion-sarampion-rubeola-espana.shtml
- Instituto de Salud Carlos III. Enfermedades de declaración obligatoria - Series temporales. Disponible en: http://www.isciii.es/ISCIII/es/contenidos/fd-servicios-cientifico-tecnicos/fd-vigilancias-alertas/fd-enfermedades/enfermedades-declaracion-obligatoria-series-temporales.shtml
- Instituto de Salud Carlos III. Protocolo de vigilancia de la Rubéola y del síndrome de Rubéola congénita en la fase de eliminación. Disponible en: http://www.isciii.es/ISCIII/es/contenidos/fd-servicios-cientifico-tecnicos/fd-vigilancias-alertas/fd-enfermedades/fd-enfermedades-prevenibles-vacunacion/Protocoloeliminacionrubeola.pdf
- Instituto de Salud Carlos III. Enfermedades de Declaración Obligatoria. Disponible en: http://www.isciii.es/ISCIII/es/contenidos/fd-servicios-cientifico-tecnicos/fd-vigilancias-alertas/fd-enfermedades/enfermedades-declaracion-obligatoria-series-temporales.shtml
- Jain A, Marshall J, Buikema A, Bancroft T, Kelly JP, Newschaffer CJ. Autism Occurrence by MMR Vaccine Status Among US Children With Older Siblings With and Without Autism. JAMA. 2015;313(15):1534-1540. doi:10.1001/jama.2015.3077
- The editors of the Lancet. Retraction—Ileal-lymphoid-nodular hyperplasia, non-specific colitis, and pervasive developmental disorder in children. Lancet2010;375:445.
- Torner N, Valerio L, Costa J, Parrón I, Domínguez A. Rubella outbreak in young adults of Brazilian origin in a Barcelona suburb, October-December 2005. Euro Surveill;11:(2):E060223.3. Disponible en: http://www.eurosurveillance.org/ew/2006/060223.asp

4.7.10 OTROS RECURSOS (PREGUNTAS Y RESPUESTAS)

- Centers for Disease Control and Prevention. Frequently Asked Questions about Measles in the U.S. Disponible en: https://www.cdc.gov/measles/about/faqs.html
- Immunization Action Coalition. Handouts: Vaccine Index. Rubella: Questions and Answers Information about the disease and vaccines. Disponible en: http://www.immunize.org/catg.d/p4218.pdf
- WebMD. Children's Health. Rubella (German Measles) - Frequently Asked Questions. Disponible en: http://www.webmd.com/children/tc/rubella-german-measles-frequently-asked-questions

4.7.11 IMÁGENES

- Imagen 1. Rash of rubella on skin of child's back. (Dominio público)
- Imagen 2. This patient presented with a generalized rash on the abdomen caused by German measles (rubella). Photo credit. CDC.(Dominio público)

4.9 PAROTIDITIS

Autores: Glòria Mirada Masip, Montse Danés Roca, María José Álvarez Pasquín.

La parotiditis es una enfermedad transmisible causada por un agente viral, el virus de la Parotiditis, de la familia *Paramyxovirus*.La primera manifestación clara y más frecuente es la inflamación de la glándula parótida, que puede ser uni o bilateral.

4.9.1 RESERVORIO Y FORMAS DE TRANSMISIÓN

El reservorio de los virus es exclusivamente humano, no existiendo reservorio animal ni vectores implicados.

El mecanismo de transmisión es por contacto directo, por vía respiratoria, de persona a persona. Los enfermos (incluso asintomáticos) transmiten la enfermedad a los huéspedes susceptibles por medio de aerosoles de saliva de pequeño tamaño emitidos al hablar, toser y estornudar.

El periodo de incubación de la enfermedad es de 15-18 días desde la exposición, aunque puede abarcar hasta 3 semanas.

El periodo de transmisibilidad se establece desde 2 días antes de la aparición de los primeros síntomas y se prolonga hasta 9 días después del comienzo de la enfermedad clínica, siendo el periodo de máxima transmisibilidad 2 días antes del inicio de la enfermedad hasta 4 días después.

La infección natural por este virus confiere protección durante toda la vida.

El diagnóstico es habitualmente clínico, apoyado por los antecedentes epidemiológicos. Éste se basa en el aislamiento del virus en la saliva, (pudiéndose encontrar, también, en la sangre o en la orina del paciente).

4.9.2 MANIFESTACIONES CLÍNICAS

Este virus causa una enfermedad sistémica que se inicia con escasos o nulos pródromos, consistentes en fiebre, mialgias, cefalea y dolor a nivel de la región parótidea, que se intensifica con los movimientos masticatorios y los alimentos ácidos. La fiebre cede en el transcurso de una semana, antes de que desaparezca la tumefacción de la glándula que puede requerir más de 10 días.

La primera manifestación clara y más frecuente (70% de los casos) suele ser la tumefacción de la glándula parótida, uni o bilateral, máxima hacia el tercer día (imagen 1-2).

Imagenes 1 y 2.

Tumefacción de la glándula parótida.

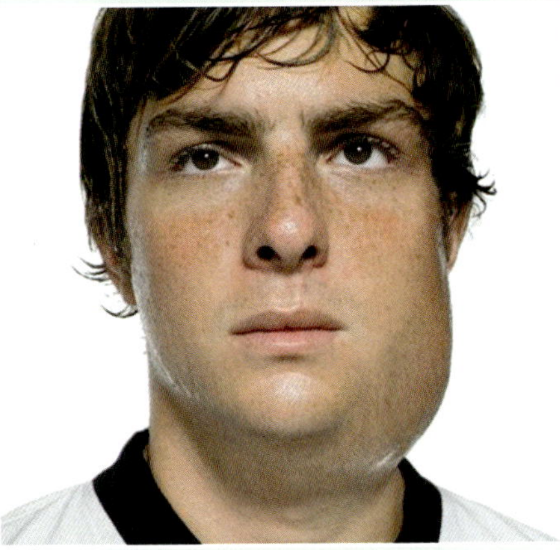

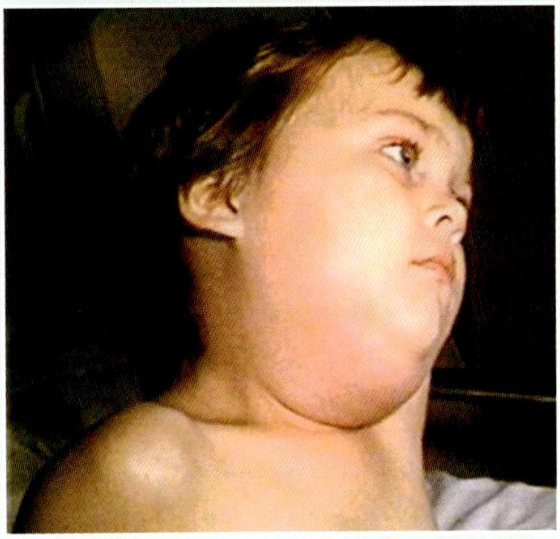

Es frecuente el compromiso simultáneo de glándulas submaxilares y sublinguales. Esta afectación de la parótida y otras glándulas salivares ocurre aproximadamente en un tercio de los casos.

Un 30-40% de todos los casos presenta infección inaparente, sobre todo en niños, en los que el cuadro es generalmente más benigno.

Las complicaciones son más frecuentes en adultos y pueden producirse sin que aparezca inflamación de la parótida. La más frecuente es la orquitis (inflamación del testículo), en un 20-30% de las parotiditis en hombres pospúberes y puede provocar atrofia del testículo afectado pero rara vez da esterilidad. Otras complicaciones frecuentes son la ooforitis (inflamación de uno o ambos ovarios), que afecta a un 5% de los casos en mujeres pospúberes y la pancreatitis, generalmente leve, que afecta a un 4% de los casos y suelen recuperarse espontáneamente en 3-7 días.

La meningoencefalitis aséptica se da en el 10% de los casos y los pacientes se recuperan, por lo general, sin complicaciones.

La sordera neurosensorial, por neuritis a nivel del nervio auditivo, es una complicación de baja frecuencia (5/10.000) pero grave, ya que generalmente es permanente aunque unilateral. Se considera una de las principales causas de sordera en la infancia. En la era prevacunal, la parotiditis provocaba sordera transitoria en un 4,1% de hombres adultos infectados.

Contraer parotiditis durante las primeras 12 semanas de embarazo está asociado a una incidencia de un 25% de abortos espontáneos, pero no se han observado malformaciones fetales tras la infección por el virus de la parotiditis durante el embarazo.

4.9.3 ¿POR QUÉ DEBEMOS VACUNAR?

La infección por el virus de la parotiditis es frecuentemente asintomática y la enfermedad suele ser leve, pero puede desencadenar una meningitis viral. Antes de la introducción de la vacuna, esta enfermedad afectaba a prácticamente todos los niños comportando unos costos económicos y sociales que justifica la vacunación, además de las complicaciones que puede causar y que incrementan estos costos.

Situación mundial

En la mayor parte de las regiones del mundo, la incidencia anual de parotiditis en ausencia de vacunación está comprendida entre 100 y 1.000 casos por cada 100.000 habitantes, con máximos epidémicos en ciclos de 2 a 5 años y con una tasa de letalidad de 1/10.000 casos.

Aunque en la mayoría de los países la inmunización con la vacuna da lugar a una reducción considerable de la incidencia de la parotiditis durante algunos años (<1 caso/100.000 habitantes durante 10 años), en varios países, entre ellos los Estados Unidos y el Reino Unido, se han registrado brotes importantes de parotiditis de 10 a 15 años después de la introducción de la vacuna en sus programas nacionales de inmunización. Recientemente se ha notificado una evolución semejante en la Arabia Saudita, los Emiratos Árabes Unidos, la Ribera Occidental y la Franja de Gaza. Estos brotes han afectado a grupos de más edad a los que no se había vacunado, así como a personas nacidas posteriormente a la introducción de la vacuna.

A pesar de la efectividad de la vacunación sistemática frente a la enfermedad, siguen produciéndose casos y brotes epidémicos, que se atribuyen en gran parte a un descenso de los anticuerpos protectores con el tiempo. El 43 % de los casos declarados en la Región Europea, entre 2007 y 2011 y en los que constan registros de vacunación, no estaban vacunados, mientras que el 57 % restante habían recibido una o dos dosis de vacuna, sugiriendo la posibilidad de la presentación de parotiditis modificada (breakthrough).

Se dispone de vacunas inocuas y eficaces contra la parotiditis desde el decenio de 1960. La mayoría de países industrializados y numerosos países con economía en transición, han incorporado la vacunación antiparotidítica en sus programas nacionales de inmunización. En la mayoría de los casos se utiliza la vacuna combinada contra el sarampión, la parotiditis y la rubéola (SRP).

En los países en los que se ha llevado a cabo una inmunización a gran escala contra la parotiditis, la incidencia se ha reducido de manera espectacular. En el siguiente gráfico se puede observar los países que la tienen introducida de manera sistemática. Según la OMS a finales de 2015, la vacuna contra la parotiditis se había introducido a escala nacional en 121 países.

Figura 1.

Países que utilizan vacunas que contienen parotiditis, en su calendario de vacunación infantil nacional, 2014. (Fuente: OMS)

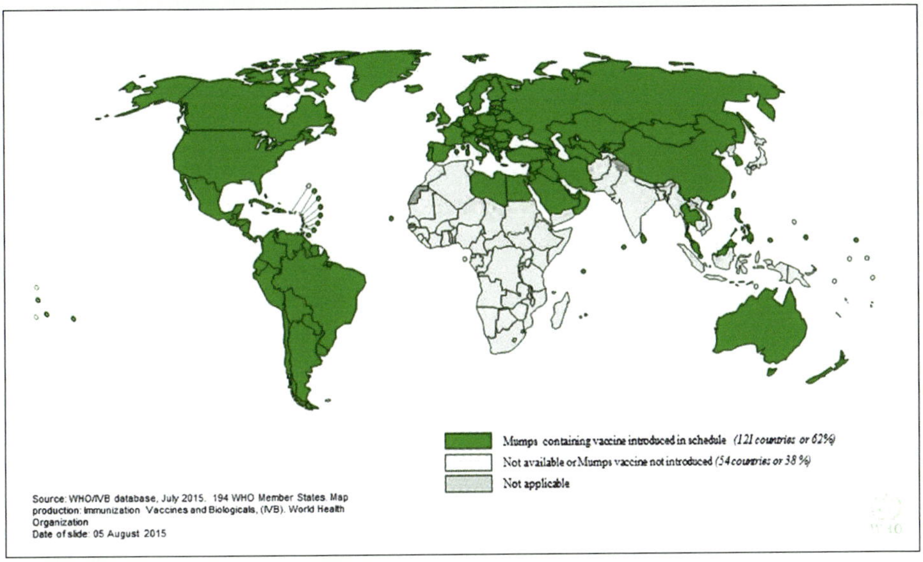

Documento de posición de la OMS

Se recomienda la vacunación sistemática contra la parotiditis en los países con un programa de vacunación infantil bien arraigado y eficaz y con capacidad para mantener una cobertura de vacunación elevada contra el sarampión y la rubéola (es decir, una cobertura superior al 80%) y donde la reducción de la incidencia de la parotiditis constituye una prioridad de salud pública. Basándose en la mortalidad y la carga de morbilidad, la OMS considera que la lucha contra el sarampión y la prevención del síndrome de rubéola congénita tienen más prioridad que la lucha contra la parotiditis. En los países que decidan utilizar la vacuna antiparotidítica se recomienda su combinación con las vacunas contra el sarampión y la rubéola.

Situación en Europa

En el informe anual de 23 países europeos de la EU/EEA correspondiente a 2011, sobre 12.362 casos declarados de parotiditis, se encontró una incidencia de 3,5 casos/100.000 habitantes. Alrededor del 50 % de las notificaciones fueron confirmadas. Aunque la parotiditis ocurrió en todos los grupos de edad, los más afectados fueron los comprendidos entre los 15 y 24 años, con una incidencia de 11,7/100.000 habitantes; entre 5-14 años fue de 16,6/100.000 habitantes y en el grupo de 0-4 años de 4,2/100.000 habitantes.

Situación en España

La enfermedad mantiene un patrón de presentación cíclico similar a la etapa prevacunal, con ondas epidémicas que aparecen cada 3 o 4 años. Como puede observarse en la gráfica siguiente, en el año 2010 se inició una nueva onda epidémica con 2.705 casos declarados y notificándose 13.960 casos en el año 2013, con una incidencia nacional de 30,0 casos por 100.000 habitantes, muy superior a la registrada en 2012 (20,7 casos por 1200.000 habitantes).

Figura 2.
Parotiditis: núm. casos declarados año España 1997-2013.
(Fuente origen de los datos: Instituto de Salud Carlos III).

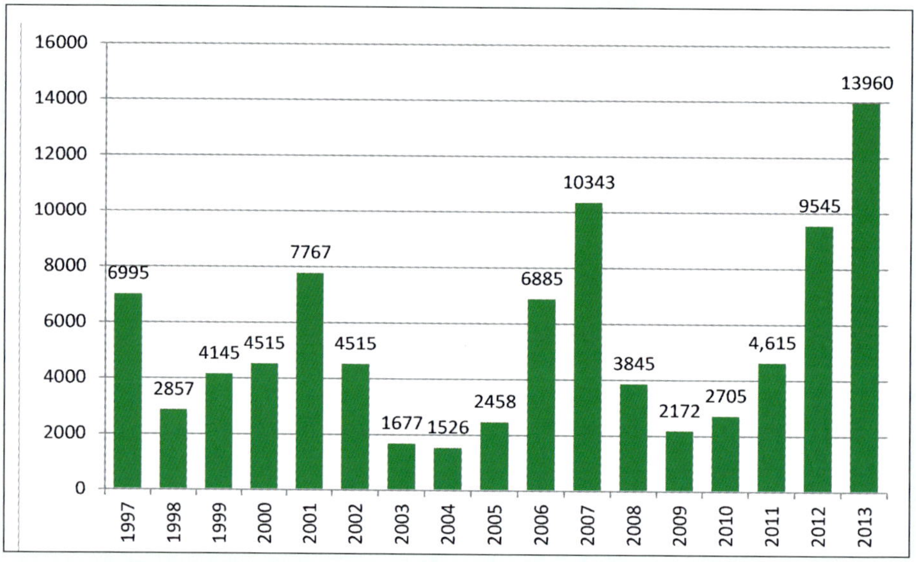

La incidencia de parotiditis varía según la comunidades autónomas: en el año 2013 las más altas se registraron en Asturias (149,4), Galicia (121,1) y Castilla y León (109,2). Los casos afectan fundamentalmente a adolescentes y adultos jóvenes vacunados entre 1993 y 1999 cuando se empleó masivamente una vacuna triple vírica cuyo componente antiparotiditis, la cepa *Rubini*, resultó escasamente inmunógeno.

Esta situación se reproduce en otros países que, al igual que España, tienen altas coberturas de vacunación pero tienen un acúmulo de individuos susceptibles debido tanto a la utilización de una cepa no efectiva, para algunas cohortes, como la menor respuesta de anticuerpos que genera el componente antiparotiditis si lo comparamos con las otras dos enfermedades que contiene la vacuna triple vírica (sarampión y rubéola).

4.9.4 VACUNAS DISPONIBLES

En el año 1948 se autorizó en Estados Unidos una vacuna antiparotidítica inactivada, utilizada entre 1950 y 1978, inducía inmunidad a corto plazo con una eficacia protectora baja. Desde entonces, en Japón, la antigua Unión Soviética, Suiza y los Estados Unidos se han perfeccionado vacunas vivas atenuadas.

En España, en un principio, se utilizaron como cepas vacunales de parotiditis la Jeryl-Lynn y la Urabe. A partir de 1992 se retiró la cepa Urabe por sus efectos secundarios y se fue incorporando gradualmente en las distintas Comunidades Autónomas la cepa Jeryl-Lynn, junto con la Rubini. La vacuna Rubini se administró de forma variable, durante los años 1993-1999, en la mayoría de las Comunidades Autónomas. A finales de1998 se produjo un brote de parotiditis en dos ciudades españolas, Almoradí (Valencia) y Manacor (Baleares) afectando sobre todo a niños de entre dos y cinco años, de los que el93 % estaban vacunados, la mayoría con la vacuna de parotiditis que contenía la cepa Rubini 1. El estudio de los brotes puso en evidencia la baja efectividad de la vacuna con cepa Rubini, lo que llevó a las autoridades sanitarias, a partir del año 1999, a restringir el uso de dicha vacuna a niños con alergia a algunos de los componentes de la Jeryl-Lynn. Así mismo, recomendó asegurar que todos los niños recibieran, al menos, una dosis de vacuna con una cepa vacunal distinta de la Rubini.

Actualmente las vacunas autorizadas de virus vivos atenuados contra la parotiditis están combinadas junto con el componente del sarampión y la rubéola: la vacuna combinada triple vírica frente al sarampión, la rubéola y la parotiditis (SRP).

En España, la vacuna triple vírica se introdujo en 1981 en el calendario de vacunación a los 15 meses de edad.

En 1995 se añadió una segunda dosis de vacuna triple vírica a los 11 años de edad. En 1999 esta segunda dosis se adelantó a los 3-6 años y se mantuvo la dosis de los 11 años hasta que todas las cohortes entre los 3 y los 11 años tuvieran la oportunidad de haber sido vacunadas.

La estrategia conjunta de eliminar sarampión, rubéola y parotiditis exige alcanzar y mantener, a nivel local y nacional, coberturas de vacunación con la primera y segunda dosis de triple vírica iguales o superiores al 95%.

Como se puede observar en la tabla siguiente, la cobertura de vacunación con vacuna triple vírica con la primera dosis a nivel nacional supera el 95%. En cambio, la cobertura con la segunda dosis es inferior a éste porcentaje, aunque se observa un ligero incremento en los últimos años.

Tabla 1.

Porcentaje de coberturas de vacunación frente a sarampión-rubéola-parotiditis (SRP). Total Nacional, 2004-2015.
(Fuente: Ministerio de Sanidad, Servicios Sociales e Igualdad).

Triple Vírica: Sarampión, Rubéola y Parotiditis (SRP)												
Años	2004	2005	2006	2007	2008	2009	2010	2011	2012	2013	2014	2015
Primera dosis: niños de 1 a 2 años meses	97,3	96,8	96,9	97,2	97,6	97,4	95,5	96,8	97,1	95,3	96,1	96,2
Segunda dosis: niños de 3 a 6 años	92,7	91,6	94,1	95,0	94,4	90,4	92,3	91,3	90,3	90,7	93,0	94,2

Actualmente hay 2 vacunas trivalentes autorizadas y 2 tetravalentes de virus vivos:

- PRIORIX®, del laboratorio GlaxoSmithKline, S.A. Vacuna del sarampión, la parotiditis y la rubeola (virus vivos atenuados).
- M-M-RVAXPRO®, del laboratorio Sanofi Pasteur MSD SNC. Vacuna del sarampión, la parotiditis y la rubeola (virus vivos atenuados).
- PROQUAD®, del laboratorio Sanofi Pasteur MSD SNC. Vacuna del sarampión, la parotiditis, la rubeola y la varicela (vivos, atenuados).
- PRIORIX TETRA®, del laboratorio GlaxoSmithKline, S.A. Vacuna del sarampión, la parotiditis, la rubeola y la varicela (virus vivos atenuados). No comercializada en España.

Cualquiera de los 4 preparados está indicado para la vacunación simultánea contra el sarampión, la rubeola y la parotiditis. En el caso delos preparados PROQUAD® y PRIORIX TETRA®se incluye también la inmunización contra la varicela.

Tabla 2.

Vacunas del sarampión, la parotiditis y la rubeola
(Fuente: Agencia española del medicamento y productos sanitarios).

Nombre de la vacuna	Laboratorio Titular	Cepa que contiene	Indicada para grupo de edad	Vacunación primaria	Vacunación de refuerzo
PRIORIX	GlaxoSmithKline S.A	Virus vivos atenuados del sarampión (cepa Schwarz), la parotiditis (cepa RIT 4385, derivada de la cepa Jeryl Lynn) y la rubéola (cepa Wistar RA 27/3)	≥9 meses	- Una dosis a los 12 meses de edad o bien - Dos dosis*, la primera entre los 9 y los 12 meses de edad y la segunda no antes de cuatro semanas y no después de tres meses de la primera dosis.	Una dosis de acuerdo con las recomendaciones oficiales**
M-M-RVAXPRO	Sanofi Pasteur Msd Snc	Virus vivos atenuados del sarampión (cepa Enders´Edmonston), la parotiditis (cepa Jeryl Lynn [Nivel B]) y la rebéola (cepa Wistar RA 27/3)	≥12 meses En circunstancias especiales, a niños desde los 9 meses de edad	- Una dosis a los 12 meses de edad o bien - Dos dosis*, la primera entre los 9 y los 12 meses de edad y la segunda no antes de cuatro semanas y no después de tres meses de la primera dosis.	Una dosis de acuerdo con las recomendaciones oficiales**

** En caso de brote o viaje a una zona endémica.*

*** Actualmente la dosis de refuerzo está recomendada a los 3-4 años de edad*

Estas vacunas, producidas en embrión de pollo, pueden contener neomicina, sorbitol, lactosa, gelatina entre otros excipientes y varían en función del preparado comercial. La vacuna puede administrarse con seguridad a personas con alergia al huevo.

Está indicada su administración a partir de los 12 meses de edad siguiendo las recomendaciones del calendario común de vacunación español, por vía subcutánea y en la zona antero lateral del muslo o la zona deltoidea en función de la edad.

En situaciones especiales de riesgo se puede vacunar a niños a partir de los 6 meses de edad teniendo en cuenta que posteriormente habrá que administrar las dosis recomendadas en el calendario.

Pautas de vacunación

La vacuna combinada SRP se administra en dos dosis.

El Consejo Interterritorial del Sistema Nacional de Salud en el calendario común de vacunación infantil español recomienda administrar la primera dosis a los 12 meses de edad y la segunda entre los 3-4 años. Esta dosis se puede aplicar antes si se respeta el periodo mínimo de 1 mes entre dosis.

En el caso de tener que aplicar calendarios de rescate, tanto en niños como en adultos, se recomienda aplicar las dos dosis separadas al menos de 1 mes.

4.9.5 INDICACIONES DE ESTA VACUNA

La OMS recomienda la inmunización frente a sarampión, parotiditis y rubéola en todos los niños y adultos susceptibles.

La vacunación sistemática del 95% de la población susceptible, impediría la circulación del virus generando inmunidad de grupo.

Niños

En España, se recomienda la vacunación sistemática de todos los niños a partir de los 12 meses, que es la edad más temprana en la que el sistema inmune es lo bastante maduro como para que se consiga una buena respuesta de anticuerpos, sin que interfieran los anticuerpos maternos que llegan al recién nacido a través de la placenta.

En los niños mayores de 12 meses no vacunados previamente, han de recibir la primera dosis lo antes posible y una segunda dosis, dejando 1 mes entre ambas como mínimo o adaptándola a la segunda dosis planteada en calendario.

Adultos

Se recomienda la vacunación de todas aquellas personas adultas, nacidas con posterioridad al año 1966, sin historia demostrada de haber padecido la enfermedad o sin antecedentes de vacunación.

Se debe evitar el embarazo hasta un mes después de la vacunación.

Viajeros

Existe un mayor riesgo para los viajeros no inmunizados cuando éstos viajan a zonas donde la vacunación, con vacuna triple vírica, no se realiza de forma sistemática. El riesgo se incrementa según la duración y condiciones de la estancia.

A diferencia del sarampión, no hay ninguna recomendación para vacunación contra la parotiditis a lactantes menores de 12 meses antes de los viajes internacionales pero, como las recomendaciones van unidas a las del sarampión, se recomendará que los niños de 9 a 11 meses de edad que deban realizar un viaje a zonas endémicas deberían recibir una dosis de vacuna SRP (para protección contra el sarampión), y niños de ≥ 12 meses y adultos deben recibir 2 dosis de la vacuna triple vírica con un intervalo mínimo de 28 días entre ambas dosis.

Personal sanitario

La vacunación del personal sanitario es fundamental para el control y la eliminación de la enfermedad, evitando el contagio propio, de familiares y de compañeros y evitar ser fuente de contagio para los pacientes.

Todas las personas que trabajen en un centro de salud deben tener evidencia de inmunidad frente a la parotiditis:

- Documentación escrita de vacunación con 2 dosis de vacuna SRP.
- Pruebas de laboratorio de inmunidad.
- Confirmación de laboratorio de infección por parotiditis o enfermedad.
- La administración de 2 dosis de la vacuna combinada asegura una protección adicional contra el fracaso de la primera dosis de vacuna.

Estos profesionales, recién vacunados, no requieren ningún tipo de restricción en sus actividades de trabajo.

4.9.6 EFICACIA

La evaluación de la efectividad de las diferentes vacunas es compleja, ya que se han utilizado diversas vacunas simultáneamente tanto a lo largo del tiempo como en una misma población. Se ha comprobado que el riesgo de padecer parotiditis en individuos vacunados depende de la vacuna utilizada. Todas las vacunas frente a la parotiditis, a excepción de la fabricada con la cepa Rubini, muestran tasas de seroconversión cercanas al 95 % a corto plazo tras una dosis a los 12 meses de edad. Sin embargo, a largo plazo, algunos estudios determinan una efectividad de la vacuna del 78% con una dosis y del 88% con dos dosis.

Actualmente se recomiendan esquemas de dos dosis para mantener niveles de protección adecuados a largo plazo. La OMS recomienda que no se utilice la cepa Rubini en los programas nacionales de inmunización.

4.9.7 SEGURIDAD DE LA VACUNA

Contraindicaciones

- Embarazo. No obstante, se debería administrar la vacuna en el puerperio inmediato a aquellas mujeres no inmunes.
- Alergia grave a la vacuna (a la 1ª dosis).
- Reacción anafiláctica o hipersensibilidad algún componente de la vacuna: gelatina, neomicina, sorbitol, etc.
- Inmunodeficiencia (salvo infección por el virus de la inmunodeficiencia humana en ciertas condiciones) o inmunodepresión, incluyendo la causada por determinados medicamentos.

Precauciones

- Enfermedad febril aguda >38,5º. Debe posponerse la vacunación hasta que remita la fiebre.
- Vacunación previa con vacuna de virus vivos en las últimas cuatro semanas.
- Historia de trombocitopénia o trombocitopénia púrpura.
- En caso de tuberculosis, posponer la vacunación hasta dos meses después del inicio del tratamiento
- Necesidad de realizar el test de la tuberculina.
- Administrar con la debida precaución a personas con trastornos del sistema nervioso central susceptibles de padecer convulsiones febriles o con historia familiar de convulsiones.
- En personas que han recibido gammaglobulinas humanas o transfusiones sanguíneas, se debe retrasar la vacunación durante tres meses o más (hasta11 meses), El intervalo específico depende del producto.

Como norma general, se debería realizar siempre el cuestionario prevacunal de niños, adolescentes y adultos.

4.9.8 SEGURIDAD DE LA VACUNA

El debate público sobre la seguridad de las vacunas trivalentes contra el sarampión, la rubéola y la parotiditis y la caída de las tasas de vacunación en diversos países persiste a pesar de su uso, prácticamente universal y aceptada eficacia.

La experiencia acumulada de ensayos clínicos realizados así como en el uso de la vacuna demuestran que tiene un excelente perfil de seguridad.

Reacciones adversas

Efectos secundarios leves:

- Fiebre alta.
- Llanto anormal.
- Sarpullido leve.
- Hinchazón de las glándulas en las mejillas o cuello.
- Reacciones locales en el lugar de la inyección.

Si ocurren estos problemas, es por lo general, dentro de 7-12 días después de la inyección. Se producen con menos frecuencia después de la segunda dosis.

Efectos secundarios moderados:

- Convulsión causada por la fiebre (alrededor de 1 de cada 3.000 dosis).
- Dolor temporal y rigidez en las articulaciones, principalmente en mujeres adolescentes o adultas (hasta 1 de cada 4).
- Recuento de plaquetas bajo temporal, que puede causar un trastorno hemorrágico (alrededor de 1 de cada 30.000 dosis).

Efectos secundarios graves (muy raros):

- Reacción alérgica grave (menos de 1 de cada millón de dosis)
- Otros problemas graves se han comunicado después de recibir la vacuna, incluyendo: sordera temporal (1/100.000 dosis), meningitis asèptica (1/1.000.000 millón de dosis)

Estos son tan raros que es difícil decir si son causados por la vacuna. Es importante notificar cualquier sospecha de reacción adversa posterior a la vacunación.

Falsas contraindicaciones

La lactancia no supone ninguna contraindicación, ni para la madre ni para el hijo lactante.

Se puede administrar con seguridad la vacuna a la mayoría de los alérgicos al huevo.

4.9.9 BIBLIOGRAFÍA

- Agencia española del medicamento y productos sanitarios. Ministerio de sanidad, servicios sociales e igualdad. Informe de utilidad terapéutica de las vacunas frente a los virus del sarampión, la parotiditis y la rubéola. Disponible en: http://www.aemps.gob.es/medicamentosUsoHumano/vacunas/infoUtilTerapeutica/docs/infUtilTerap_triple-virica.pdf
- Agencia Española de Medicamentos y Productos Sanitarios Notificación de sospecha de reacción adversa. Disponible en: http://www.aemps.gob.es/informa/notasInformativas/medicamentosUsoHumano/seguridad/ciudadanos/2013/NI-MUH_FV_03-2013-notifica-ram.htm
- Amela C, Pachón I, De Ory F. Evaluation of the measles, mumps and rubella immunisation programme in Spain by using a sero-epidemiological survey. Eur J Epidemiol. 2003;18:71-9.
- Asociación Española de Pediatría. Enfermedades inmunoprevenibles. Parotiditis. Disponible en: http://vacunasaep.org/profesionales/enfermedades/parotiditis
- Centers for disease control and prevention. Travelers' Health.The Yellow book. Chapter 3: Infectious Diseases Related to Travel. Mumps. Disponible en: http://wwwnc.cdc.gov/travel/yellowbook/2016/infectious-diseases-related-to-travel/mumps
- Centers for disease control and prevention. Contraindications and Precautions to Commonly Used Vaccines in Adults. 2015. Disponible en: http://www.cdc.gov/vaccines/schedules/hcp/imz/adult-contraindications-shell.html
- Centers for Disease Control and Prevention. Vaccines and Immunizations. The Pink Book: Course Textbook - 13th Edition (2015). Mumps. Disponible en: http://www.cdc.gov/vaccines/pubs/pinkbook/mumps.html
- Centers for Disease Control and Prevention. Vaccines and Immunizations. The Pink Book: Course Textbook - 13th Edition (2015). Recommendations on Immunization. Disponible en: http://www.cdc.gov/vaccines/pubs/pinkbook/genrec.html
- Domínguez A, Plans P, Costa J, Torner N, Cardeñosa N, Batalla J, et al. Seroprevalence of measles, rubella, and mumps antibodies in Catalonia, Spain: results of a cross-sectional study. Eur J Clin Microbiol Infect Dis. 2006;25:310-7.
- ECDC. Annual epidemiological report. Vaccine-preventable diseases 2014. Disponible en: http://www.ecdc.europa.eu/en/publications/Publications/AER-2014-VPD-FINA...
- Encuesta de Serovigilancia de la Comunidad de Madrid (III). Boletín Epidemiológico de la Comunidad de Madrid. 2002; vol 8 (5)
- Evaluación del protocolo de vacunación en alérgicos al huevo con vacuna triple vírica. Comunidad de Madrid, años 2007-2010. Recomendaciones del Comité de Expertos en Vacunas de la Comunidad de Madrid. Disponible en: http://www.

madrid.org/cs/Satellite?blobcol=urldata&blobheader=application%2Fpdf&blobheadername1=Content-disposition&blobheadername2=cadena&blobheadervalue1=filename%3DAlergicos_huevo_TV_CAV-Madrid2011.pdf&blobheadervalue2=language%3Des%26site%3DPortalSalud&blobkey=id&blobtable=MungoBlobs&blobwhere=1272102427996&ssbinary=true

- Ficha técnica Priorix. Agencia Española de Medicamentos y Productos Sanitarios. Disponible en: http://www.aemps.gob.es/cima/fichasTecnicas.do?metodo=buscar&numDefinitivo=62314 .
- Ficha técnica Priorix tetra. Agencia Española de Medicamentos y Productos Sanitarios. Disponible en: http://www.aemps.gob.es/cima/pdfs/es/ft/79632/FT_79632.pdf
- Ficha técnica MMR-VaxPro. Agencia Española de Medicamentos y Productos Sanitarios Disponible en: http://www.aemps.gob.es/cima/fichasTecnicas.do?metodo=buscar&numDefinitivo=06337011.
- Ficha técnica Proquad. Agencia Española de Medicamentos y Productos Sanitarios Disponible en: http://www.aemps.gob.es/cima/fichasTecnicas.do?metodo=buscar&numDefinitivo=05323010
- Hidalgo Vicario MI, Montón Álvarez JL. VACUNAS, algo más que el calendario vacunal. Cuestiones y respuestas. AEPap / Sepeap – 2ª edición 2014.
- Instituto de Salud Carlos III. Enfermedades de declaración obligatoria - Series temporales. Disponible en: http://www.isciii.es/ISCIII/es/contenidos/fd-servicios-cientifico-tecnicos/fd-vigilancias-alertas/fd-enfermedades/enfermedades-declaracion-obligatoria-series-temporales.shtml
- Instituto de Salud Carlos III. Situación de la parotiditis en España. Actualización año 2008.Disponible en: http://www.isciii.es/ISCIII/es/contenidos/fd-servicios-cientifico-tecnicos/fd-vigilancias-alertas/fd-enfermedades/Informe_Parotiditis_CNE_junio_2008.pdf
- Jain A, Marshall J, Buikema A, Bancroft T, Kelly JP, Newschaffer CJ. Autism Occurrence by MMR Vaccine Status Among US Children With Older Siblings With and Without Autism. JAMA. 2015;313(15):1534-1540. doi:10.1001/jama.2015.3077
- Miller E. Measles-mumps-rubella vaccine and the development of autism. Semin Pediatr Infect Dis. 2003 Jul;14(3):199-206.
- Ministerio de Sanidad, Servicios Sociales e Igualdad. Calendario de Vacunación Infantil recomendado para el año 2015. Disponible en: http://www.msssi.gob.es/ciudadanos/proteccionSalud/vacunaciones/docs/CalendarioVacunacion2015.pdf
- Ministerio de Sanidad, Servicios Sociales e Igualdad. Coberturas de vacunación. Datos estadísticos. Disponible en: http://www.msssi.gob.es/profesionales/saludPublica/prevPromocion/vacunaciones/coberturas.htm
- Organización Mundial de la Salud. Immunization, Vaccines and Biologicals. Mumps. Disponible en: http://www.who.int/immunization/topics/mumps/en/#

- Organización Mundial de la Salud. Health topics: Mumps. Disponible en: http://www.who.int/topics/mumps/en/
- Organización Mundial de la Salud. Documento de posición de la OMS. http://www.who.int/immunization/mumps_Spanish.pdf?ua=1
- Organización Mundial de la Salud. Cobertura vacunal. Nota descriptiva N°378 Septiembre de 2015. Disponible en: http://www.who.int/mediacentre/factsheets/fs378/es/
- Pons C, Pelayo T, Pachón I, Galmes A, González L, Sánchez C, Martínez F. Dos brotes de parotiditis en niños vacunados con cepa Rubini en España, indicando una baja eficacia de la vacuna. Euro Surveill. 2000;5(7):pii=14. Disponible en: http://www.eurosurveillance.org/ViewArticle.aspx?ArticleId=14
- The editors of the Lancet. Retraction—Ileal-lymphoid-nodular hyperplasia, non-specific colitis, and pervasive developmental disorder in children. Lancet2010;375:445.
- Vacunaciones en el niño, de la teoría a la práctica. Manual Adaptado para los profesionales Sanitarios de Andalucía. Javier de Arístegui. 2006 Junta de Andalucía. Consejería de Salud. Disponible en: http://www.juntadeandalucia.es/salud/absys/documento/vacunaciones.pdf

OTROS RECURSOS (PREGUNTAS Y RESPUESTAS)

- Asociación Española de Vacunología. Preguntas al experto. Sarampión rubéola y parotiditis. Disponible en: http://www.vacunas.org/es/info-profesionales/preguntas-al-experto/tags-experto/sarampi%C3%B3n-rub%C3%A9ola-y-parotiditis?cid=174
- Immunization Action Coalition. Handouts: Vaccine Index. Mumps: Questions and Answers Information about the disease and vaccines. Disponible en: http://www.immunize.org/catg.d/p4211.pdf
- WebMD. Children's Health. Mumps - Frequently Asked Questions. Disponible en: http://www.webmd.com/children/tc/mumps-frequently-asked-questions

IMÁGENES

- Imagen 1. Creative Commons. Immunization Action Coalition.
- Imagen 2. Centers for Disease Control and Prevention. The Public Health Image Library. Photos of Mumps Virus and People Affected by Mumps.

4.10 HEPATITIS B

Autores: Susana Martín Martín, Pedro José Bernal González.

4.10.1. LA ENFERMEDAD

La Hepatitis B es una enfermedad infectocontagiosa producida por el Virus de la Hepatitis B (VHB) y que afecta al hígado.

Manifestaciones clínicas

Una persona infectada por el VHB se puede encontrar en diferentes fases.

Hepatitis B aguda:

Después de un periodo de incubación variable entre pocas semanas y 6 meses desde la infección del VHB, el 70% presentará una forma asintomática o poco sintomática y el 30% (en mayor medida los pacientes infectados en la edad adulta) desarrollará síntomas clínicos con 3 periodos diferenciados:

- Periodo prodrómico: Fiebre, dolores musculares, cansancio y falta de apetito que puede durar entre 3 y 10 días.
- Periodo de ictericia: Color amarillento de la piel y los ojos (ictericia), orina color coca-cola, náuseas, vómitos, dolor abdominal e inflamación del hígado y el bazo. Puede durar entre 1 y 3 semanas. En los análisis de sangre, aparece aumento de transaminasas y marcadores de infección por el VHB, en concreto el antígeno de superficie HBs Ag.
- Periodo de convalecencia: Desaparece la ictericia y persiste el cansancio y la falta de apetito entre 1 y 3 meses en función de la edad.

Hepatitis fulminante:

Es un caso grave de hepatitis que ocurre en menos del 1% de las infecciones y tiene un riesgo elevado de muerte, de entre el 60% y el 93%.

Hepatitis crónica:

Se define por la persistencia del HBs Ag en sangre durante más de 6 meses. La edad del contagio es el factor más importante para el desarrollo de cronicidad. Los niños menores de un año la desarrollan entre un 80-90%, los menores de 5 años un 30-50% y los adultos el 2-5%. Durante este periodo, el paciente es portador del VHB, por lo que puede contagiar la infección y puede tener síntomas muy leves o estar completamente asintomático durante décadas. Se calcula que el 25% de los pacientes infectados durante la infancia y el 15% de los infectados en la edad adulta, mueren como consecuencia de una cirrosis o un cáncer de hígado.

Formas de contagio

- **De madre a hijo:** La embarazada portadora transmite el virus a través de secreciones vaginales en el momento del parto, a través de la placenta o por contacto estrecho en los primeros años de vida. En España, en la actualidad, se realizan controles a la embarazadas antes del parto, para detectar a la mujeres portadoras y poder evitar así, que transmitan el virus a los recién nacidos.
- **Contacto con sangre o secreciones contaminadas:** Pinchazos accidentales con material contaminado, trasfusiones sanguíneas no controladas.
- **Trasmisión sexual:** Relaciones sexuales con una persona portadora sin métodos de barrera (preservativos).

4.10.2 ¿POR QUÉ DEBEMOS VACUNAR?

La Organización Mundial de la Salud (OMS) estima que 2.000 millones de personas a nivel mundial han tenido contacto con el VHB, de los cuales 240 millones presentan una infección crónica y se estima que produce 780.000 muertes cada año, por cirrosis hepática o cáncer de hígado. En Europa, se calcula que el virus de la Hepatitis B es el responsable del 5-10% de los trasplantes hepáticos.

Se considera que el virus de la hepatitis B, es el segundo factor oncogénico (favorecedor del cáncer) más importante, después del tabaco.

En la época prevacunal, las infecciones por el virus de la hepatitis B constituían un importante problema de salud pública en España. Según Bruguera, a principios de los años 80 se producían cada año en España un mínimo de 15.000 hepatitis agudas con color amarillento de piel y ojos, 150 hepatitis agudas fulminantes, 4.500 hepatitis crónicas, 1.200 cirrosis hepáticas y 240 cánceres de hígado como consecuencia de la infección por el virus de la hepatitis B.

En España, desde que se iniciaron los programas de vacunación universal, entre 1996-2002, se ha observado un descenso del 80% en los casos de infección aguda y del 90% de los portadores entre los 15 y los 24 años.

En España, durante el 2014, se declararon 664 casos de hepatitis B, lo que corresponde a una tasa por 100.000 habitantes del 1,43, de los cuales se registraron 2 fallecimientos. En el periodo 2008-2014 la tendencia general de hepatitis B es descendente si bien, se aprecia un incremento no significativo en los últimos dos años respecto a 2012 que fue el año en que se declararon menos casos.

Gracias a los programas de detección del VHB que se realizan a las embarazadas antes del parto, se administra la vacuna en las primeras 24 horas de vida a los niños de madres portadoras y se ha conseguido, que los casos declarados de VHB en menores de un año, sea excepcional (ningún caso en 2014 y 2 casos en 2013).

4.10.3 VACUNAS DISPONIBLES

Las vacunas contra el VHB disponibles en España son inactivadas, por lo que, al no contener organismos vivos, no pueden producir la enfermedad.

Existen presentaciones que sólo protegen contra el VHB (monovalentes) y vacunas combinadas que protegen contra más de un virus.

Tabla 1.

Vacunas contra la Hepatitis B disponibles en España. (Vademecumvacuna.org).

Vacunas monovalentes				
Nombre comercial	Edad	Dosis(µg)	Volumen (ml)	Pauta de vacunación
Engerix B pediátrica	≤15	10	0,5	0, 1 y 6 meses; 0, 1, 2 y 12 meses
Engerix B adulto	≥16	20	1	0, 1 y 6 meses 11-15 años: 0 y 6 meses Insuficiencia renal/diálisis: Doble dosis 0, 1, 2 y 6 meses
HBVaxpro 5	<18	5	0,5	Hasta 15 años 0, 1 y 6 meses 0, 1, 2 y 12 meses
HBVaxpro 10	>19	10	1	Mayores de 16 años 0, 1 y 6 meses 0, 1, 2 y 12 meses
HBVaxpro 40	adultos	40	1	Insuficiencia renal/diálisis 0, 1 y 6 meses
Fendrix	>15	20	0,5	Insuficiencia renal/diálisis 0, 1, 2 y 6 meses
Vacunas combinadas				
Nombre comercial	Edad	Dosis(µg)	Volumen (ml)	Pauta de vacunación
Infanrix Hexa (DTPa+VI-P+Hib+VHB)	< 36 meses	10	0,5	2, 4 y 6 meses de edad
Hexyon (DTPa+VI-P+Hib+VHB)	<15	10	0,5	2, 4 y 6 meses de edad
Twinrix pediátrico (VHA+VHB)	≤15	10	0.5	0, 1 y 6 meses
Twinrix adulto (VHA+VHB)	≥16	20	1	0, 1 y 6 meses

DTPa: Difteria, tétanos, tosferinaacelular / VIP: Polioinactivada
Hib: Haemophilus influenzae b / VHA: Hepatitis A/ VHB: Hepatitis B

4.10.4 PAUTAS DE VACUNACIÓN

La prevalencia mundial estimada de la infección por el VHB en menores de 5 años era en 2015 de aproximadamente un 1,3%, en comparación con alrededor de un 4,7% en la era anterior a la vacunación. La dosis inicial deberá ir seguida de dos o tres dosis para completar la serie primaria. En la mayoría de los casos, se considera apropiada cualquiera de las dos opciones siguientes:

- tres dosis de la vacuna: la primera (monovalente) al nacer, y las dos subsiguientes (monovalentes o combinadas) al mismo tiempo que las dosis primera y tercera de la vacuna contra la difteria, la tos ferina y el tétanos (DTP); o
- cuatro dosis de la vacuna: la primera (monovalente) al nacer, y las tres subsiguientes (monovalentes o combinadas) al mismo tiempo que otras vacunas infantiles sistemáticas.

En resumen:

Lactantes: La pauta habitual de vacunación es de tres dosis; al nacimiento, 1-2 meses, 6 meses. En recién nacidos de madres no portadoras, se puede aplicar la pauta de 2-4-6 meses adaptándola a los calendarios de vacunación vigentes.

Adolescentes y adultos: Hasta los 15 años inclusive, se debe utilizar la presentación infantil de la vacuna y a partir de los 16 años la presentación de adultos. Se administran 3 dosis de vacuna, las más utilizada es a los 0, 1 y 6 meses, pero también han demostrado efectividad a los 0, 2 y 4 meses y a los 0, 12 y 24 meses.

No es necesario administrar dosis de recuerdo ni medir niveles de anticuerpos protectores tras la vacunación, excepto en grupos de riesgo.

Los grupos de riesgo a los que está indicado vacunar en países de endemicidad intermedia como España son:

- personas que necesitan transfusiones frecuentes de sangre o productos sanguíneos, pacientes sometidos a diálisis y receptores de trasplantes de órganos sólidos;
- reclusos;
- consumidores de drogas inyectables;
- parejas sexuales o personas que conviven con pacientes con infección crónica por el virus de la hepatitis B;
- personas con múltiples parejas sexuales;

- personal sanitario y otras personas que por su trabajo podrían estar expuestas al contacto con sangre y productos sanguíneos; y
- personas que no hayan recibido la serie completa de vacunas contra la hepatitis B y prevean viajar a zonas en las que la enfermedad sea endémica.

Viajeros

A los viajeros a zonas de riesgo no vacunados que requieran una protección inmediata, se les recomienda una pauta acelerada con 4 dosis, a los 0, 7, 21-30 días y a los 12 meses, consiguiendo un porcentaje de anticuerpos protectores al mes del 65% y al año del 99%.

4.10.5 EFECTIVIDAD DE LA VACUNA

La vacuna produce una respuesta de anticuerpos dirigida contra las proteínas de superficie (HBsAg) que evita la infección, al impedir la unión del VHB con las células del hígado. Es muy efectiva en la prevención de la enfermedad.

La vacunación universal a recién nacidos o lactantes y a grupos de riesgo, es la mejor estrategia para el control de la enfermedad.

La vacunación con 3 dosis con una pauta de 0, 1 y 6 meses, induce en un 95-98% de las personas, niveles de anticuerpos protectores antiHBsAg> 10mUI/ml.

4.10.6 PROFILAXIS POSTEXPOSICIÓN

Se utiliza inmunoglobulina específica frente al VHB (IgHB) y/o la vacuna en función del estado inmunitario de la fuente del contagio y del sujeto expuesto. Se deben administrar en lugares anatómicos diferentes y, preferiblemente, en las primeras 24 horas tras la exposición.

Perinatal

Los hijos de madres portadoras con HBsAg +, deben recibir en las primeras 12 horas de vida, la primera dosis de vacuna y una dosis de IgHB de 0,5 ml. Si se desconoce el estado inmunológico de la madre, se debe vacunar al recién nacido en las primeras 12 horas e investigar, con analítica, los anticuerpos de la madre. Si resultara positiva, se administrará la dosis de IgHB de 0,5 ml en la primera semana de vida y, preferiblemente, en las primeras 72 horas. Se debe completar la vacunación del recién nacido con 2 dosis más de vacuna, a los 1-2 meses y a los 6 meses. A partir de los 9 meses de vida, se debe realizar un análisis de sangre para detectar HBsAg y anti-HBs en el recién nacido.

Tabla 2. Profilaxis perinatal frente al VHB

Hijo de madre AgHBs +	1 dosis IgHB + 1ª dosis de vacuna < 12 horas + 2 dosis de vacuna (1 y 6 meses) Serología al recién nacido a los 9 meses.
Hijo de madre AgHBs desconocido	1ª dosis de vacuna < 12 horas de vida + Serología materna HBsAg -: No profilaxis HBsAg +: IgHB < 7 días 2 dosis de vacuna (1 y 6 meses)

AgHBs: Antígeno de superficie del virus de la hepatitis B

IgHB: Inmunoglobulina específica frente al virus de la hepatitis B. Se recomienda una dosis de 0,5 ml en las primeras 12 horas de vida. Se debe poner en un lugar anatómico diferente al de la vacuna.

Exposición accidental biológica o sexual

Por exposición con agujas o cutáneo mucosa en el medio sanitario o por agujas abandonadas en lugares públicos, por relaciones sexuales no protegidas con personas HBsAg+ o por haber mantenido relaciones sexuales con una persona diagnosticada de hepatitis B aguda, los 14 días previos.

Las medidas a tomar dependerán del estado inmunológico de la fuente del contagio y del estado de vacunación de la persona expuesta. Siempre que sea posible, se realizará una serología a la persona fuente del contagio, en cuanto se conozca el accidente.

- Si la fuente del contagio es HBsAg -, no es necesario realizar profilaxis. Se debe revisar el estado de vacunación del receptor para actualizarlo, en caso de que no se haya completado.
- Si la fuente del contagio es HBsAg+ o se desconoce, en función del estado de vacunación del receptor, nos podemos encontrar 4 situaciones:
  - El receptor está correctamente vacunado y se comprobó tras la vacunación, título de anticuerpos protectores > 10 mUI/ml. No es necesario realizar profilaxis.
  - El receptor no está vacunado o no ha completado la vacunación, se administrará IgHB junto con la dosis de vacuna en las primeras 24 horas y, posteriormente, se administrarán las dosis de vacuna necesarias, hasta completar las 3 dosis.

- Si el receptor ha sido vacunado con 3 dosis y se comprobó tras 1 o 2 meses que el título de anticuerpos era < 10 mUI/ml, se administra IgHB y se revacuna con 3 dosis completas. En los pacientes que, tras 6 dosis completas de vacunación no responden y mantienen títulos de anticuerpos <10 mUI/ml, se les considerará no respondedores, y ante exposición accidental, deben recibir 2 dosis de IgHB separadas de 1 mes.
- El receptor ha sido vacunado pero se desconoce la respuesta de anticuerpos, se comprobará la serología con analítica y si presenta anticuerpos > 10mUI/ml no es necesario realizar profilaxis. Si son <10 mUI/ml, se administrará una dosis de IgHB y una dosis de vacuna comprobando, a los 1-3 meses, de nuevo los anticuerpos y si se mantienen <10mUI/ml completar la vacunación con otras 2 dosis.

Tabla 3.

Profilaxis frente al VHB en caso de accidente biológico/sexual

Estado de vacunación del receptor	Estado inmunológico de la fuente	
	HBsAg+ o desconocido	HBsAg -
No vacunado	IgHB(1) + vacunación (3 dosis)	No profilaxis
Vacunado Anti-HBs>10 mUI/ml	No profilaxis	No profilaxis
Vacunado Anti-HBs<10 mUI/ml	IgHB + revacunar con 3 dosis	No profilaxis
Vacunado con respuesta desconocida	Serología del receptor Anti HBsAg<10: IgHB + 1 dosis de vacuna (2) AntiHBsAg>10: no profilaxis	No profilaxis
Vacunado No respondedor (3)	2 dosis de IgHB separadas 1 mes	No profilaxis

HBsAg: Antígeno de superficie del virus de la hepatitis B

IgHB: Inmunoglobulina específica frente al virus de la hepatitis B

(1) Se debe administrar, preferiblemente, dentro de las 24 horas tras la exposición con una dosis de 0,06ml/kg. No ha demostrado eficacia después de 7 días tras la punción y de 14 días tras contacto sexual con paciente diagnosticado de hepatitis B aguda. Si se administra conjuntamente con la vacuna, deberá ponerse en lugares anatómicos diferentes.

(2) Se debe comprobar la respuesta de anticuerpos protectores a los 1-3 meses de la dosis de refuerzo y si es <10mUI/ml se deben administrar 2 dosis más de vacuna.

(3) Se considera no respondedor, a la persona que tras 2 pautas completas de vacunación (6 dosis), a los 1-3 meses de la última dosis presenta anticuerpos protectores < 10mUI/ml.

- **Recién nacidos prematuros:** Los que pesan más de 2.000 gr serán vacunados igual que los lactantes a término. Los que pesen menos de 2.000gr de madres no portadoras, recibirán, la primera dosis 30 días después del nacimiento y a los 2 y 6 meses. Si la madre es portadora o se desconoce el estado, recibirán una dosis de vacuna en las primeras 12 horas de vida, junto con una dosis de anticuerpos específicos y se completará la vacunación posteriormente a los 1, 2 y 6 meses, recibiendo un total de 4 dosis.
- **Pacientes inmunodeprimidos o en hemodiálisis:** Pueden necesitar dosis más altas o más dosis de vacuna y es necesario comprobar tras la vacunación, que han alcanzado el nivel de anticuerpos protectores en sangre. Posteriormente, cada año se deben comprobar los niveles, para que, en caso de que desciendan, se administren dosis de recuerdo. Existe una vacuna específica para este grupo de pacientes (Fendrix) que se administra en 4 dosis 0, 1, 2 y 6 meses.
- **Pacientes con trasplante de órganos sólidos:** En estos pacientes, la infección por el VHB puede ser mucho más grave, por lo que es necesario, completar la vacunación antes de que se realice el trasplante. La pauta habitual de 0, 1 y 6 meses es la recomendada pero, en caso de que sea necesario, se pueden utilizar pautas aceleradas. Entre 1 y 3 meses, tras completar la vacunación, se recomienda medir en sangre el nivel de anticuerpos protectores, para que, en caso de que no hayan alcanzado los niveles adecuados, se administren dosis de recuerdo.
- **Niños inmigrantes o adoptados:** Se debe hacer una analítica de sangre para medir los anticuerpos frente al VHB. Si no presenta anticuerpos protectores, deben ser vacunados con 3 dosis, ajustándolo al calendario de vacunación recomendado.

4.10.9 BIBLIOGRAFÍA

- Asociación Española de Vacunología. Vacunación para el viajero. Disponible en: http://www.vacunas.org/vacunacion-para-viajeros/ [Consultado el 5 de noviembre de 2016]
- Asociación Española de Vacunología. Vademecum de vacunas en España. Disponible en: http://vademecumvacunas.org/ [Consultado el 5 de noviembre de 2016]
- Bruguera M, Sánchez Tapias JM. Epidemiología de la hepatitis B en España. MedClin (Barc) 1990;95:470-5.
- Centro Nacional de Epidemiología. CIBER Epidemiología y Salud Pública (CIBERESP). Instituto de Salud Carlos III. Resultados de la Vigilancia Epidemiológica de las enfermedades transmisibles. Informe anual 2014. Madrid, 2016. [acceso 5 de noviembre de 2016]. Disponible en: http://www.isciii.es/ISCIII/es/contenidos/fd-servicios-cientifico-tecnicos/fd-vigilancias-alertas/fd-enfermedades/pdf_2016/RENAVE_INFORME_ANUAL_2014.pdf

- E. Santos, A. Fuentes. Aspectos actuales de la patogenia, diagnóstico y tratamiento de la hepatitis B. Med Clin (Barc). 2007;128(15):579-83. Disponible en: http://www.elsevier.es/es-revista-medicina-clinica-2-articulo-aspectos-actuales-patogenia-diagnostico-tratamiento-13101614 [Consultado el 3 de noviembre de 2016]
- Grupo de expertos de la Secretaría del Plan Nacional sobre el sida (SPNS), Grupo de Estudio de Sida (GeSIDA), Sociedad Española de Medicina y Seguridad del Trabajo (SEMST), Sociedad Española de Medicina Preventiva, Salud Pública e Higiene (SEMPSPH), Asociación Española de Especialistas en Medicina del Trabajo (AEEMT), Sociedad Española de Salud Laboral en La Administración Pública (SESLAP), Asociación Nacional de Médicos del Trabajo en el Ámbito Sanitario (ANMTAS), Sociedad Española de Infectología Pediátrica (SEIP), Sociedad Española de Medicina de urgencias y Emergencias (SEMES) y Grupo de Estudio de Hepatitis Víricas-SEIMC (GEHEP). Documento de Consenso sobre Profilaxis postexposición ocupacional y no ocupacional en relación con el VIH, VHB y VHC en adultos y niños. (Marzo 2015) [acceso 5 de noviembre de 2016]. Disponible en: https://www.msssi.gob.es/ciudadanos/enfLesiones/enfTransmisibles/hepatitisC/informacion/docs/Profilaxis_postexposicion_ocupacional_y_no_ocupacional_VIH_VHB_VHC(PPE).pdf
- OMS Organización Mundial de la Salud. Hepatitis B Nota descriptiva Nº 024 2016 (julio) [acceso 4 de mayo de 2017]. Disponible en: http://www.who.int/mediacentre/factsheets/fs204/es/
- Organización Mundial de la Salud OMS. Iniciativa global sobre la seguridad de las vacunas. Vacunas contra la hepatitis B. Disponible en: http://www.who.int/vaccine_safety/committee/topics/hepatitisb/es/ [Consultado el 5 de noviembre de 2016]

4.11 HEPATITIS A

Autores: Huaxing Liu, José Javier Gómez Marco, Jesús Ruiz Aragón.

4.11.1 LA ENFERMEDAD

La Hepatitis A es una enfermedad infectocontagiosa producida por el Virus de la Hepatitis A (VHA) y que afecta al hígado.

Manifestaciones clínicas

La hepatitis A corresponde a una infección del hígado, trasmisible, de distribución mundial, causada por el por el virus de la hepatitis A (VHA), siendo el reservorio únicamente humano. La sintomatología depende de la edad.

La infección ocurre de forma esporádica (40-50 % casos) o en brotes epidémicos. Es la causa más frecuente de hepatitis viral aguda.

Hepatitis A aguda

Tras un periodo de incubación variable de 28 días (periodo medio entre 15 y 50 días) el 20-40 % presentará una forma asintomática. Los síntomas se agravan con la edad o la presencia de patología hepática subyacente.

- Periodo prodrómico: dura unos 10 días y se caracteriza por la aparición de síntomas como cansancio, dolores musculares, malestar general, fiebre y dolor en hipocondrio derecho.
- Periodo de ictericia: Color amarillento de la piel y los ojos (ictericia), orina color coca-cola, falta de apetito, picores, nauseas, vómitos, falta de coloración de las heces y ausencia de fiebre. En niños son más frecuentes la diarrea y los vómitos. La duración de esta fase es variable: entre 3 y 12 semanas.

Evolución: hasta en un 15 % de los pacientes pueden presentar una recaída a los 6 meses tras el episodio agudo. Entre un 10-15% de pacientes pueden necesitar hospitalización. La infección aguda durante la gestación no parece producir malformaciones en el feto, pero aumenta el riesgo de aborto, parto prematuro o complicaciones en la madre. La mortalidad alcanza hasta el 2% en mayores de 60 años.

Hepatitis fulminante

Es un caso grave de hepatitis que ocurre entre el 0,015 % y el 0,5 % de todos los infectados, siendo las personas mayores y los que padecen una hepatopatía subyacente los más afectados.

La hepatitis A no se cronifica. Es una enfermedad autolimitada, con recuperación espontánea (salvo complicaciones) y que deja protección para toda la vida.

Formas de contagio

- **Vía fecal-oral:** El principal factor de riesgo es el contacto personal con un enfermo. Otras situaciones de riesgo son: consumo de pescado crudo u otros alimentos o agua contaminada. Aparecen brotes en relación con guarderías y viajes a zonas endémicas.
- **Trasmisión sexual:** Con menor frecuencia puede contagiarse por la práctica de relaciones sexuales (oral-anal) sin protección.
- **Formas esporádicas:** En un porcentaje alto de casos no se identifica la causa del contagio.

Profilaxis Pre-exposición

Se debe realizar profilaxis pre-exposición a todas las personas que tienen aumentado el riesgo de padecer una hepatitis A o aquellas en las que la infección ocasiona graves consecuencias. Las autoridades sanitarias españolas la recomiendan en las siguientes situaciones:

- Viajeros mayores de 1 año que se desplacen a zonas de alta o moderada endemicidad de hepatitis A, especialmente los nacidos a partir del año 1966, y si se desplazan a zonas rurales o lugares con condiciones higiénico-sanitarias deficientes.
- Personas que padecen procesos hepáticos crónicos o hepatitis B o C, aunque no tienen un mayor riesgo de infección, tienen un mayor riesgo de hepatitis A fulminante.
- Pacientes hemofílicos que reciben hemoderivados y pacientes candidatos a trasplante de órganos.
- Familiares o cuidadores que tengan contacto directo con pacientes con hepatitis A.
- Personas infectadas con el virus de la Inmunodeficiencia Humana (VIH).
- Personas con estilos de vida que conllevan un mayor riesgo de infección: varones homosexuales que tengan contactos sexuales múltiples, y usuarios de drogas por cualquier vía (UDCV).
- Personas con mayor riesgo ocupacional: trabajadores en contacto con animales, alcantarillado, aguas residuales, etc.

- Recomendaciones en situaciones especiales: manipuladores de alimentos, personal que trabaja en guarderías infantiles y personal médico y paramédico de hospitales e instituciones asistenciales.
- Convivientes y personas que van a tener contacto estrecho con niños adoptados en los primeros 60 días tras su llegada a España y que procedan de países de alta y moderada endemicidad de hepatitis A.

Profilaxis Post-exposición

La vacuna de la hepatitis A es eficaz como medida post-exposición para prevenir la infección en los contactos, para lo cual deberá administrarse una dosis en la primera semana de la exposición. Puede ser considerada para contactos familiares o contactos íntimos de casos sospechosos. Así mismo, puede ser considerada como medida de control en brotes en comunidades cerradas o instituciones o en determinados grupos sociales con un mayor riesgo de infección, de forma coordinada con otras medidas de salud pública. Su efectividad dependerá de la rapidez de la intervención, de las características de la comunidad y de la cobertura alcanzada.

El uso de inmunoglobulina (Ig) está siendo gradualmente sustituida a nivel mundial por la vacunación. No obstante, se recomienda en menores de 1 año o personas inmunocomprometidas que no responden a la vacuna o aquellos en las que esté contraindicada. Se debe poner antes de las 72 horas del contacto y no después de 2 semanas. Una dosis de 0,02ml/Kpeso (mL/Kg peso) confiere inmunidad durante 3 meses; a dosis de 0,06 ml/Kpeso alcanza la protección a los 5 meses.

4.11.2 ¿POR QUÉ DEBEMOS VACUNAR?

La Organización Mundial de la Salud (OMS), calcula que 1,4 millones de personas cada año en el mundo padecen hepatitis A. La distribución mundial (OMS 2012) no es uniforme: excepto Estados Unidos, Canadá, Unión Europea, Australia, Nueva Zelanda y Japón, el resto de países son de moderada o alta endemicidad.

En Europa, el número de casos declarad os oscila entre 16.791 (tasa 3,85/100.000) en el año 2008 hasta 13.038 (tasa 2,60/100.000) en el año 2012, siendo los países más afectados Bulgaria, Rumanía y Francia.

En España, en el año 2014, se declararon 607 casos de hepatitis A, lo que corresponde a una tasa de 1,3 por 100.000 habitantes, siendo la infección más frecuente en varones que en mujeres (54% y 45% respectivamente). La distribución por edad y sexo se refleja en la figura 3. (RENAVE 2014). El grupo de mayor incidencia corresponde al grupo etario de 5-9 años.

Figura 1.

Países o áreas con riego de hepatitis A.

(Fuente: Organización Mundial de la Salud).

http://gamapserver.who.int/mapLibrary/Files/Maps/Global_HepA_ITHRiskMap.png?ua=1

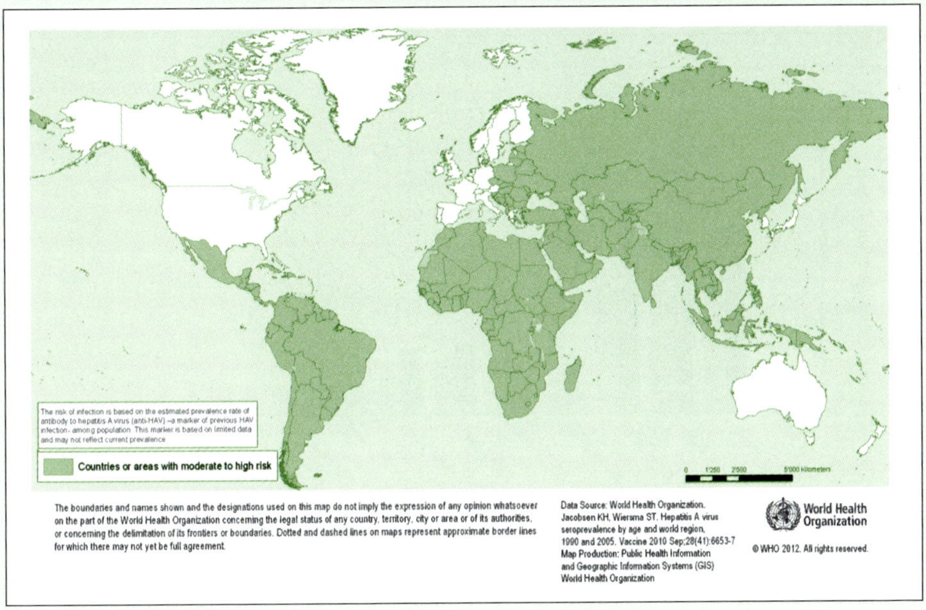

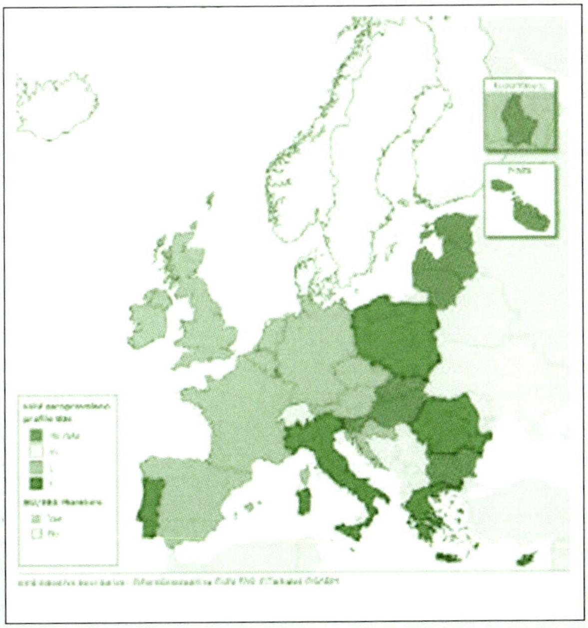

Figura 2.

Distribución geográfica de la seroprevalencia de hepatitis A en los países de la Unión Europea y el Área Económica Europea en tres periodos del 1975 al 2013. (Muestras de estudios de 1975 a 1989). (Fuente: ECDC, www.ecdc. europa.eu)

Figura 3.

Vigilancia de la Hepatitis A, tasas de incidencia por grupos de edad y sexo, año 2014.
(Fuente. Enfermedades de Declaración Obligatoria, EDO)
http://www.isciii.es/ISCIII/es/contenidos/fd-servicios-cientifico-tecnicos/fd-vigilancias-alertas/fd-enfermedades/pdf_2016/RENAVE_INFORME_ANUAL_2014.pdf

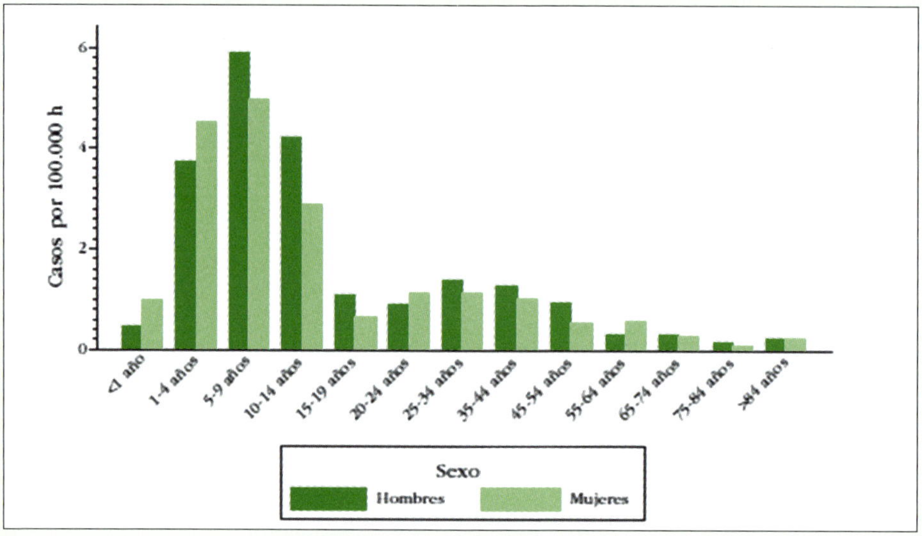

Según el estudio de seroepidemiológico de las enfermedades vacunables en España, el número de infecciones es muy bajo en la infancia (menos del 5% en menores de 15 años) y aumenta en adolescentes y adultos jóvenes. La mayoría de los mayores de 45 años han sido infectados.

Tabla 1.

Seroprevalencia de Hepatitis A. (Fuente: Ministerio de Sanidad).

Cohortes de población	Seroprevalencia %
1994-1991	1,1
1990-1987	4,0
1986-1982	4,6
1981-1977	14,8
1976-1972	29,1
1971-1967	42,0
1966-1957	77,3

4.11.3 VACUNAS DISPONIBLES

Las vacunas contra el VHA disponibles en España son inactivadas, por lo que, al no contener organismos vivos, no pueden producir la enfermedad.

Existen presentaciones que sólo protegen contra el VHA (monovalentes) y vacunas combinadas que protegen contra más de un virus (virus hepatitis A y B).

Tabla 2.
Vacunas contra la Hepatitis A disponibles en España.

Vacunas monovalentes (VHA)				
Nombre comercial	Edad	Dosis(µg)	Volumen (ml)	Pauta de vacunación
HAVRIX adultos	≥ 19	1440 U.	1	0, 6-12 meses
HAVRIX niños, adolescentes	1-18	720 U.	0,5	0, 6-12 meses.
VAQTA adultos	> 18	50 U.	1	0, 6-18 meses.
VAQTA niños y adolescentes	1-17	25 U.	0,5	0, -18 meses.
EPAXAL	> 1año	24 U.	0,5	0, 6-12 meses.
Vacunas combinadas (VHA+VHB)				
Nombre comercial	Edad	Dosis(µg)	Volumen (ml)	Pauta de vacunación
TWINRIX pediátrico (VHA+VHB)	1-15año	10	0.5	0, 1 y 6 meses
TWINRIX adulto (VHA+VHB)	≥16	20	1	0, 1 y 6 meses

VHA: Hepatitis A/ VHB: Hepatitis B

Se administra mediante inyección en el músculo del muslo del lactante o en el brazo de niños más mayores y adultos.

Contiene como adyuvante hidróxido de aluminio (Havrix y Vaqta). No contiene timerosal.

Pautas de vacunación

La pauta de vacunación son 2 dosis separadas entre 6 y 12 meses. No obstante, la OMS estableció en un informe del año 2012 que el intervalo de tiempo entre la primera y segunda dosis es flexible, pudiéndose administrar la segunda dosis hasta 5 años después de la primera.

No es necesario administrar dosis de recuerdo ni medir niveles de anticuerpos protectores tras la vacunación

- **Lactantes:** no es una vacuna incluida en el calendario vacunal infantil, excepto en Ceuta, Melilla y Cataluña.
- **Niños y adolescentes:** está incluida en el calendario vacunal sistemático infantil de Ceuta y Melilla con una pauta de dos dosis a los 15 y 24 meses, y Cataluña, en diferentes edades (ver tabla 5).

Calendarios vacunales de Ceuta, Melilla y Cataluña.

La vacunación esta incluida en los calendarios vacunales de las ciudades Autónomas Ceuta y Melilla así como en la CA de Cataluña.

Tabla 3.
Calendario de vacunaciones de la Ciudad Autonómica de Ceuta, año 2016. (Disponible en: http://www.ceuta.es/ceuta/images/servicios/sanidad/documentos/programas/Calendario%20Vacunas%202016.pdf).

CIUDAD AUTÓNOMA DE CEUTA
Consejería de Sanidad, Servicios Sociales, Menores e Igualdad
BOCCE 5621 - 28/10/2016

CALENDARIO DE VACUNACIONES CIUDAD AUTÓNOMA DE CEUTA 2016

VACUNAS	0 MESES	2 MESES	4 MESES	11 MESES	12 MESES	15 MESES	24 MESES	3 AÑOS	6 AÑOS	11 AÑOS	12 AÑOS	13 AÑOS	14 AÑOS
HEP A Y HEP A + B						Hep A	Hep A					Hep A+B (3)	
HEP B	Hep B (1)												
dTpa									dTpa				Td (6)
TP-HIB-VPI-HB		HEXA	HEXA	HEXA									
Sarampión Rubéola Paperas (SRP)					Sarampión Rubéola Paperas (2)			Sarampión Rubéola Paperas (2)	Sarampión Rubéola Paperas (2)	Sarampión Rubéola Paperas (2)			
Meningitis C			Men C		Men C						Men C		
Varicela						Varicela		Varicela			Varicela (4)		
VPH											VPH (5)		
Neumococo VNC		VNC	VNC	VNC									

1.- Los hijos de madre portadora de hepatitis B se vacunarán de recién nacidos a los 0, 1 y 6 meses.
2.- Cualquier dosis de vacuna frente al sarampión administrada antes de los 12 meses de edad no se considera valida y deberá repetirse a partir de los 12 meses de edad, poniéndose una 2º dosis a los 3 años de edad. Se mantienen las recapturas a los 6 años y 11 años(sólo para aquellos niños que no recibieron la 2º dosis).
3.- La pauta es de 3 dosis en 6 meses (inicial, al mes y a los 6 meses de la primera). Si han sido previamente vacunados de A y B, no necesitan revacunación.
4.- A los 15 meses una primera, con una segunda a los 3 años de edad. A los 12 años aquellos niños que no hayan pasado la enfermedad o no hayan sido vacunados, se administraran dos dosis con un intervalo mínimo de un mes.
5.- Solo se administrará en Centros Escolares por el Servicio de Vacunas de la Consejería de Sanidad, Servicios Sociales, Menores e Igualdad, a las niñas nacidas entre el 01/01y el 31/12 del año que cumplan los 12 años de edad.
6.- Aquellos niños con 5 dosis de Tétanos recibidas no necesitan dosis de recuerdo.

Tabla 4.

Calendario de vacunaciones de la Ciudad Autonómica de Melilla, año 2016.
Disponible en: http://www.melilla.es/melillaPortal/RecursosWeb/DOCUMENTOS/1/4_13218_1.pdf

VACUNAS		EDAD										
		0 MESES	2 MESES	4 MESES	11 MESES	12 MESES	15 MESES	24 MESES	3 AÑOS	6 AÑOS	12 AÑOS	14 AÑOS
Poliomielitis inyectable			VPI 1	VPI 2	VPI 3					VPI 4 (c)		
Difteria-Tétanos-Pertussis		*	DTPa 1	DTPa 2	DTPa 3					DTPa 4 (c)		Td 5
Haemofilus-influenza b			Hib 1	Hib 2	Hib 3							
Hepatitis B	Hepatitis A	HB (a)	HB 1	HB 2	HB 3		HA 1	HA 2				
Meningitis Meningocócica C				MMC 1		MMC 2					MM C3	
Neumococo			Neumo 1	Neumo 2	Neumo 3							
Sarampión-Rubeola-Parotiditis						TV 1 (b)			TV2 (b)			
Varicela							VVZ 1		VVZ 2 (b)		VVZ (d) 1 y 2	
Virus Papiloma Humano											VPH (e)	

• La vacuna dTpa se administrará a embarazadas de entre 28 y 36 semanas de gestación para protección del neonato
(a) En niños de madres portadoras, la pauta es de 0, 1, 6 meses.
(b) Se pueden coadministrar en diferente brazo. En caso contrario, intervalo de 4 semanas entre ambas.
(c) En caso de desabastecimiento, se retrasará hasta su disponibilidad
(d) Personas que refieran no haber pasado la enfermedad ni haber sido vacunadas con anterioridad. Pauta con 2 dosis.
(e) Sólo niñas. Pauta, según recomendaciones de la ficha técnica.

Tabla 5.

Calendario de vacunaciones de la Cataluña, año 2016.
(Disponible en: http://canalsalut.gencat.cat/web/.content/contingut_responsiu/salutAZ/V/vacunacions/documents/calendari_vacunacions.pdf)

Calendari de vacunacions sistemàtiques 2016

	Diftèria Tètanus Tos ferina	Polio-mielitis	Malaltia per *Haemophilus influenzae* b	Hepatitis B	Malaltia per meningococ C	Hepatitis A	Xarampió Rubèola Parotiditis	Infecció pel virus del papil·loma humà	Varicel·la	Grip	Malaltia per pneumococ
2 mesos	Hexavalent										Antipneumocòccica conjugada
4 mesos	Hexavalent				Antimeningocòccica C conjugada						Antipneumocòccica conjugada
11 mesos	Hexavalent										Antipneumocòccica conjugada
12 mesos					Antimeningocòccica C conjugada		Triple vírica				
15 mesos						Contra l'hepatitis A			Contra la varicel·la		
3 anys							Triple vírica		Contra la varicel·la		
6 anys	DTPa-PI					Contra l'hepatitis A					
11-12 anys					Antimeningocòccica C conjugada	Contra l'hepatitis A*		Contra el virus del papil·loma humà**	Contra la varicel·la*		
14 anys	Td										
Embarassades	dTpa***									Anti-gripal	
40 anys	Td										
A partir de 60 anys										Anti-gripal cada any	
65 anys	Td										Antipneumocòccica 23-valent

* Només per als infants susceptibles de patir la malaltia. Cal administrar-ne dues dosis. ** Només per a les noies. A partir del curs 2014-2015, cal administrar-ne dues dosis. *** Entre les setmanes 27 i 36 de gestació.

Generalitat de Catalunya
Departament de Salut
canalsalut.gencat.cat
061 CatSalut Respon
descarrega't l'APP de vacunes

Recientemente se han publicado datos de efectividad del 82,9% con la vacuna Bexsero en lactantes vacunados con dos dosis[27].

Actualmente, por su reciente comercialización, no existen datos de efectividad de las vacunas Menveo ni Nimenrix habiendo sido autorizadas mediante estudios de inmunogenicidad y seguridad.

4.12.6 SEGURIDAD VACUNAL

Efectos adversos

Las vacunas conjugadas monovalentes tienen como efectos adversos más frecuentes reacciones leves entre las que se incluyen reacciones en el punto de inyección (enrojecimiento e hinchazón) hasta en el 50% de los vacunados. La irritabilidad se produce hasta en el 80% de los lactantes y la fiebre hasta el 9% cuando se coadministran con otras vacunas, malestar general y dolor de cabeza hasta el 10% de adolescentes y adultos. Estas reacciones son autolimitadas y su duración es de pocos días[1,2,26].

Las vacunas tetravalentes conjugadas tienen como reacciones adversas más frecuentes las del punto de inyección en hasta el 59% de los vacunados; fiebre hasta en el 5% y reacciones generales como malestar y dolor de cabeza hasta en el 60%[1,2,26].

La vacuna Bexsero tiene recogidos datos de seguridad en sus diferentes ensayos clínicos, incluyendo sensibilidad en el punto de inyección, induración, somnolencia e irritabilidad. Se han descrito mayores tasas de fiebre cuando la vacuna se coadministra con las del calendario infantil, por lo tanto se han propuesto como alternativas el uso de paracetamol profiláctico o separar la vacunación con Bexsero de las vacunas rutinarias; esto es especialmente importante en las vacunas del primer año de vida aunque algunas guías como la canadiense lo recoge hasta los 3 años de edad[1,2,26].

Contraindicaciones

Antecedentes de reacción anafiláctica a dosis previas de vacuna o reacción anafiláctica a alguno de los componentes de la vacuna (consultar ficha técnica).

Precauciones

Se puede posponer la vacunación ante la existencia de una enfermedad aguda moderada o grave (esperar hasta el restablecimiento) y embarazo; es necesario evaluar adecuadamente la situación y se podrá vacunar previa valoración individualizada del riesgo beneficio. Personas con cuadros leves pueden ser vacunadas[1].

Manejo de casos sospechosos y contactos de casos de enfermedad meningocócica

Ante una sospecha de un caso de enfermedad meningocócica, es fundamental el diagnóstico temprano y la instauración de tratamiento; es igualmente de gran importancia el manejo de los contactos del caso puesto que estos tienen mayor riesgo de desarrollar la enfermedad (especialmente en los 7-10 primeros días)[1,4].

Los contactos se clasificarán en función de la proximidad que hayan tenido con el caso; la clasificación de los mismos, así como el manejo con la posible indicación de quimioprofilaxis y/o vacuna escapan de los objetivos de este capítulo pero pueden consultarse en los Protocolos de la Red Nacional de Vigilancia Epidemiológica[4].

4.12.7 SITUACIONES ESPECIALES DE VACUNACIÓN

Las personas esplenectomizadas o con asplenia funcional se deben vacunar con dos dosis de vacuna conjugada frente al meningococo C o conjugada tetravalente, en función de la epidemiología; el intervalo entre ambas dosis será de 2 meses. Los niños menores de 12 meses recibirán pauta de vacunación en función de su edad y los niños mayores de 12 meses y adultos que hayan sido vacunados con anterioridad recibirán una única dosis. Se valorará la administración de dosis de recuerdo cada 5 años. Este grupo recibirá igualmente la vacuna frente al serogrupo B (Bexsero) con pauta vacunal en función de su edad[28].

Las personaws en tratamiento con eculizumab (Soliris) seguirán las mismas pautas de vacunación anteriormente descrita[28].

4.12.8 BIBLIOGRAFÍA

- Perez Martin JJ, Navarro JA. Meningococo. En: Comité Asesor de Vacunas de la Asociación Española de Pediatría (CAV-AEP). Vacunas en Pediatría. Manual de la AEP 2012, 5.ª ed. Madrid: Exlibris ediciones SL; 2012. p. 385-97.
- Department of Health. Meningococcal. In: Immunisation against infectious diseases. The Green Book. Salisbury D, Ramsay M and Oakes N, eds. The Stationary Office, Norwich, 2013. Disponible en: https://www.gov.uk/government/uploads/system/uploads/attachment_data/file/554011/Green_Book_Chapter_22.pdf
- Meningococcal Disease. En: Centers for Disease Control and Prevention. Epidemiology and Prevention of Vaccine-Preventable Diseases. Hamborsky J, Kroger A, Wolfe S, eds. 13th ed. Washington D.C. Public Health Foundation, 2015. Disponible en: http://www.cdc.gov/vaccines/pubs/pinkbook/mening.html
- Protocolo de Vigilancia de Enfermedad Meningocócica. En: Centro Nacional de Epidemiología. Instituto de Salud Carlos III. Red Nacional de Vigilancia Epidemiológica. Protocolos de enfermedades de declaración obligatoria. Madrid, 2013. Disponible en: http://www.isciii.es/ISCIII/es/contenidos/fd-servicios-cientifico-tecnicos/fd-vigilancias-alertas/PROTOCOLOS_RENAVE.pdf

- World Health Organization. Meningococcal vaccines: polysaccharide and polysaccharide conjugate vaccines. WHO Position Paper. WklyEpidemiolRec 2002;77:329-340
- Jafri RZ, Ali A, MessonnierNE,Tevi-Benissan C, Durrheim D, Eskola J et al.Global epidemiology of invasive meningococcal disease. Popul Health Metr, 11 (2013), p. 17
- Okwo-Bele J-M, LaForce FM, Borrow R, Preziosi M-P. Documenting the results of a successful partnership: a new meningococcal vaccine for Africa. ClinInfectDis. 2015;61:S389–90.
- WHO. Preparedness for outbreaks of meningococcal meningitis due to Neisseria meningitidis serogroup C in Africa: recommendations from a WHO expert consultation. WklyEpidemiol Rec. 2015 Nov 20;90(47):633-6
- European Centre for Disease Prevention and Control. Surveillance of invasive bacterial diseases in Europe, 2012. Stockholm: ECDC; 2015.
- World Health Organization. Meningococcal vaccines: WHO position paper, November 2011.WklyEpidemiol Rec 2011;86:521-40
- Mateo Ontañón S. La enfermedad meningocócica en España, 1990-7. Cambio en su patrón etiológico. RevEsp Salud Pública 2000: 74: 387-96.
- Grupo de trabajo de Enfermedad Meningocócica de la Ponencia de Programas y Registro de Vacunaciones. Situación actual de la enfermedad meningocócica en España. Modificación de la pauta de vacunación frente meningococo C. Ministerio de Sanidad y Consumo. 2006.
- Centro Nacional de Epidemiología. Resultados de la vigilancia epidemiológica de las enfermedades transmisibles. Informe anual 2013. Madrid, 2015.
- Redacción médica. La vacuna del meningococo deja de ser de uso hospitalario. Disponible en: http://www.redaccionmedica.com/noticia/la-vacuna-del-meningococo-deja-de-ser-de-uso-hospitalario-87069
- Fichas técnicas de Menjugate®. Agencia Española de Medicamentos y Productos Sanitarios. Ministerio de Sanidad, Servicios Sociales e Igualdad. Disponible en: https://www.aemps.gob.es/cima/pdfs/es/ft/66600/FT_66600.pdf
- Fichas técnicas de Meningitec®. Agencia Española de Medicamentos y Productos Sanitarios. Ministerio de Sanidad, Servicios Sociales e Igualdad. Disponible en: https://www.aemps.gob.es/cima/pdfs/es/ft/69333/FT_69333.pdf
- Fichas técnicas de NeisVac-C®. Agencia Española de Medicamentos y Productos Sanitarios. Ministerio de Sanidad, Servicios Sociales e Igualdad. Disponible en:

  https://www.aemps.gob.es/cima/pdfs/es/ft/64096/FT_64096.pdf
- Fichas técnicas de Bexsero . Agencia Española de Medicamentos y Productos Sanitarios. Ministerio de Sanidad, Servicios Sociales e Igualdad. Disponible en:

  http://www.ema.europa.eu/docs/es_ES/document_library/EPAR_-_Product_Information/human/002333/WC500137881.pdf
- Fichas técnicas de Menveo®. Agencia Española de Medicamentos y Productos Sanitarios. Ministerio de Sanidad, Servicios Sociales e Igualdad. Disponible en:

  http://www.ema.europa.eu/docs/es_ES/document_library/EPAR_-_Product_Information/human/001095/WC500090147.pdf

- Fichas técnicas de Nimenrix®. Agencia Española de Medicamentos y Productos Sanitarios. Ministerio de Sanidad, Servicios Sociales e Igualdad. Disponible en:

  http://www.ema.europa.eu/docs/es_ES/document_library/EPAR_-_Product_Information/human/002226/WC500127663.pdf

- FDA. Press Announcements: First vaccine approved by FDA to prevent serogroup B Meningococcal disease. Disponible en:

  http://www.fda.gov/NewsEvents/Newsroom/PressAnnouncements/ucm420998.htm

- Consejo Interterritorial del Sistema Nacional de Salud. Calendario Común de Vacunación Infantil. Calendario recomendado para el año 2016. Disponible en: https://www.msssi.gob.es/ciudadanos/proteccionSalud/vacunaciones/docs/CalendarioVacunacion2016.pdf

- Ministerio de Sanidad, Servicios Sociales e Igualdad. La salud también viaja. Consejos Sanitarios. Disponible en: https://www.msssi.gob.es/profesionales/saludPublica/sanidadExterior/salud/consejosViajero.htm

- WHO. Health conditions for travellers to Saudi Arabia for the pilgrimage to Mecca (Hajj), 2016. WklyEpidemiolRec 2016;91:331-5. Disponible en: http://www.who.int/wer/2016/wer9126-27.pdf?ua=1

- Pérez-Breva L, Abad-Torreblanca R, Martínez-Beneito MÁ, Puig-Barberà J, Alemán-Sánchez S, Morant-Talamante N, Sastre-Cantón M, Vázquez-Moreno JA, Díez-Domingo J. HYPERLINK "https://www.ncbi.nlm.nih.gov/pubmed/28438407" Seroprevalence of antibodies against serogroup C meningococci in the region of Valencia, Spain: Impact of meningococcal C conjugate vaccination. Vaccine. 2017 May 19;35(22):2949-2954

- Health Canada. Meningococcal vaccine. In: The Canadian Immunization Guide. Disponible en:http://healthycanadians.gc.ca/publications/healthy-living-vie-saine/4-canadian-immunization-guide-canadien-immunisation/index-eng.php?page=13

- Parikh SR, Andrews NJ, Beebeejaun K, et al. Eff ectiveness and impact of areduced infant schedule of 4CMenB vaccine against group B meningococcaldisease in England: a national observational cohort study. Lancet 2016;published online Oct 27. http://dx.doi.org/10.1016/S0140-6736(16)31921-3.

- Programa de vacunaciones de la Región de Murcia. Vacunación de pacientes con asplenia anatómica o funcional o en aquellos que va a sufrir esplenectomía. Disponible en: http://www.murciasalud.es/recursos/ficheros/300464-Vacunacion-en-esplenectonizados.pdf

- European Medicines Agency. CHMP Agendas and outcomes. Disponible en: http://www.ema.europa.eu/ema/index.jsp?curl=pages/news_and_events/news/2017/03/news_detail_002712.jsp&mid=WC0b01ac058004d5c1. Consultado en mayo de 2017.

4.13 VARICELA-ZÓSTER

Autores: Carlos Perea Gutiérrez, Carlos Rodrigo Gonzalo de Liria.

4.13.1 LA ENFERMEDAD

El virus varicela-zóster (VVZ) es uno de los 8 virus conocidos de la familia de los herpesvirus. Se distribuye por todo el mundo y causa tanto la varicela, cuando infecta por primera vez (primoinfección), como el herpes zóster, en posteriores reactivaciones.

En países de clima templado como España, la mayor parte de las personas (más del 90%) pasa la varicela antes de los 14 años.

Aunque en la mayoría de los niños sanos la varicela se resuelve sola sin necesidad de tratamiento, la aparición de complicaciones potencialmente graves como la neumonía, hepatitis o encefalitis son significativas en determinados grupos de población. Los grupos de mayor riesgo son los adultos, lactantes durante el primer año de vida, las embarazadas y las personas inmunodeprimidas, es decir, con alteración de las defensas del organismo.

Tras contraer el virus de la varicela por primera vez, los virus quedan latentes en los ganglios sensoriales. Al disminuir la inmunidad, algo que puede ocurrir de manera natural con la edad avanzada o debido a medicamentos o enfermedades que causen una bajada en las defensas, estos virus latentes pueden reactivarse dando lugar al herpes zóster. La principal complicación del herpes zóster es la neuralgia postherpética (NPH) que consiste en dolor en la zona del territorio afectado, que persiste más de un mes, incluso una vez curadas las lesiones en la piel.

Formas de contagio

La varicela es una enfermedad altamente contagiosa. Se calcula que más del 90% de las personas que conviven con una persona afectada por la varicela se contagian.

El virus se disemina por el aire desde la faringe de la persona con varicela cuando esta tose o estornuda, o en menor medida directamente desde las vesículas de personas con varicela o con herpes zóster diseminado. El contagio sucede cuando una nueva persona respira estos virus dispersos en el aire, o cuando su piel entra en contacto directo con las vesículas de la persona infectada.

La enfermedad es tanto más contagiosa cuanto mayor es el número de lesiones cutáneas que presenta la persona infectada. Las personas previamente vacunadas también pueden contraer la varicela si bien en estos casos la enfermedad habitualmente es mucho menos severa, presentando menos complicaciones y menos lesiones y siendo, por tanto, menos contagiosa.

Periodo de incubación

Las personas que han contraído la varicela pueden infectar a otros desde 2 días antes a la aparición de las lesiones cutáneas hasta que estas se secan. La varicela tiene un periodo de incubación de entre 10 y 21 días, con una media más cercana a 14-16 días.

En los casos en los que se administra inmunoglobulina anti varicela-zóster, se puede prolongar el periodo de incubación hasta 21-28 días.

Síntomas principales

El virus Varicela-zóster (VVZ) causa dos formas clínicamente diferenciadas de enfermedad. La infección primaria con VVZ resulta en la varicela, caracterizada por lesiones vesiculares en distintas fases de desarrollo en cara, tronco y extremidades. El virus queda latente en los ganglios sensoriales y su reactivación resulta en el herpes zóster, también conocido como culebrilla. Esta forma clínica de la enfermedad está caracterizada por una erupción vesicular dolorosa que ocurre en un solo lado del cuerpo, usualmente en una distribución restringida a al área de piel que corresponde al recorrido de un nervio espinal. Medlineplus

Varicela

La infección primaria por VVZ se denomina varicela y ocurre generalmente durante la infancia. Suele ser una enfermedad autolimitada, es decir, que se resuelve sola sin tratamiento, y benigna, aunque puede revestir cierta gravedad cuando se contrae durante la adolescencia o la edad adulta (especialmente en embarazadas), durante el primer año de vida, y en personas que presentan un sistema inmune deprimido.

La varicela causa típicamente al inicio un cuadro similar a la gripe, con fiebre variable, dolor de cabeza, malestar general, faringitis y pérdida de apetito. En las siguientes 24-48 horas se desarrollan las lesiones cutáneas, que consisten en una erupción generalizada que produce intenso picor.

Las lesiones aparecen inicialmente en forma de máculas (manchas rojizas), para rápidamente pasar a hacerse pápulas (lesiones rojas sobreelevadas) y posteriormente vesículas (lesiones con contenido líquido claro en el interior, como pequeñas ampollas), rodeadas de un halo rojizo inflamatorio. Finalmente, las lesiones acaban por secarse y formar costras. Las lesiones van apareciendo en sucesivos brotes, lo que confiere a la enfermedad una de sus principales características, ya que coexisten lesiones en diferentes fases (la persona puede tener simultáneamente máculas, pápulas, vesículas y costras).

La aparición de vesículas dura hasta 5-7 días, y la mayoría de las lesiones suele haber formado costra en unos 6 días. Estas costras pueden durar hasta 2 semanas en la piel, y al desprenderse pueden dejar manchas claras u oscuras durante semanas o meses, pero sólo dejarán cicatrices definitivas aquellas lesiones que se sobreinfecten.

El número de lesiones que presente una persona puede variar entre unas pocas y varios centenares, dependiendo de la gravedad del cuadro.

Tradicionalmente se ha considerado que una vez que una persona ha pasado la varicela, es extraordinario que la contraiga en una segunda ocasión. No obstante, algunos estudios muestran que es más frecuente de lo que pensamos el reinfectarse sin que la enfermedad se manifieste de manera evidente (reinfección subclínica), o más raramente, ocasionando un segundo episodio de varicela.

Hasta el 20% de los niños que son vacunados con una sola dosis de vacuna pueden padecer la enfermedad si se exponen al virus, aunque se ha visto que en este caso la enfermedad es más leve (menor fiebre y menor número de lesiones), en ocasiones no llega a formar vesículas y presenta menos complicaciones.

Herpes zóster

Cuando una persona pasa la varicela, algunos virus quedan latentes en los ganglios sensoriales y, durante la edad adulta, al disminuir las defensas contra el virus, puede reactivarse de manera local y reaparecer en forma de herpes zóster, afectando al área del nervio que sale del ganglio sensorial afectado.

El herpes zóster es una entidad que se caracteriza por presentar:

Erupción en la piel sobre base inflamatoria de similares características a la de la varicela, que puede llegar a ser extremadamente dolorosa y que aparece siguiendo el territorio de un nervio sensitivo. Lo más frecuente es que se trate del recorrido de un nervio torácico o lumbar. Esto implica que la erupción rodea de forma lineal un lado del tórax, razón por la que popularmente se le conoce con el nombre de "culebrilla".

En individuos con una buena inmunidad, las lesiones se secan en torno a 7-10 días, momento en el que, al igual que en el caso de la varicela, ya no se consideran contagiosas. El desarrollo de nuevas lesiones más allá de 1 semana tras el inicio sólo se dará en personas con depresión del sistema inmunológico.

Menos del 20 % de los pacientes presentan síntomas generales significativos, como dolor de cabeza, fiebre, malestar general o cansancio.

Neuritis aguda: La neuritis, o inflamación de un nervio, produce dolor, que es el síntoma más común del zóster. Aproximadamente el 75% de los pacientes tienen inicialmente dolor en el área en el que posteriormente aparece la erupción cutánea.

El dolor puede ser constante o intermitente y puede preceder a la erupción cutánea en días o semanas, y es de mayor duración cuanto mayor es la edad de la persona. El dolor es caracterizado como quemante, punzante o lacerante, en ocasiones sólo al tacto. En ocasiones se manifiesta simplemente como picor.

Es infrecuente padecer en más de una ocasión un herpes zóster en personas con una adecuada inmunidad, siendo posible en inmunodeprimidos.

4.13.2 COMPLICACIONES

Entre un 2 y un 6% de los casos, de varicela presenta complicaciones. Se estima que, en Europa, de cada 1.000 casos de varicela notificados se hospitalizan entre 1,9 y 5,6. En los adultos esta proporción es mayor, necesitándose 25 hospitalizaciones por cada 1.000 casos en mayores de 24 años.

También es más frecuente que la varicela y el herpes zóster presenten complicaciones en personas con afectación del sistema inmune, como aquellas que padecen SIDA, personas que han sido sometidas a trasplante de órgano sólido (riñón, hígado...), personas afectas de leucemias o linfomas, personas que siguen tratamiento con medicación inmunosupresora de alto nivel...

Complicaciones de la Varicela

Las principales complicaciones de la varicela son:

- Sobreinfección de las lesiones cutáneas por bacterias, principalmente por *Staphylococcus aureus* y por estreptococo del grupo A.
- Complicaciones neurológicas como encefalitis (afectación del cerebro de importante gravedad, infrecuente en niños), ataxia cerebelar aguda (afectación del cerebelo más frecuente en niños, que generalmente se sigue de recuperación completa) o síndrome de Reye, que es un síndrome grave que progresa hasta el coma y que se ha relacionado con la administración de ácido acetil salicílico (Aspirina) a niños durante el curso de una gripe o una varicela. Actualmente, desde que no se recomienda el uso de aspirina en niños, prácticamente ha desaparecido.
- Neumonía por varicela: Infrecuente en niños, mientras que supone la principal causa de morbilidad y mortalidad en adultos, en los que conlleva una mortalidad de entre 10 y 30%.
- Varicela congénita y neonatal:
  - El síndrome de varicela congénita es un síndrome que se da en 1-2% de los embarazos en los que la madre contrae la varicela antes de la semana 20 del embarazo, y se caracteriza por producir diversas anomalías en el feto.
  - Cuando la madre se infecta entre 21 días antes del parto y 2 días después, se produce la varicela neonatal, que puede llegar a ser de extrema gravedad si la infección se produce muy cercana al parto, con tasas de mortalidad de hasta el 30%.
- Otras: hepatitis, diarrea, faringitis y otitis media.

Complicaciones del Herpes Zóster

- Neuralgia postherpética: Es cuando el dolor que produce el herpes zóster persiste más allá de 3 meses tras la aparición de la erupción cutánea. Sucede en aproximadamente el 10% de los casos de herpes zóster. Es más frecuente en personas de mayor edad y en aquellos que presentan depresión del sistema inmune. La vacuna contra el zóster reduce la incidencia de neuralgia postherpética en un 67%.
- Sobreinfección bacteriana: Segunda complicación más frecuente.
- Otras complicaciones importantes incluyen complicaciones oculares como la queratitis (inflamación corneal) por herpes o el zóster oftálmico, que suponen una amenaza para la visión, o complicaciones neurológicas como la meningitis.

Mortalidad

La mortalidad de la varicela en países desarrollados en ausencia de vacunación ocurre en 3 de cada 100.000 casos.

En España, en el periodo entre 1998 y 2012, se ha registrado una media de 8,6 muertes por varicela al año, con un rango que va desde 4 a 14 muertes. El 85% fueron adultos mayores de 24 años.

4.13.3 SITUACIÓN MUNDIAL

El virus Varicela-zóster está presente en todo el mundo, variando su distribución según los países.

Varicela

En países de clima templado (como el sur y centro de Europa) sin disponibilidad de vacuna, la varicela afecta a la práctica totalidad de personas antes de los 14 años (alrededor del 90%). A los 35 años se calcula que hasta el 95% de las personas ha pasado la varicela.

Los casos de varicela pueden aparecer de manera aislada o en brotes epidémicos, predominantemente en invierno-primavera. Los brotes epidémicos suceden típicamente cada 2-5 años.

En países tropicales, por el contrario, la varicela afecta predominantemente a adultos jóvenes. Es importante recalcar que la enfermedad es más severa en adolescentes y adultos jóvenes que en los niños.

A nivel global, la varicela produce 4,2 millones de hospitalizaciones y 4.200 muertes anualmente. Actualmente en España, gracias a la vacunación, la mortalidad es baja en comparación con otras enfermedades prevenibles como el sarampión o la tos ferina, siendo de 0,1 muertes por cada 100.000 casos frente a 1,7 del sarampión. En países desarrollados, durante la era prevacunal, la mortalidad era de 3 por cada 100.000 casos.

No obstante, la varicela puede suponer una carga de enfermedad importante en países desarrollados, principalmente en determinados grupos de población. Además, supone un coste sanitario y social significativo, que incluye:

- Costes médicos directos (consultas, medicación, hospitalizaciones, tratamiento de las complicaciones...)
- Costes indirectos (pérdidas de horas laborales por los padres o cuidadores, pérdidas de días de escolarización, desplazamientos, etc.)

Herpes zóster

Un 15-20% de las personas que pasan la varicela sufrirán una reactivación en forma de herpes zóster en la edad adulta. Este hecho sucede más frecuentemente a partir de los 60 años, ya que con la edad van disminuyendo las defensas naturales contra el virus.

En España, se producen entre 171 y 559 casos por cada 100.000 habitantes, variando en función de las comunidades.

4.13.4 IMPACTO DE LA VACUNACIÓN

Estados Unidos fue uno de los primeros países en vacunar de la varicela de manera sistemática en la infancia, iniciando el programa en 1995. En dicho país, la vacuna redujo en un 70% la incidencia en todos los grupos de edad, pero principalmente en la edad infantil, siempre que se alcanzaron coberturas del 80%.

Sin embargo, con coberturas inferiores al 80%, se produce un aumento de la edad media en la que adquieren la varicela aquellos niños no vacunados frente a ella, lo que puede aumentar en términos globales las complicaciones debidas a la misma, ya que éstas son más frecuentes a partir de la adolescencia.

En España, tras la introducción de la vacunación contra la varicela en el calendario infantil en 2005, se ha comprobado una reducción en la incidencia de varicela y en la tasa de hospitalización por la misma. Este descenso ha sido mayor en las comunidades que han venido realizando vacunación sistemática en niños de entre 15-18 meses de edad (Madrid, Navarra, Ceuta y Melilla).

Aún es necesaria mayor evidencia de cara a establecer si la vacunación contra la varicela podría aumentar los casos de herpes zóster a largo plazo, al reducir la cantidad de virus circulante que hace de refuerzo de la inmunidad de las personas de más edad.

4.13.5 VACUNACIÓN FRENTE A VARICELA

Vacunas disponibles

Están basadas en la cepa Oka/Merck de virus vivos atenuados de VVZ, y se diferencian en el número de Unidades Formadoras de Placa (cantidad de virus) y el volumen de líquido inoculado.

Tabla 1.

Vacunas frente a la Varicela disponibles

Vacunas monovalentes (únicamente frente al VVZ)	Edad m ínima	Vía de administración	Dosis (UFP***)	Volumen (ml)
Varivax	12 meses*	Intramuscular o subcutánea**	>1.350	0,5 ml
Varilrix	12 meses*	Subcutánea**	>1.995	0,5 ml
Zostavax	50 años	Subcutánea	>19.400	0,65 ml

Vacunas combinadas	Observaciones	Edad mínima	Vía de administración	Volumen (ml)
Proquad	Autorizada, no comercializada. (Varicela + Sarampión + Rubeola + Parotiditis)	12 meses*	Intramuscular o subcutánea**	0,5 ml
Priorix-Tetra	Autorizada. Uso hospitalario (Varicela + Sarampión + Rubeola + Parotiditis)	11 meses*	Subcutánea**	0,5 ml

** En circunstancias especiales puede adelantarse hasta los 9 meses de edad.*

*** Debe administrarse por vía subcutánea en caso de diátesis hemorrágica.*

**** UFP: Unidades formadoras de Placa.*

Estas vacunas contienen trazas del antibiótico sulfato de neomicina.

Pautas de vacunación

Pautas de vacunacion frentre a varicela: recomendaciones de la OMS

La Organización Mundial de la Salud (OMS) ofrece distintas recomendaciones para la vacunación sistemática contra la varicela en función de cuáles sean los objetivos y la disponibilidad de medios:

En países en los que se considera que la varicela supone una importante carga para la salud pública, se recomienda vacunar a todos los niños entre los 12 meses y los 12 años, siempre y cuando se consiga vacunar al 80% de la población, ya que coberturas inferiores pueden hacer que la edad media para contraer la varicela ascienda a edades mayores, en las que las complicaciones son más frecuentes.

- Se administrará una pauta de vacunación que incluya una sola dosis si se busca disminuir las complicaciones y la mortalidad. No obstante, un 25 % de los niños vacunados con una sola dosis pueden sufrir la varicela en una forma más leve.
- Se administrará una pauta de vacunación que incluya dos dosis si se busca disminuir el número de casos de la enfermedad, ya que 2 dosis generan una adecuada inmunidad en un 99% de los casos. Esta es la estrategia vigente en España desde 2016.

En países en los que no se considere una carga significativa para la salud pública, especialmente en aquellos con una edad media de adquisición de la infección mayor de 15 años, se recomienda vacunar con 2 dosis a todos los adolescentes antes de los 13 años siempre que no hayan sido vacunados o hayan pasado la enfermedad.

Además, se reconoce que en determinados países de clima tropical y en vías de desarrollo, la varicela puede no suponer un objetivo de primer orden, sobre todo teniendo en cuenta la baja carga de enfermedad que produce en muchos de estos países, más si cabe si se compara con la de otras enfermedades transmisibles.

Tabla 2.

Recomendaciones de vacunación frente a la varicela según la OMS.

VACUNAS MONOVALENTES VARICELA	Pautas recomendadas	Intervalo mínimo entre dosis recomendado
12 meses – 12 años (excepcionalmente puede iniciarse entre los 9 y los 12 meses)	1 dosis: estrategia de reducción de la prevalencia y la mortalidad	
	2 dosis: estrategia para disminuir, además, la incidencia de la enfermedad	Varilrix : Mínimo 6 semanas
		Varivax : Mínimo 4 semanas (3 meses en: niños entre 9 y 12 meses y en VIH asintomáticos con porcentaje de linfocitos CD4 mayor del 25%)
≥ **13 años**	Sólo recomendada la pauta de 2 dosis	Varilrix : Mínimo 6 semanas
		Varivax : Entre 4 y 8 semanas
VACUNAS COMBINADAS VARICELA	Número de dosis	Intervalo mínimo entre dosis recomendado
9 meses – 12 años	1 dosis	
9 meses – 12 años	2 dosis	Mínimo 6 semanas – 3 meses (3 meses en el caso de menores de 1 año)
VACUNAS HERPES ZÓSTER	Número de dosis	
Mayores de 50 años	1 sóla dosis	

El intervalo entre 2 dosis de Varilrix es preferentemente de un mínimo de 6 semanas, y no deberá ser bajo ningún concepto inferior a 4 semanas.

Indicaciones de la vacuna de la varicela en España

El calendario vacunal actual establece que la vacuna de la varicela se administrará de forma gratuita a todos los niños a los 12-15 meses (1ª dosis) y a los 3-4 años (2ª dosis).

Esta estrategia busca disminuir no sólo las complicaciones y los casos graves de varicela, sino disminuir el número de casos de enfermedad.

Esta pauta está vigente desde 2016, según la resolución del Consejo Interterritorial del Sistema Nacional de Salud (SNS) del 29 de julio de 2015, incluyendo a todos los niños en edad infantil.

Adolescentes y adultos: Se recomienda la vacunación de rutina con 2 dosis de vacuna para todas las personas sanas de edad >12 años que no tienen evidencia de inmunidad (no han sido vacunados ni han pasado la enfermedad). Más específicamente, y dentro de este grupo, la vacuna de la varicela está altamente recomendada en los siguientes casos:

- Personas no inmunizadas con riesgo de exposición (trabajadores sanitarios, cuidadores de enfermos crónicos).
- Personas que conviven con pacientes inmunodeprimidos (con alteraciones en las defensas) con alto riesgo de contraer la enfermedad y desarrollar formas severas de la misma.
- Mujeres en edad fértil, teniendo en cuenta que deben dejar pasar al menos 4 semanas entre la vacuna y un posible embarazo.

Profilaxis postexposición: la vacunación en los primeros 3-5 días tras la exposición a la varicela puede ser eficaz para prevenir la enfermedad.

4.13.6 VACUNA DEL HERPES ZÓSTER

La vacuna del herpes zóster no está financiada por el Sistema Nacional de Salud en España. Está aprobada para adultos >50 años de edad. No obstante, dado que aún es una vacuna de reciente introducción, la Organización Mundial de la Salud (OMS) no establece aún ninguna recomendación en relación a esta vacuna.

ACIP (Comité Consultivo para las Prácticas relacionadas con la Vacunación, organismo de EEUU) sí recomienda la vacunación en personas mayores de 60 años, incluyendo personas que tengan historia previa de herpes zóster, a menos que tengan una contraindicación para su administración.

4.13.7 EFICACIA

Vacuna de la varicela

- Eficacia de 1 dosis de vacuna: Una dosis de vacuna de la varicela es eficaz para prevenir la varicela en niños sanos en un 85-89% de los casos. Además, previene de sufrir formas moderadas de la enfermedad en un 95% de los casos y de formas severas en el 99,5% de los casos.

- Eficacia de 2 dosis de vacuna: Se ha demostrado eficaz en más del 99% de los casos para evitar la enfermedad en cualquiera de sus formas.

- La vacuna en adultos ha resultado ser menos eficaz que en niños, necesitando 2 dosis para que el 90% de personas alcance niveles de anticuerpos suficientes para prevenir la enfermedad.

- Profilaxis postexposición: una dosis de varicela administrada 3-5 días tras el contacto es eficaz para prevenir enfermedad moderada o severa en el 79-100% de los casos. Sin embargo, no está claro en qué medida protege de contraer la enfermedad en formas más leves.

Hasta el momento, la vacuna de la varicela se ha mostrado también eficaz en reducir los casos de herpes zóster tras 15 años de seguimiento. No obstante, es necesario más tiempo de vigilancia de cara a extraer conclusiones definitivas.

En cuanto a la duración de la protección, se ha demostrado la disminución de anticuerpos con el tiempo en personas que han recibido sólo 1 dosis de vacuna, y además se calcula que el 20% de estas personas padecen la varicela en formas más leves.

Aún no se han documentado casos de varicela en personas vacunadas con 2 dosis. No obstante, hasta el momento sólo existen estudios que evalúan la duración de la inmunidad hasta 7-10 años después.

En el momento actual, una persona se considera inmunizada si cumple una de las siguientes características:

- Se dispone de documentación que acredita haber recibido 2 dosis de vacuna separadas por al menos 4 semanas.

- Existe una confirmación por pruebas de laboratorio de haber estado expuesto al virus.

- La persona tiene historia de haber padecido una infección por varicela o herpes zóster.

Además, el Centro de Control y Prevención de Enfermedades (CDC) considera que en Estados Unidos está inmunizada toda persona nacida antes de 1980, 15 años antes del inicio de la vacunación en este país.

Vacuna del herpes zóster

La vacuna del herpes zóster es capaz de evitar el 55% de los casos de herpes zóster, siendo incluso más eficaz en prevenir sus principales complicaciones, la neuralgia post-herpética (evita el 66% de las neuralgias en personas que padecen herpes zóster mayores de 60 años), el zóster oftálmico (63%) y las hospitalizaciones debidas al herpes zóster (evita el 65% de las hospitalizaciones). La eficacia de la vacuna es mayor en grupos de población más joven, rondando el 70% en personas de entre 50-60 años.

4.13.8 SEGURIDAD DE LA VACUNA

Reacciones adversas

La vacuna de la varicela es bien tolerada. Las reacciones adversas más frecuentes son leves y consisten en reacciones locales a la inyección (enrojecimiento, hinchazón, dolor) hasta en el 20% de los casos. Un 15 % de las personas puede presentar fiebre autolimitada.

Al ser una vacuna de virus vivos atenuados, el propio virus vacunal puede producir una erupción similar a la de la varicela pero más leve, característicamente entre 15 y 42 días después de su administración.

Dado su parecido al virus VVZ, la vacuna puede causar complicaciones similares a este como neumonía, hepatitis, meningitis, erupción severa o transmisión a otras personas. No obstante, estas reacciones adversas a la vacuna, que comportan mayor gravedad, son excepcionalmente raras, siendo de 2,6 por cada 100.000 vacunas administradas. En el caso de pasar la enfermedad de manera natural la incidencia de complicaciones sería del 3%, es decir, 3.000 de cada 100.000 personas que pasan la varicela, y 500 de cada 100.000 necesitarían ser hospitalizadas.

En el caso de la vacuna de varicela combinada con sarampión, rubéola y parotiditis (MMRVV), existe una mayor incidencia de fiebre cuando esta se administra entre 12 y 23 meses de edad, y multiplica por 2 la posibilidad de sufrir convulsiones febriles. Este hecho no se da en el caso de administrar las vacunas por separado ni en el caso de administrarla en edades superiores. No obstante, hay que recalcar que las convulsiones febriles son un trastorno benigno, y en la mayor parte de los casos no tienen relación con la epilepsia y no son traducción de alteraciones en el desarrollo.

Al igual que en el caso de la vacuna de la varicela, la vacuna del herpes zóster produce reacciones locales en el lugar de la infección en torno al 30% de los casos, mientras que las reacciones adversas graves son muy excepcionales.

4.13.9 CONTRAINDICACIONES

Varicela

Embarazo: La vacunación no se recomienda en mujeres embarazadas. Tras la vacunación, el embarazo debe ser evitado durante las siguientes 4 semanas. No obstante, no se han detectado casos de varicela congénita hasta el momento en mujeres que han sido vacunadas sin conocer aún que estaban embarazadas.

Sin embargo, es recomendable que las mujeres embarazadas sin evidencia de inmunidad contra el Virus Varicela-zóster reciban su primera dosis de vacuna tras el parto, antes de recibir el alta médica, recibiendo una segunda dosis entre 4 y 8 semanas tras la primera.

Personas inmunodeprimidas: Dado que la vacuna de la varicela es una vacuna preparada con virus vivos atenuados, está contraindicada para personas inmunodeprimidas, lo que incluiría:

- Aquellas que reciben terapia inmunosupresora de alto nivel (en el caso de los corticoides sistémicos, se considera una dosis mayor de 2 mg/kg de peso diarios o un total de 20 mg de prednisona al día).
- Aquellas con neoplasias hematológicas (leucemias o linfomas).
- Aquellas con inmunodeficiencias adquiridas, como el VIH-SIDA cuando tiene un porcentaje de linfocitos CD4 <15%.
- Aquellas con inmunodeficiencias hereditarias, o pacientes con historia familiar de las mismas hasta que se verifique que no han heredado dicha patología.

Herpes zóster

La vacuna del herpes zóster está contraindicada en los siguientes casos:

- Embarazadas.
- Inmunodeficiencias primarias o adquiridas (incluyendo leucemia, linfoma u otras neoplasias hematológicas).
- Pacientes que reciben quimioterapia o radioterapia.
- Trasplantados de órgano sólido.
- En tratamiento con terapia inmunosupresora de alto nivel, por ejemplo corticoides con una dosis mayor de 20 mg/día de prednisona o equivalente durante más de 14 días, o tratamientos con rituximab o un inibidor del TNF-alfa como Adalimumab (Remicade), Infliximab (Humira) o Etanercept (Enbrel).
- VIH y un contaje de linfocitos CD4 < 200 células/mcL.

Falsas contraindicaciones

- Es posible administrar las vacunas de la varicela y el herpes zóster simultáneamente junto a otras vacunas sin que pierdan su eficacia.
- VIH-SIDA con porcentaje de CD4>15%: La Organización Mundial de la Salud (OMS) como el Centro de Control y Prevención de Enfermedades (CDC) y el Comité Consultivo para las Prácticas relacionadas con la Vacunación de EEUU (ACIP), recomiendan plantear la vacunación contra la varicela en pacientes VIH con CD4 >15% ya que se ha demostrado inmunogénica y segura; no obstante, es preferible administrarla cuando los porcentajes de CD4 son del 25% o superiores.
- Es posible y está indicado vacunar a los familiares de personas inmunodeprimidas para evitar que puedan contraer la varicela. No es necesario tomar precauciones, excepto en el caso de que la vacuna produzca una erupción similar a la varicela, en cuyo caso se evitará el contacto con la persona inmunodeprimida hasta que todas las lesiones estén en fase de costra.

- La terapia inmunosupresora de bajo nivel no contraindica la vacuna del zóster ni de la varicela, lo que incluiría los siguientes fármacos:
  - Prednisona a bajas dosis (<2 mg/kg: máximo ≤20 mg/día) o equivalentes
  - Metotrexato (≤0.4 mg/kg/semana)
  - Azatioprina (≤3 mg/kg/día)
  - 6-mercaptopurina (≤1.5 mg/kg/día)

4.13.10 BIBLIOGRAFÍA

- Acuerdo del Consejo Interterritorial del Sistema Nacional de Salud en relación a la vacunación contra la varicela. Nota de prensa. 29 Julio 2015. MSSI. Disponible en: http://www.msssi.gob.es/gabinete/notasPrensa.do?id=3735
- Albretch MA. Prevention of varicella-zóster virus infection: herpes zóster. En: UpToDate, Post TW (Ed), UpToDate, Waltham, MA. (Consultado el 10 de Agosto de 2015).
- Albretch MA. Vaccination for the prevention of varicella-zóster virus infection: Chickenpox. En: UpToDate, Post TW (Ed), UpToDate, Waltham, MA. (Consultado el 20 de Agosto de 2015).
- Anne A. Gershon. The immunological basis for immunization series-Module 10: Varicella-zóster virus [Internet]. WHO Department of Immunization, Vaccines and Biologicals; 2008. Disponible en: http://apps.who.int/iris/bitstream/10665/43906/1/9789241596770_eng.pdf
- Calendario de vacunación del Ministerio de Sanidad, Servicios Sociales e Igualdad. Disponible en: https://www.msssi.gob.es/profesionales/saludPublica/prevPromocion/vacunaciones/Calendario2017.htm Carrillo-Santisteve P, Lopalco P, Carvalho Gomes H. ECDC. Varicella vaccination in the European Union. [Internet]. Estocolmo: European Centre for Disease Prevention and Control; 2015 ene p. 53. Disponible en: http://ecdc.europa.eu/en/publications/Publications/Varicella-Guidance-2015.pdf
- Carrillo-Santisteve P, Lopalco P, Carvalho Gomes H. ECDC. Varicella vaccination in the European Union. [Internet]. Estocolmo: European Centre for Disease Prevention and Control; 2015 ene p. 53. Disponible en: http://ecdc.europa.eu/en/publications/Publications/Varicella-Guidance-2015.pdf
- Ciaravino G, Sagrado MJ, Martínez de Aragón MV, Torres de Mier M de V, Masa Calles J. Informe sobre la situación de la Varicela y el herpes zóster en España 1998-2012 [Internet]. Madrid: Centro Nacional de Epidemiología, Instituto de Salud Carlos III; 2014 may [citado 4 de octubre de 2015] p. 41. Disponible en: http://www.isciii.es/ISCIII/es/contenidos/fd-servicios-cientifico-tecnicos/fd-vigilancias-alertas/fd-enfermedades/fd-enfermedades-prevenibles-vacunacion/InformeVaricela_HZ_1998-2012.pdf
- Sabrina Bacci. Surveillance of Varicella and herpes zóster in EuropeAs of November 2010 [Internet]. Copenhagen, Denmark: ECDC; 2010 nov p. 25. Disponible en: http://ecdc.europa.eu/en/publications/Publications/varicella_zóster_report_2009_euvacnet.pdf
- WHO. Varicella and herpes zóster vaccines: WHO position paper, June 2014. Wkly Epidemiol Rec. 20 de junio de 2015;25(89):265-88. Disponible en: http://www.who.int/entity/wer/2014/wer8925.pdf?ua=1

4.14 VIRUS DEL PAPILOMA HUMANO

Autores: José A. Navarro Alonso, Amós José García Rojas.

4.14.1 LA ENFERMEDAD

El virus del papiloma humano (VPH) causa infecciones transmisibles en piel (verrugas cutáneas y genitales) y mucosas (aparato genital y orofaríngeo).

Se conoce la asociación entre la infección por este virus y el cáncer de cuello de útero, desde mediados de los años setenta del pasado siglo, pero no fue hasta 1983 cuando zurHausen aisló por primera vez el VPH16 en biopsias de tejidos de cánceres cervicales[1].

Tipos de virus

Actualmente se han identificado más de 100 tipos distintos del VPH (genotipos). Unos virus tienen predilección por infectar superficies cutáneas (VPH cutáneotropos) y otros por las superficies mucosas (VPH mucosatropos).

Manifestaciones clínicas

Según infecten una u otra superficie, pueden causar distintas patologías (Tabla 1). En la piel, son los responsables de patologías graves pero muy infrecuentes, del tipo de la epidermodisplasia verruciformis (genotipos de alto riesgo 5, 8) o de otras benignas y mucho más comunes, como las verrugas comunes planas y plantares (genotipos de bajo riesgo 1, 2, 3, 10, 27). En las mucosas, las patologías serán distintas según el genotipo infectante. Los de bajo riesgo oncogénico (genotipos 6, 11, 42, 43, 44, 55) son los responsables de las verrugas genitales (condilomas acuminados), de la papilomatosis laríngea recurrente del recién nacido y del lactante y de las lesiones de bajo grado (benignas) del cuello uterino, vagina y vulva. Los de alto riesgo oncogénico (genotipos 16, 18, 31, 33, 45, 52, 58, 59, 68, 35, 39, 51, 56, 73, 82) pueden causar lesiones de bajo y alto grado (precancerosas y cancerosas) del cuello uterino, vagina y vulva en la mujer, de ano en ambos sexos y de pene en el varón.

Formas de contagio

El VPH genital puede transmitirse por relaciones sexuales con penetración vaginal y/o anal y menos frecuentemente sólo por contacto genital. Muy ocasionalmente una mujer embarazada e infectada por el virus puede transmitirlo a su bebé durante el parto. En este caso, el bebé puede presentar una infección en la boca, laringe o garganta. No se contagia por los asientos de los inodoros, por besos o abrazos, por mala higiene, por compartir utensilios de comida o bebida o por bañarse en piscinas o jacuzzis. Tienen más posibilidades de contraer la infección las que inician relaciones sexuales a edades más tempranas, si se tienen múltiples parejas o si su pareja tiene, a su vez, varias parejas.

Tabla 1.

Genotipos de VPH y su relación con cuadros clínicos

	Genotipos	Cuadros clínicos
Mucosos		
Alto riesgo	16,18,31,58,59,68,33,35, 39,45,51,52,56,73,82	Cambios cervicales de bajo grado Cambios cervicales de alto grado Cáncer anogenital y de cabeza y cuello
Bajo riesgo	6,11,42,43,44,55	Cambios cervicales de bajo grado Verrugas genitales
Cutáneos		
Alto riesgo	5,8	Epidermodisplasia verruciformis
Bajo riesgo	1,2,3,10,27	Verrugas comunes

A escala mundial los tipos de alto riesgo 16 y 18 son los responsables de aproximadamente el 70% de los cánceres invasores de cuello uterino (en España un 72.4%)[2].

Prevención

Tanto la abstención sexual como el uso de preservativos reducirán el riesgo de infección por VPH. El preservativo no es eficaz al 100% porque sólo protege la zona que cubre. No obstante, la utilización del preservativo es muy importante porque impedirá la adquisición de otras enfermedades de transmisión sexual y de embarazos no deseados. Las citologías periódicas constituyen un medio muy eficaz para evitar el cáncer de cuello causado por el VPH. Otro medio para reducir el riesgo de infección es mediante la vacuna. En España se dispone de 3 vacunas frente a las infecciones por el virus del papiloma humano.

4.14.2 ¿POR QUÉ DEBEMOS VACUNAR?

Situación mundial

Las infecciones mucosas por el virus del papiloma humano son las enfermedades de transmisión sexual más frecuentes.Hasta un 70% de mujeres sexualmente activas se infectarán al menos una vez en algún momento de sus vidas.Se estima que están infectadas unas 600 millones de personas en todo el mundo, afectando especialmente a individuos de países de baja renta.

cohortes llevado a cabo en España entre 2008 y 2011, la efectividad frente a neumonías no bacteriémicas en mayores de 60 años llegó al 48% siempre que la vacuna se hubiera recibido en los últimos cinco anos.

La efectividad de la vacuna es moderada o alta en los individuos jóvenes e inmunocompetentes, pero es menor en los pacientes inmunocomprometidos y en los de edad muy avanzada. La protección se mantiene durante al menos 5 años en los inmunocompetentes pero la duración es menor en los pacientes inmunocomprometidos y en los de edad muy avanzada. No son efectivas en niños menores de 2 años.

Vacunas conjugadas

Las vacunas conjugadas son inmunógenas a partir de las 6 semanas de vida y son muy efectivas contra la mayoría de los polisacáridos que contienen. La respuesta que generan es T dependiente y es más intensa y duradera que la producida por la vacuna polisacarídica. Disminuyen la presencia de los serotipos de neumococo incluidos en la vacuna en la mucosa de la nariz y la garganta, con lo que proporcionan protección comunitaria. Además de ser efectiva contra las formas de ENI, también ha demostrado eficacia/efectividad moderada contra la enfermedad neumocócica no invasiva, incluyendo la neumonía no bacteriémica y la otitis media.

En el estudio CAPITA (Community Acquired Pneumonia Immunization Trial in Adults), realizado en mayores de 65 años, fue efectiva para prevenir la enfermedad neumocócica invasiva en un 75% (IC95%: 41,4-90,7) y la neumonía no bacteriémica en un 45% (IC95%: 14,2-65,3) producidos por los serotipos incluidos en la vacuna aunque no para prevenir las neumonías adquiridas en la comunidad por cualquier causa.

Existe sólida evidencia de que la inclusión de vacunas neumocócicas conjugadas en el calendario de vacunación infantil conllevará el desarrollo de una inmunidad comunitaria que tendrá efectos protectores indirectos frente a los serotipos vacunales en toda la población, con menos evidencia en los mayores de 64 años. Es necesario reforzar la vigilancia para monitorizar el impacto de la vacunación infantil en la enfermedad neumocócica en toda la población y, particularmente, en personas de 65 y más años. Hasta que este efecto se complete con la vacunación de las cohortes infantiles, hay países que se plantean la inmunización de mayores (60-65 años u otras pautas), entre ellos España.

4.15.6 SEGURIDAD DE LAS VACUNAS

Efectos secundarios

Aunque la vacuna se considera muy segura, en ocasiones pueden aparecer algunas reacciones adversas como: enrojecimiento leve y dolor en el lugar de la inyección (son raras las reacciones locales más pronunciadas), fiebre o dolores musculares. En contadas ocasiones se han presentado reacciones alérgicas fuertes. En algunos niños (si han tenido anteriormente convulsiones febriles o de otro tipo) se aconseja tomar algún medicamento contra la fiebre antes o al mismo tiempo que la vacuna.

Como ocurre con todos los medicamentos, existe un riesgo muy pequeño de que ocurra algún problema grave después de la vacunación, pero este riesgo es siempre mucho menor que el derivado de contraer la enfermedad.

Contraindicaciones

No se debe vacunar a las personas que hayan presentado una reacción alérgica grave en una administración previa de la vacuna o que sean alérgicos a alguno de los componentes de la misma. En niños con alguna enfermedad aguda grave debe retrasarse la vacunación hasta su mejoría.

Falsas contraindicaciones

Presentar un resfriado enfermedad leve no supones motivos para retrasar la vacunación frente al neumococo. Puede administrarse concomitantemente con el resto de las vacunas; no se ha demostrado por el momento interferencia inmunológica significativa con ninguna.

4.15.7 BIBLIOGRAFÍA

- Ponencia de Programa y Registro de Vacunaciones. Vacuna de neumococo. Vacunación en adultos. Recomendaciones. Ministerio de Sanidad y Consumo, 2004, p. 29-33. Disponible en: http://www.msssi.gob.es/ciudadanos/proteccionSalud/vacunaciones/docs/recoVacunasAdultos.pdf [consultado 23 febrero 2016
- Grupo de trabajo vacunación frente a neumococo en grupos de riesgo 2015 de la Ponencia de Programas y Registro de Vacunaciones. Utilización de la vacuna frente a neumococo en grupos de riesgo. Comisión de Salud Pública del Consejo Interterritorial del Sistema Nacional de Salud. Ministerio de Sanidad, Servicios Sociales e Igualdad. 2015. Disponible en: http://www.msssi.gob.es/profesionales/saludPublica/prevPromocion/vacunaciones/docs/Neumococo_Gruposriesgo.pdf Consultado noviembre 2016
- Ficha técnica de Pneumo23. Disponible en: http://www.aemps.gob.es/cima/pdfs/es/ft/ 62482/FT_62482.pdf [consultado 10 abril 2016].
- Ficha técnica de Pnemovax23. Disponible en: http://www.aemps.gob.es/cima/pdfs/es/ft/ 63828/FT_63828.pdf [Consultado 9 de abril de 2016]. .
- Ficha técnica de Prevenar. Disponible en: http://www.ema.europa.eu/docs/es_ES/document_library/EPAR_-_Product_Information/human/000323/WC500041563.pdf [consultado 10 abril 2016].

- Ficha técnica de Synflorix. Disponible en: http://www.ema.europa.eu/docs/es_ES/document_library/EPAR_-_Product_Information/human/000973/WC500054346.pdf [consultado 10 abril 2016]
- Ficha técnica de Prevenar13. Disponible en: http://www.ema.europa.eu/docs/es_ES/document_library/EPAR_-_Product_Information/human/001104/WC500057247.pdf [Consultado 10 de abril de 2016].
- Jackson LA, Gurtman A, van Cleef M, et al. Influence with initial vaccination with 13 valent pneumococcal conjugate vaccine or 23-valent pneumococcal polysaccharide vaccine on anti-pneumococcal responses following subsequent pneumococcal vaccination in adults 50 years and older. Vaccine, 2013;31(35): 3594-3602.
- Musher D, Manoff S, Liss Ch, et al. Safety and antibody response, including antibody persistence for 5 years after primary vaccination or revaccination with pneumococcal polysaccharide vaccine in middle-aged and older adults. J Infect Dis, 2010; 201(4): 516 524
- Van Werkhoven CH, et al The Community-Acquired Pneumonia immunization Trial in Adults (CAPiTA): what is the future of pneumococcal conjugate vaccination in elderly? Randomized controlled trial. Future Microbiol. 2015.
- Greenberg R, Gurtman A, Frenck R, et al. Sequential administration of 13-valent pneumococcal conjugate vaccine and 23-valent pneumococcal polysaccharide vaccine in pneumococcal-vaccine naïve adults 60-64 years of age. Vaccine, 2014;32(20): 2364-2374.
- Gutiérrez Rodríguez MA, Ordobás Gavín MA, García-Comas L, et al. Effectiveness of 23-valent pneumococcal polysaccharide vaccine in adults aged 60 years and over in the Region of Madrid, Spain, 2008–2011. Euro Surv 2014; 19 (40).
- Harboe Z, Dalby T, Weinberger D, et al. Impact of 13-valent pneumococcal conjugate vaccination in invasive pneumococcal disease incidence and mortality. Clin Infect Dis 2014;59(8):1066-1073.
- Moore M, Link-Gelles R, Schaffner W, et al. Effect of use of 13-valent pneumococcal conjugate vaccine in children on invasive pneumococcal disease in children and adults in the USA: analysis of multisite, population-based surveillance. Lancet Infect Dis 2015; 15(3): 301-309.
- Bonten MJ, Huijts SM, Bolkenbaas M, Webber C et al. Polysaccharide conjugate vaccine against pneumococcal pneumonia in adults. N Engl J Med. 2015 Mar 19;372(12):1114-25
- Kraicer-Melamed H, O'Donnell S, Quach C. The effectiveness of pneumococcal polysaccharide vaccine 23 (PPV23) in the general population of 50 years of age and older: A systematic review and meta-analysis. https://www.ncbi.nlm.nih.gov/pubmed/26899372 Vaccine. 2016 Mar 18;34(13):1540-50
- Picazo J, Ruíz-Contreras J, Casado-Flores J, et al. Expansion of serotype coverage in the universal pediatric vaccination calendar: short-term effects on age-and serotype-dependent incidence of invasive pneumococcal clinical presentations in Madrid, Spain. Clin Vaccine Immunol 2013;20(10): 1524-1530

4.16 GRIPE

Autores: Alba Viajeliu i Balagué, José Antonio Navarro Alonso.

La gripe es una infección causada por el virus influenza, caracterizada por el inicio súbito de fiebre alta, dolor de cabeza, dolores musculares y articulares y cansancio extremo.

4.16.1 LA ENFERMEDAD

Existen tres tipos de virus de la gripe; A, B y C, siendo los dos primeros los responsables de la mayoría de casos.

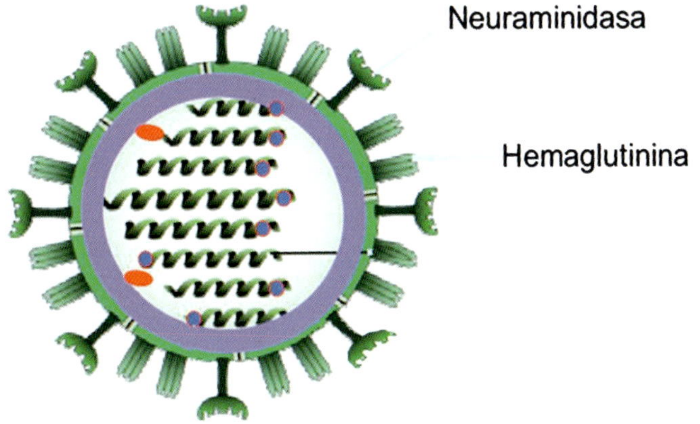

Los virus gripales de tipo A presentan gran variabilidad genética y se clasifican en subtipos en función de las diferentes combinaciones de dos proteínas de la superficie del virus (la Hemaglutinina y la Neuraminidasa). Los animales como las aves salvajes migratorias pueden actuar como reservorio de los virus gripales de tipo A. En la actualidad, circulan en el ser humano virus de los subtipos A (H1N1) y A (H3N2) y los linajes de virus B: Victoria y Yamagata.

Epidemiología

Durante el pasado siglo ocurrieron tres pandemias de gripe, es decir infección de gripe simultánea en diferentes países, en 1918, en 1957 y en 1968. La primera pandemia de gripe de este siglo la declaró la Organización Mundial de la Salud (OMS) en Junio 2009 y fue causada por el virus influenza A (H1N1).Los virus del tipo B no tienen potencial pandémico, aunque sí epidémico.

La gripe estacional es una enfermedad contagiosa (se transmite fácilmente de una persona a otra) con un periodo de incubación entre uno y tres días. La transmisión es por vía aérea, por gotas o por contacto directo con personas infectadas.

Síntomas

Los síntomas se caracterizan por fiebre alta, dolor de cabeza, dolores musculares y articulares y cansancio extremo. Se puede acompañar de tos seca, dolor de garganta y abundante secreción nasal. Cuando se produce en personas sanas, suelen recuperarse en el plazo de una semana, y sin necesidad de atención médica. No obstante, en las personas con alto riesgo, la gripe puede presentar complicaciones como bronquitis, neumonía que pueden requerir el ingreso hospitalario, o incluso la muerte. Sin embargo, en algunos casos, la enfermedad puede no presentar síntomas.

4.16.2 POR QUÉ DEBEMOS VACUNAR

Impacto de la vacunación

La gripe causa epidemias anuales que según datos de la OMS representan en todo el mundo de 3 a 5 millones de casos graves y entre unas 250.000 y 500.000 muertes cada año. En los países industrializados la mayoría de muertes asociadas a la gripe corresponden a mayores de 65 años.

El número de personas que enferman con gripe estacional puede ser elevada, pudiendo afectar entre el 5% y el 20% de la población general y llegando hasta el 50% en personas que viven en instituciones cerradas (por ejemplo, residencias geriátricas). El riesgo de complicaciones aumenta en los niños menores de 6 meses, las mujeres embarazadas, las personas de edad avanzada, y las personas de todas las edades con enfermedades crónicas o personas cuyo sistema inmune está debilitado (por ejemplo, por recibir quimioterapia).

En España, durante la temporada 2014/15 se notificaron 1.724 casos graves hospitalizados confirmados de gripe de los que el 16% fallecieron. La mayor tasa de hospitalización y las defunciones se observó en los mayores de 64 años.

La gripe supone, además, elevados costes directos e indirectos para la sociedad relacionados con las tasas de consulta y hospitalización, y el número de días de trabajo perdidos debidos a la enfermedad.

La vacunación antigripal es la medida de prevención primaria fundamental para prevenir la gripe y sus complicaciones.

4.16.3 VACUNACIÓN

Vacunas disponibles

Debido a los cambios que se producen en los virus, la OMS vigila la epidemiología de los virus de la gripe que circulan en el mundo. De forma anual, emite recomendaciones sobre las cepas que deberían incluir las vacunas para el siguiente invierno en el hemisferio norte y en el hemisferio sur. Mediante ello, se pretende que los subtipos que contiene la vacuna de la temporada presenten concordancia con los virus circulantes.

Existen las vacunas antigripales inactivadas (elaboradas con virus muertos) y más recientemente, las vacunas antigripales atenuadas (elaboradas a partir del virus debilitado). Las vacunas antigripales trivalentes con autorización de comercialización internacional contienen los subtipos, H3N2 y H1N1, concretamente dos cepas del virus de tipo A y una del virus del tipo B. En el caso de las vacunas antigripales tetravalentes se incluyen dos cepas del virus B. La mayoría de las vacunas antigripales comercializadas son vacunas inactivadas trivalentes que se han desarrollado en huevos de gallina, o bien en cultivo de células autorizadas.

Tipo de vacuna	Composición	Comentario
Vacunas de la gripe inactivadas (trivalente o tetravalente)	Virus enteros	En la mayoría de países, como en España, las vacunas de virus completos se han sustituido por vacunas de virus fragmentados y de subunidades, que son menos reactivas
	Virus fragmentados (fraccionadas)	
	Vacunas de antígenos de superficie (subunidades)	
Vacunas atenuadas (tetravalente)	Virus atenuados con presentación en suspensión para administración nasal	

Las personas con factores de riesgo pueden presentar menor respuesta a la vacuna frente a la gripe. Para incrementarlo, se han desarrollado nuevas formulaciones de vacunas inactivadas trivalentes con inmunidad reforzada:

- Vacunas con adyuvantes: contiene sustancias como el adyuvante MF59. Su uso está limitado a personas de más de 64 años.
- Vacunas virosómicas: en la actualidad ya no están disponibles ya que el laboratorio que las fabricaba ha cesado su actividad.
- Vacunas intradérmicas: con dispositivos de inyección para la administración intradérmica. Su uso está autorizado entre los 18 y 59 años.

En la web de la Agencia Española de Medicamentos y Productos Sanitarios (AEMPS) se pueden consultar las vacunas antigripales autorizadas en España.

Pautas de vacunación

La recomendación es iniciar la vacunación previamente a la aparición de casos de gripe, en el caso del hemisferio norte, durante las primeras semanas del otoño. Después de la vacunación, los niveles de anticuerpos pueden requerir alrededor de dos semanas para adquirir niveles protectores.

Aunque la composición de la vacuna recomendada sea la misma entre distintas estaciones, se recomienda revacunar a las personas que fueron vacunadas en la temporada anterior ya que el nivel de anticuerpos disminuye con el tiempo.

Algunas de las vacunas frente a la gripe se puede administrar a partir de los 6 meses de edad. En la web de la Asociación Española de Pediatría (AEP) se indica que en niños menores de 6 meses a 8 años con factores de riesgo el número de dosis dependerá del antecedente de vacunación antigripal en temporadas anteriores (2 dosis o una sola dosis si el niño hubiera recibido, al menos, 2 dosis de vacuna antigripal con anterioridad). En niños de 9 años en adelante, se indica una sola dosis en cada temporada, si existe indicación para ello, independientemente de los antecedentes de vacunación antigripal.

Recomendaciones de esta vacuna

Aunque la gripe es más frecuente en niños y en jóvenes, el objetivo del programa de vacunación contra la gripe es proteger aquellos individuos que presentan más riesgo de complicaciones o muerte. Otros objetivos son reducir la transmisión de la infección de persona a persona y consecuentemente contribuir a la protección de los grupos más vulnerables.

Los grupos de población diana de vacunación antigripal incluyen:

1. Personas de edad igual o superior a los 60-65 años.
2. Personas menores de 60-65 años con un alto riesgo de complicaciones derivadas de la gripe:
   - Niños/as (mayores de 6 meses) y adultos con enfermedades crónicas cardiovasculares (excluyendo hipertensión arterial aislada) o pulmonares, incluyendo displasia bronco-pulmonar, fibrosis quística y asma.
   - Niños/as (mayores de 6 meses) y adultos con:
     - enfermedades metabólicas, incluida diabetes mellitus.
     - obesidad mórbida (índice de masa corporal ≥ 40 en adultos, ≥ 35 en adolescentes o ≥ 3 DS en la infancia).

- insuficiencia renal.
- hemoglobinopatías y anemias.
- asplenia.
- enfermedad hepática crónica.
- enfermedades neuromusculares graves.
- inmunosupresión, incluida la originada por la infección de VIH o por fármacos o en los receptores de trasplantes.
- implante coclear o en espera del mismo.
- trastornos y enfermedades que conllevan disfunción cognitiva: síndrome de Down, demencias y otras. En este grupo se hará un especial énfasis en aquellas personas que precisen seguimiento médico periódico o que hayan sido hospitalizadas en el año precedente.

- Residentes en instituciones cerradas, de cualquier edad a partir de 6 meses, que padezcan procesos crónicos.
- Niños/as y adolescentes, de 6 meses a 18 años, que reciben tratamiento prolongado con ácido acetil salicílico, por la posibilidad de desarrollar un síndrome de Reye tras la gripe.
- Mujeres embarazadas en cualquier trimestre de gestación.

3. Personas que pueden transmitir la gripe a aquellas que tienen un alto riesgo de presentar complicaciones.

- La vacunación frente a la gripe, debe recomendarse en convivientes y cuidadores de personas de alto riesgo, incluidos pacientes con sus defensas disminuidas (como por ejemplo en tratamiento con quimioterapia, postransplante...) y que pueden responder de manera subóptima a la vacunación. Así como cuando existan lactantes menores de 6 meses de edad con factores de riesgo, ya que éstos no pueden recibir la vacuna antigripal.
- La vacunación también está recomendada a las personas que trabajan en los servicios públicos esenciales, especialmente a los profesionales sanitarios, (personal asistencial y personal no asistencial) porque pueden ser fuente de infección de gripe a personas en riesgo y por el hecho de formar parte de un colectivo de servicios esenciales a la comunidad.

4. Otros grupos a los cuales se recomienda la vacunación:

- Personas que trabajan en servicios públicos esenciales, con especial énfasis en los subgrupos siguientes:
  - Fuerzas y cuerpos de seguridad.

- Bomberos.
- Servicios de protección civil.
- Personas que trabajan en servicios de emergencias sanitarias.
- Trabajadores de instituciones penitenciarias y de otros centros de internamiento por resolución judicial.

Viajeros

Los viajeros que presentan factores de riesgo y con intención de viajar a zonas del trópico en cualquier época del año deben vacunarse antes de iniciar el viaje, si no se han vacunado en la temporada gripal anterior. De la misma forma se debe proceder, en el caso de viajes al hemisferio sur entre abril y setiembre. Posteriormente, deberán revacunarse con la nueva vacuna recomendada por la OMS, en la siguiente temporada gripal.

4.16.4 EFICACIA

La eficacia de la vacuna está relacionada principalmente con la capacidad de desarrollar anticuerpos contra la Hemaglutinina y la Neuraminidasa. La efectividad de las vacunas antigripales dependerá, fundamentalmente, de la edad, de la existencia de enfermedades de base y del acierto en la concordancia entre las cepas escogidas de la vacuna y las cepas circulantes. Según estudios publicados, la protección será alrededor del 70-90% frente al virus de influenza cuando este se correlaciona con el virus circulante, aunque la efectividad de la vacuna no se conoce hasta que ha transcurrido la temporada gripal.

En las personas jóvenes y sanas, las vacunas inactivadas han mostrado una efectividad del 70-90% para prevenir la gripe. Aunque se han publicado un gran número de estudios que avalan su eficacia, existe cierta incertidumbre sobre la magnitud de la efectividad clínica entre la gente de edad avanzada o con comorbilidades. En las personas de edad avanzada que no residen en instituciones cerradas (como por ejemplo residencias geriátricas) y en las personas que tienen enfermedades crónicas, la efectividad de la vacuna en prevenir la hospitalización o la neumonía se sitúa entre el 30% y el 70%, y en las personas de edad avanzada que residen en instituciones entre el 50% y el 60%. Según la OMS, en los ancianos reduce los casos graves y las complicaciones en un 60%, y las muertes en un 80%.

El desarrollo de vacunas con adyuvantes, virosomas o administración intradérmica, busca conseguir una inmunidad reforzada para estos grupos, en los que se presupone que van a presentar una menor respuesta a la vacuna.

4.16.5 SEGURIDAD VACUNAL

Efectos adversos

Los diferentes tipos de vacunas contra la gripe son muy seguras y bien toleradas. Los principales eventos adversos de la vacunación antigripal son locales: dolor, inflamación y enrojecimiento en el lugar de administración. Estos síntomas desparecen en uno o dos días sin tratamiento. De forma poco frecuente puede aparecer febrícula, malestar general, escalofríos, cansancio, dolor de cabeza, dolores musculares y de las articulaciones a las 6-12 horas de la vacunación. Considerando que se trata de vacunas con virus inactivados, estos no tienen capacidad para producir la enfermedad.

Reacciones inmediatas como urticaria (lesiones cutáneas), angioedema (tumefacción de la piel o las mucosas), broncoespasmo (dificultad al respirar) y anafilaxia (reacción alérgica grave) pueden ocurrir de forma muy excepcional, la mayoría relacionadas con la hipersensibilidad residual con las proteínas del huevo. También se han descrito efectos adversos infrecuentes: neuralgia (lesión en los nervios), parestesia (sensación de hormigueo, adormecimiento, acorchamiento, etc), trombocitopenia transitoria (disminución de la cantidad de plaquetas), vasculitis (inflamación de los vasos sanguíneas) con involucración del riñón y desórdenes neurológicos como encefalomielitis (inflamación del cerebro) y el síndrome de Guillain-Barré (trastorno en el que el sistema inmunitario del cuerpo ataca a la capa aislante que recubre los nervios, la mielina). Los estudios muestran que este síndrome puede desarrollarse después de haber presentado una diarrea o una infección respiratoria y en muy raras ocasiones, se desarrolla durante los días o semanas posteriores a la vacunación antigripal.

Contraindicaciones y precauciones

- La vacuna de la gripe no debe administrarse en los menores de 6 meses de edad.
- La vacuna contra la gripe desarrollada en huevo embrionado está contraindicada en las personas con episodios previos de hipersensibilidad grave al huevo u a otros componentes de la vacuna.
- Si una persona ha presentado un Síndrome de Guillain-Barré en las 6 semanas posteriores a la administración de una dosis previa de vacuna frente a la gripe, debe tenerse precaución al administrarla, aunque no está contraindicado.
- Si se tiene una enfermedad aguda con fiebre alta debe esperarse hasta que la situación remita.

Falsas contraindicaciones

La vacuna de la gripe no está contraindicada en caso enfermedad leve (con o sin fiebre), de convalecencia de una enfermedad aguda (infecciosa o no), de reacción (no anafiláctica) a una dosis previa de la vacuna, de lactancia materna o de contacto con personas con factores de riesgo.

4.16.6 BIBLIOGRAFÍA

- Centers for disease control and prevention. Influenza. Epidemiology and Prevention of Vaccine-Preventable Diseases. Pink Book - 13th Ed, 2015. Disponible en: http://www.cdc.gov/vaccines/pubs/pinkbook/flu.html#vaccine

- European Centre for Disease Prevention and Control. Influenza vaccination, 2015. Disponible en: http://ecdc.europa.eu/en/healthtopics/seasonal_influenza/vaccines/Pages/influenza_vaccination.aspx.

- La gripe. Ministerio de Sanidad, Servicios Sociales e Igualdad, 2012. Disponible en: http://www.msc.es/ciudadanos/enfLesiones/enfTransmisibles/gripe/gripe.htm.

- Organización Mundial de la Salud. Gripe (estacional). Nota Descr N°211, 2014. Disponible em: http://www.who.int/mediacentre/factsheets/fs211/es/.

- Ortiz de Lejarazua R, Tamamesb S. Vacunación antigripal. Efectividad de las vacunas actuales y retos de futuro. Enferm Infecc Microbiol Clin 2015;33:480–90.

- Picazo JJ, Alonso LM, Arístegui J, Bayas JM, Sanz J, Amo P del, et al. Consenso sobre la vacunación frente a la gripe en el personal sanitario. Rev Esp Quim 2012;25:226–39.

- Programa de Vacunacions. Agència de Salut Pública de Catalunya. Guia tècnica per a la campanya de vacunación antigripal estacional 2015, 2015.

CAPÍTULO 5
VACUNAS NO SISTEMÁTICAS

5. VACUNAS NO SISTEMÁTICAS

5.1 TUBERCULOSIS

Autores: Jaime Muñiz Saitua, José Javier Gómez Marco.

5.1.1 LA ENFERMEDAD

La tuberculosis (TB) es una enfermedad infecciosa causada por micobacterias y es uno de los problemas de salud más importantes a nivel mundial.

El agente causante más frecuente es Mycobacterium tuberculosis, bacilo aeróbico, ácido-alcohol resistente, descubierto por Koch en 1882. Otras micobacterias (atípicas) producen un cuadro clínico similar y pueden ser importantes gérmenes responsables en el caso de pacientes con inmunodepresión, especialmente pacientes con infección por el Virus de la Inmunodeficiencia Humana (VIH). La enfermedad se expresa en muy diferentes formas clínicas, que incluyen afectación pulmonar, sistema nervioso, riñón o hueso e incluso infección diseminada. La mayoría de los casos de enfermedad tuberculosa son de localización pulmonar, representando las formas extrapulmonares (renal, ósea, meníngea, etcétera) el 15% del total. En los niños la enfermedad tuberculosa pulmonar se presenta en la mayoría de las ocasiones con pocos síntomas. Es un importante problema de salud pública cuya situación se ha visto empeorada por el VIH y la aparición de cepas extremadamente resistentes a los medicamentos (XDR). (Donald PR, The Lancet 2010, von Reyn, UpToDate 2015)

Control de la tuberculosis

La actuación más importante en el control de la tuberculosis es el diagnóstico rápido y precoz junto al tratamiento correcto de los casos pacientes enfermos con capacidad para contagiar, así como el estudio de contactos de los mismos y por extensión el de los brotes que aparezcan en comunidades cerradas. El objetivo, por tanto, de todos los programas es identificar y tratar las fuentes de infección para impedir la transmisión. (OMS 2010, MSPS España, 2008, AIAQS de Cataluña 2009, Consenso nacional España 1992)

5.1.2 POR QUÉ DEBEMOS VACUNAR

Situación mundial de la tuberculosis

La TB es una enfermedad de transmisión aérea a partir de gérmenes existentes en las gotitas suspendidas en el aire y que emiten los enfermos con TB pulmonar o laríngea al toser o estornudar.

La TB es uno de los problemas de salud más importante a nivel mundial aunque la incidencia es difícil de conocer con precisión, dado que la mayoría de los casos se producen en el tercer mundo. Cada año se infectan más de 50 millones de personas en el mundo. En 2013, se estimaron por la OMS 9 millones de casos de TB de los que 1.5 millones murieron (de estos, 360.000 eran HIV-positivos). La TB tiene un lento declinar cada año, estimándose que gracias al diagnóstico y tratamiento se han salvado entre 2000 y 2013, 37 millones de vidas.

La vigilancia de la tuberculosis en los países de la Unión Europea/Área Económica Europea (UE/AEE) corresponde al ECDC. España está considerada como un país de baja incidencia según los criterios de este organismo, que incluye en este grupo a los países con incidencia < 20 casos/100.000 habitantes.

Mapa 1.
Casos notificados de TB por 100.000 habitantes. Región Europea 2013 (Fuente: Tuberculosis surveillance and monitoring in Europe 2015.ECDC).

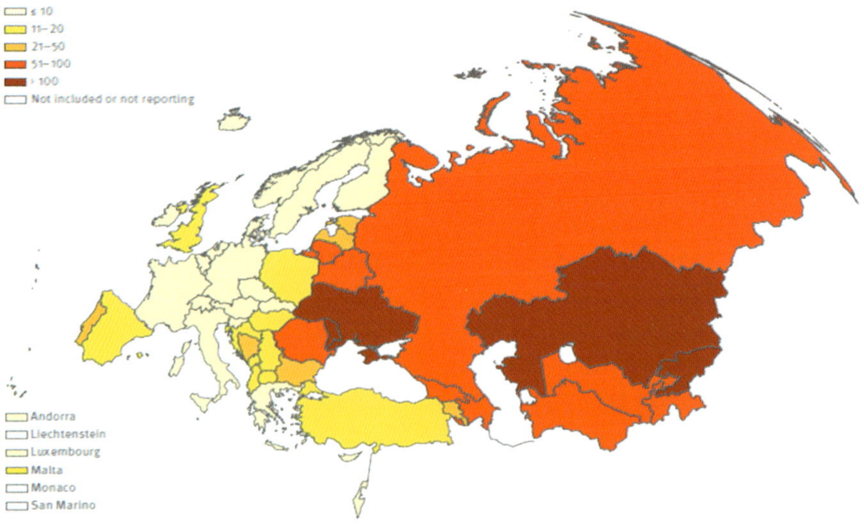

Según el último informe conjunto ECDC/OMS, correspondiente al año 2013, España se encuentra en décimo lugar dentro de los países de la UE/AEE en cuanto a tasas de notificación. En 2013, la tasa de TB en España fue de 11,9 casos/100.000 (Mapa 1).

Situación de la tuberculosis en España

En España, en las declaraciones del sistema EDO (Enfermedades de declaración obligatoria) las tasas de TB respiratoria en los últimos años se sitúan entre 10 y 14 casos por 100.000 (Figura 1).

Figura 1.

Evolución de las tasas de incidencia de tuberculosis en total y por categorías de localización. España, 2007-2013. (Fuente: Red Nacional de Vigilancia Epidemiológica)

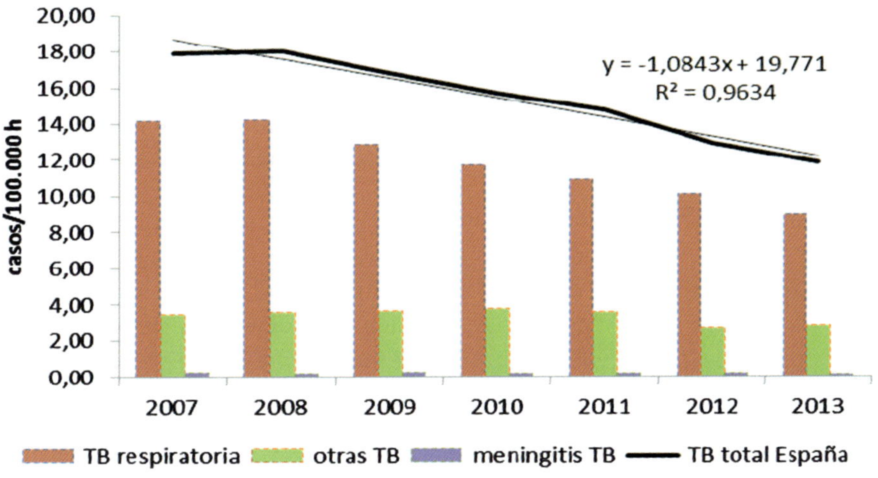

En el año 2013 se notificaron 5.535 casos de tuberculosis, lo que corresponde a una tasa de incidencia de 11,88 casos por 100.000 habitantes. Del total de casos, 4.166 corresponden a tuberculosis respiratoria, 73 a meningitis tuberculosa, y 1.296 a tuberculosis de otras localizaciones (figura 1). En la figura 2 se observan las tasas específicas por edad y sexo.

Impacto de la vacunación

No hay ninguna vacuna tan ampliamente utilizada ni tan polémica como la BCG. La mayoría de los estudios han demostrado que las vacunas de BCG producen un grado más alto de protección contra las formas más severas de TB, tales

Figura 2.
Tasas de tuberculosis por grupos de edad y sexo, 2013.
(Fuente: Red Nacional de Vigilancia Epidemiológica)

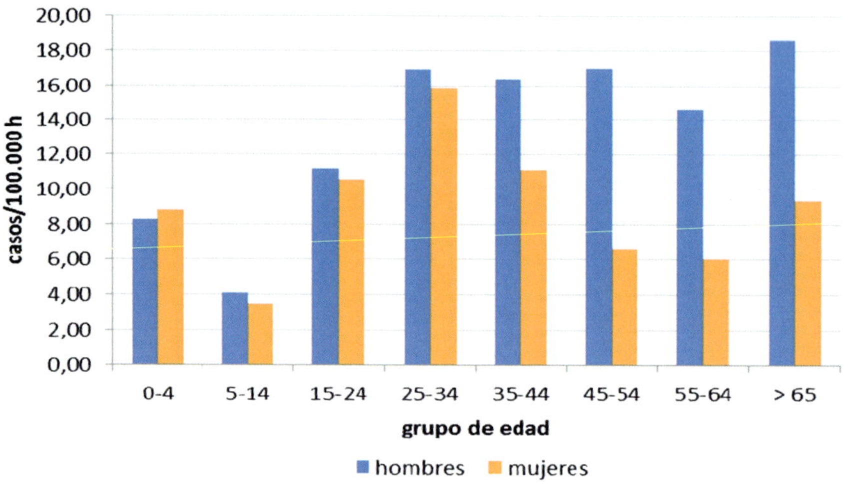

como meningitis y TB diseminada, que contra las formas moderadas de la enfermedad. La eficacia de la vacunación neonatal de BCG disminuye con la edad. No hay evidencia sustancial de que la BCG reduzca el riesgo de infectarse con Mtb. Desafortunadamente, no es posible el 'impulso' con dosis de recuerdo de la protección ofrecida por la vacunación inicial (booster). Se necesita una estrategia alternativa para ofrecer protección más allá de la infancia.

La BCG se administra a los recién nacidos como parte del programa ampliado para la inmunización y, desde su primer uso en 1921, se ha convertido en la vacuna más ampliamente administrada en la historia. Más de 100 millones de niños reciben la vacuna al año, cifra creciente desde que se introdujo en el programa ampliado de inmunización de la OMS en el año 1974.

La International Union Against Tuberculosis and Lung Disease publicó en 1994 los criterios para suspender la vacunación de BCG en los países de baja prevalencia de TB (Tubercle Lung Dis 1994).

5.1.3 VACUNAS DISPONIBLES

La vacuna BCG fue descubierta en el año 1921 por Albert Calmette y Camile Guèrin, de cuyas iniciales toma el nombre (BCG = Bacilo de Calmette - Guérin). El uso masivo comienza en el año 1947 con la Cruz Roja Danesa. En España la primera vacuna es aplicada en Barcelona en 1924 por el Dr. Sayé, ampliándose la vacunación al resto del país por parte del Instituto de Higiene Alfonso XIII en 1927. La vacunación se suspende en Cataluña en 1974 y a comienzos de los 80 en el resto de España, persistiendo la vacunación solamente en el País Vasco hasta 2013.

Se trata de un bacilo vivo atenuado de Mycobacterium bovis. La única vacuna disponible en España, en una sola presentación, (Vacuna BCG 1ml, 10 dosis- Pfizer) proviene de la cepa original del bacilo de Calmette-Guèrin. Es de uso intradérmico, liofilizada a una concentración de 1 mg/mL (equivalente a 2-8 millones de bacilos viables).

Pautas de vacunación

Se administra según diferentes políticas que podemos agrupar en cuatro:

- **Nacimiento:** es la actual recomendación de la OMS y la más frecuente en el mundo, especialmente en países en desarrollo.
- **Infancia:** Esta era la política por ejemplo de Reino Unido, que vacunaba a los niños tuberculín negativos a la edad de 12-13 años.
- **Dosis de recuerdo.** Se ha recomendado BCG incluso más de 5 veces entre el nacimiento y los 30 años de edad (Hungría, Rusia).
- **No uso sistemático.** En estos países se recomienda la vacunación a grupos de alto riesgo.

Además, existen diferencias en cuanto a la obligatoriedad o no de su aplicación.

La Vacuna BCG, a diferencia de otras vacunas, se administra estrictamente por VIA INTRADÉRMICA en la cara externa superior del brazo y en la cara externa del muslo. Es costumbre administrar la vacuna en el brazo izquierdo de manera sistemática

La dosis es de 0,1 mL en niños mayores de 1 año de edad. En los menores de 1 año, la mitad de dosis (0,05 mL).

El lugar donde va a aplicarse la inyección debe estar limpio y seco. Si se utiliza un antiséptico (p. ej.: alcohol) para limpiar la piel, hay que dejar que se evapore completamente antes de la inyección.

La Vacuna BCG debe ser administrada por personal entrenado en la técnica intradérmica.

La Vacuna BCG debe administrase con una jeringa de 1 ml graduada en centésimas de ml (1/100 ml) equipada con una aguja de bisel corto de calibre 25-26 G. No deben utilizarse para la administración de esta vacuna inyectores a presión ni dispositivos de punción múltiple.

Figura 3.
Técnica de la administración intradérmica de la vacuna BCG

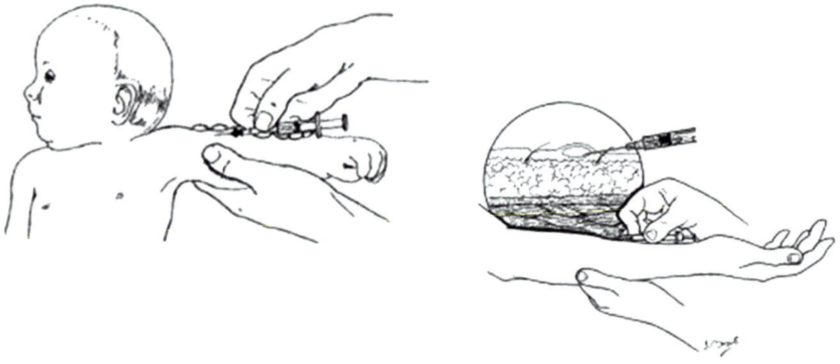

Tomado de Vacunaciones en el niño. De la teoría a la práctica.

Indicaciones de esta vacuna

- No está incluida en el Calendario Vacunal de España como vacuna sistemática.
- Niños PPD negativos en zonas o grupos de riesgo con elevado riesgo anual de infección (1%). En este caso se recomienda la vacunación del recién nacido.
- Niños PPD negativos con exposición a pacientes bacilíferos (que expulsan bacilos con la tos) en los que el tratamiento no consigue la negativización del esputo (bacilíferos irreductibles).
- Niños PPD negativos que se desplacen a residir en países de alta endemia tuberculosa, en especial donde los programas de control y el acceso a un tratamiento adecuado no es posible y donde la prevalencia de TB multirresistente es alta.
- Trabajadores de centros sanitarios PPD negativos en contacto frecuente con enfermos o con sus muestras biológicas.

5.1.4 EFICACIA

No hay ninguna vacuna tan ampliamente utilizada ni tan polémica como BCG. La mayoría de los estudios han demostrado que las vacunas de BCG producen un grado más alto de protección contra formas severas de TBC, tales como meningitis y TBC diseminada, que contra las formas moderadas de la enfermedad.

La eficacia de la vacunación neonatal de BCG disminuye con la edad. La BCG proporciona una protección global del 50% frente a la enfermedad tuberculosa y, en especial, previene frente a la meningitis tuberculosa durante la edad infantil.

Las personas vacunadas desarrollan una respuesta inmunitaria de 8 a 14 semanas después de la vacunación, que se pone de manifiesto con la positivización de la prueba tuberculínica (PPD).

La vacunación con BCG es altamente coste-efectiva contra la tuberculosis grave en niños, y debería ser reservada para países con alta incidencia de tuberculosis como actitud complementaria al tratamiento de la infección tuberculosa latente. (Roy A el al BMJ 2014, Colditz A et al. Pediatrics 1995, Mangtani P Clin Infect Dis. 2014)

5.1.5 NUEVAS VACUNAS

El lento descenso de la incidencia de la tuberculosis a nivel mundial y el creciente problema de la MDR-TB, ponen de relieve la necesidad crítica de encontrar nuevas vacunas eficaces. (WHO 2014)

En la actualidad se están investigando 15 vacunas candidatas en ensayos clínicos. Una de ellas, la vacuna MTBVAC –Universidad de Zaragoza, es la primera y única vacuna contra la tuberculosis en desarrollo clínico basada en una cepa viva atenuada de Mycobacterium tuberculosis, un hito histórico en la vacunología humana. El desarrollo clínico de MTBVAC sigue dos vías: la principal es la vacunación en recién nacidos (población más vulnerable) , como una estrategia de reemplazo de BCG, y la segunda, prevención de la enfermedad en adolescentes y adultos en países endémicos de TB de alta incidencia (mayor impacto en la transmisión de la enfermedad).El equipo de investigadores está dirigido por Carlos Martín y los ensayos estarán coordinador por la South African Tuberculosis Vaccine Initiative. Iglesias MJ, Martín C. Vacunas.org 2007.

5.1.6 SEGURIDAD

Reacciones adversas.

En general, esta vacunación no suele causar fiebre o malestar. Algunos días después de la vacunación (2-6 semanas) se desarrolla una pequeña pápula que va aumentando de tamaño y puede ulcerarse unas semanas más tarde, y además presentar engrosamiento de los nódulos linfáticos, cervicales o axilares (adenopatía satélite). La pápula persiste durante 2-3 meses y deja una cicatriz permanente. Esta reacción no requiere tratamiento. Esta lesión cura espontáneamente con formación de una pequeña costra. Las reacciones adversas siguiendo el sistema de clasificación MedDRA, pueden verse en la tabla 1.

Tabla 1.

Reacciones adversas clasificadas por órganos y sistemas siguiendo la clasificación MedDRA. (Fuente: Ficha técnica. AEMPS)

Clasificación de órganos del sistema MedDRA	Frecuencia (*)	Reacción adversa
Trastornos de la sangre y del sistema linfático	Poco Frecuentes	Aumento de tamaño de los ganglios linfáticos > 1 cm
Trastornos del sistema nervioso	Poco Frecuentes	Cefalea
Trastornos generales y alteraciones en el lugar de administración	Poco Frecuentes	Fiebre, úlcera en la zona de inyección
Infecciones e infestaciones	Raras	Infección diseminada tal como osteítis u osteomielitis, linfadenitis supurativa, absceso en la zona de inyección
Trastornos del sistema inmunológico	Raras	Reacción alérgica, reacción anafiláctica

(*) Las categorías de frecuencia utilizadas son: Poco frecuentes (≥ 1/1.000, < 1/100) y raras (≥ 1/10.000, < 1/1.000).

Precauciones y contraindicaciones

Constituyen contraindicaciones de la vacuna BCG:

- Inmunodeficiencias congénitas o adquiridas.
- Personas con PPD positiva o enfermedad tuberculosa.
- Embarazo: si es posible, debe posponerse la vacunación hasta después del parto.
- Hipersensibilidad a la Vacuna BCG o a cualquiera de sus excipientes.
- Si no se ha realizado previamente la prueba de la tuberculina o si ésta ha dado positiva.
- Pacientes quemados.
- Niños con malnutrición del tipo Kwashiorkor.
- Tuberculosis, o cualquier otra enfermedad infecciosa activa o durante su convalecencia.
- Recién nacidos prematuros de menos de 2,5 kg de peso.
- Angiopatías o hemopatías graves.
- Procesos oncológicos (ej.: linfoma, leucemia, enfermedad de Hodgkin u otros tumores del sistema retículo-endotelial).
- La vacunación se debe posponer en personas con fiebre, o en casos de patologías cutáneas generalizadas. Aunque el eccema no es una contraindicación, la zona de inyección debe estar libre de lesiones.

Advertencias y precauciones especiales de empleo

Se debe realizar una prueba de la tuberculina previa a la vacunación con BCG.

Las personas identificadas como positivas a la prueba de la tuberculina no deben vacunarse, ya que la vacuna les podría provocar una reacción local grave.

Aunque las reacciones alérgicas severas son raras, durante la vacunación se debe contar con las medidas necesarias para su manejo y tratamiento. La inyección profunda incrementa el riesgo de la inflamación de los ganglios regionales y de formación de abscesos.

Si se administran otras vacunas al mismo tiempo que la Vacuna BCG, no deben aplicarse en el mismo brazo. Si no se administran simultáneamente, se debe dejar un intervalo mínimo de 4 semanas entre la administración de dos vacunas vivas. En el caso de vacunas preparadas con bacterias muertas, se debe evitar la administración de la Vacuna BCG en los 7 días anteriores o los 10 días posteriores.

Debido al riesgo de inflamación de los ganglios regionales, se recomienda no usar el mismo brazo de la Vacuna BCG para administrar otras vacunas durante 3 meses.

No se debe administrar la vacuna a pacientes que hayan sido tratados con antibióticos en los últimos 30 días.

5.1.7 BIBLIOGRAFÍA

- AEMPS. Ficha técnica y Prospecto: Información para el usuario. 9/2015. Disponible en: http://www.aemps.gob.es/cima/especialidad.do?metodo=verPresentaciones&codigo=40773
- Castells C. Revisión de la política de vacunación con BCG en la CAPV. Salud Pública. Número 22. 2.º semestre. Año 2007. Disponible en: http://www.osanet.euskadi.net/r85- publ01/es/contenidos/informacion/boletin_epidem/es_5482/adjuntos/boletinEpidemiologico22_c.pdf
- Centro Nacional de Epidemiología. Instituto de Salud Carlos III. Informe epidemiológico sobre la situación de la tuberculosis en España. Año 2013. Madrid, 2014. Disponible en: http://www.isciii.es/ISCIII/es/contenidos/fd-servicios-cientifico-tecnicos/fd-vigilancias-alertas/fd-enfermedades/TB_Informe_2013_CNE_9febrero2015.pdf
- Colditz A, Berkey C, Mosteller F et al. «The efficacy of bacillus Calmette-Guérin vaccination of newborns and infants in the prevention of tuberculosis. Meta-Analyses of the published literature». Pediatrics 1995; 96: 29-35. Disponible en: http://pediatrics.aappublications.org/cgi/reprint/96/1/29
- Dessislava Marinova, Jesus Gonzalo-Asensio, Nacho Aguilo & Carlos Martin (2017) MTBVAC from discovery to clinical trials in tuberculosis-endemic countries, Expert Review of Vaccines, 16:6, 565-576, DOI: 10.1080/14760584.2017.1324303.
- Donald PR, Marais BJ, Barry CE. Age and the epidemiology and pathogenesis of tuberculosis. The Lancet 2010; 375:1852-1854. Disponible en: http://www.thelancet.com/journals/lancet/article/PIIS0140-6736(10)60580-6/fulltext

- European Centre for Disease Prevention and Control/WHO Regional Office for Europe. Tuberculosis surveillance and monitoring in Europe 2015. Stockholm: European Centre for Disease Prevention and Control, 2015. Disponible en: http://ecdc.europa.eu/en/publications/Publications/tuberculosis-surveillance-monitoring-Europe-2015.pdf
- Grupo de trabajo sobre tuberculosis. «Consenso nacional para el control de la tuberculosis en España». Med Clin (Barc) 1992; 98: 24-31. Disponible en: http://www.elsevier.es/es-revista-medicina-clinica-2-articulo-documento-consenso-sobre-prevencion-control-90145294
- Grupo de trabajo de la Guía de Práctica Clínica sobre el Diagnóstico, el Tratamiento y la Prevención de la Tuberculosis. Centro Cochrane Iberoamericano, coordinador. Guía de Práctica Clínica sobre el Diagnóstico, el Tratamiento y la Prevención de la Tuberculosis. Plan de Calidad para el Sistema Nacional de Salud del Ministerio de Sanidad, Política Social e Igualdad. Agència d´Informació, Avaluació i Qualitat en Salut (AIAQS) de Cataluña; 2009. Guías de Práctica Clínica en el SNS: AATRM Nº 2007/26. Disponible em: http://www.cochrane.es/guias/guiatuberculosis.pdf
- Iglesias MJ, Martín C. Presente y futuro de la vacuna de la Tuberculosis. En Tema del mes Abril 2007. Vacunas .org. Disponible en: http://www.vacunas.org/images/stories/recursos/profesionales/temasactuales/2007/abril07/Nuevas_vacunasTBC_profesionales.pdf
- International union against tuberculosis and lung disease. «Criteria for discontinuation of vaccination programmes using BCG in countries with a low prevalence of tuberculosis». Tubercle Lung Dis 1994; 75: 179-180. Disponible en: http://www.tuberculosisjournal.com/article/0962-8479(94)90003-5/references
- Mangtani P, Abubakar I, Ariti C, *et al*. Protection by BCG against tuberculosis: a systematic review of randomised controlled trials. Clin Infect Dis. 2014;58:470-80. Disponible en: http://cid.oxfordjournals.org/content/58/4/470.full.pdf+html
- Ministerio de Sanidad y Consumo. Plan para la prevención y control de la tuberculosis en España. Madrid 2008. Disponible en: http://www.msps.es/profesionales/saludPublica/prevPromocion/docs/planTuberculosis.pdf
- Muñiz J, Aristegui J. Tuberculosis (Vacuna BCG). En Vacunaciones en el niño. De la teoría a la práctica. Javier de Aristegui. Edita: Junta de Andalucía, Consejería de Salud. Sevilla 2006. Disponible en: http://www.juntadeandalucia.es/salud/absys/documento/vacunaciones.pdf
- Roy A, Eisenhut M, Harris R J et al Effect of BCG vaccination against Mycobacterium tuberculosis infection in children: systematic review and metaanalysis. BMJ 2014;349:g4643 doi: 10.1136/bmj.g4643. Disponible en: http://www.bmj.com/content/bmj/349/bmj.g4643.full.pdf
- Von Reyn CF. BCG vaccination. UpToDate, Sep 2015. Disponible en: http://www.uptodate.com/contents/bcg-vaccination
- WHO Position Paper. BCG vaccine. World Health Organization. Wkly Epidemiol Rec 2004; 79: 27-39. Disponible en: http://www.who.int/wer/2004/en/wer7904.pdf
- WHO. The global plan to stop TB 2011-2015: transforming the fight towards elimination of tuberculosis. ISBN 978 92 4 150034 0 (NLM classification: WF 200). World Health Organization 2010. Disponible en: http://www.stoptb.org/assets/documents/global/plan/TB_GlobalPlanToStopTB2011-2015.pdf
- WHO. Global tuberculosis report 2014. World Health Organization 2014. Disponible en: http://apps.who.int/iris/bitstream/10665/137094/1/9789241564809_eng.pdf?ua=1

5.2 ÉBOLA

Autor: César Velasco Muñoz, María José Álvarez Pasquin.

5.2.1 LA ENFERMEDAD

La Enfermedad causada por el Virus del Ébola (EVE), anteriormente conocida como fiebre hemorrágica del Ébola, es una enfermedad grave, a menudo mortal en los seres humanos. El virus se transmite a los humanos por animales salvajes y se propaga poblacionalmente por contacto persona-persona. La tasa de letalidad del Ébola en pacientes infectados es de aproximadamente el 50%, las tasas de letalidad variaron del 25% al 90% en los brotes registrados desde el inicio de la enfermedad.

Los primeros brotes de EVE se produjeron en aldeas remotas de África central, cerca de los bosques tropicales, pero el último brote en África occidental ha involucrado a las principales zonas urbanas como rurales.[1]

Manifestaciones clínicas

El periodo de incubación (intervalo desde la infección hasta la aparición de los síntomas) oscila entre 2 y 21 días. Los primeros síntomas de EVE incluyen fiebre alta persistente (temperatura de hasta 40 ° C), malestar general, fatiga y dolor muscular. Tras la aparición súbita de fiebre, aparece dolor de cabeza y de garganta. Los síntomas gastrointestinales suelen comenzar con dolor epigástrico (a nivel de la boca del estómago), náuseas, vómitos y diarrea.[2] En la fase avanzada de la enfermedad, tras unos días u horas de evolución de los síntomas, se observan erupciones cutáneas, disfunción renal y hepática. En algunos casos, hemorragias internas y externas. Las analíticas de sangre muestran disminución del número de leucocitos y plaquetas, así como elevación de las enzimas hepáticas.

Formas de contagio

El virus del Ébola se introduce en la población humana por contacto estrecho con órganos, sangre, secreciones u otros líquidos corporales de animales infectados (chimpancés, gorilas, murciélagos frugívoros, monos, antílopes y puercoespines infectados).

Posteriormente, la EVE se puede propagar en la comunidad por contacto directo persona-persona. Las personas infectadas no pueden contagiar la enfermedad hasta que aparecen los síntomas y solo son contagiosos mientras el virus esté presente en la sangre.

Sus formas de contagio comprenden:

- Contacto directo (a través de las membranas mucosas) con órganos, sangre, secreciones, u otros líquidos corporales de personas infectadas.
- Contacto indirecto con materiales contaminados por dichos líquidos.
- Transmisión por vía sexual por presencia del virus en el semen de supervivientes.

La infección del personal sanitario al tratar a pacientes con EVE se ha dado frecuentemente cuando ha habido contacto estrecho sin precauciones estrictas para el control de la infección. Los ritos funerarios que conllevan contacto directo con el cadáver de personas infectadas también pueden ser causa de transmisión.[1]

5.2.2 POR QUÉ DEBEMOS VACUNAR CONTRA EL ÉBOLA

Situación mundial

El virus del Ébola se detectó por vez primera en 1976 en dos brotes simultáneos ocurridos en Nzara (hoy Sudán del Sur) y Yambuku (República Democrática del Congo). La aldea en que se produjo el segundo de ellos está situada cerca del río Ébola, que da nombre al virus.

El género Ebolavirus es, junto con los géneros Marburgvirus y Cuevavirus, uno de los tres miembros de la familia Filoviridae (filovirus). El género Ebolavirus comprende cinco especies distintas:

- ebolavirus Bundibugyo (BDBV);
- ebolavirus Zaire (EBOV);
- ebolavirus Reston (RESTV);
- ebolavirus Sudan (SUDV),
- ebolavirus Taï Forest (TAFV).

Las especies BDBV, EBOV y SUDV se han asociado a grandes brotes de EVE en África. El virus responsable del brote en África Occidental en 2014 pertenece a la especie Zaire.[1]

El brote de Ébola en África Occidental (primeros casos notificados en marzo de 2014) ha sido el más extenso y complejo desde que se descubrió el virus en 1976. Con un total de 28.616 casos y 11.310 muertes a 16 de abril de 2016, este brote ha sido el de mayor envergadura con mayor número de afectados que todos los brotes previos juntos. [3]

Los países más afectados (Guinea, Liberia y Sierra Leona) disponen de sistemas de salud muy frágiles, carecen de recursos humanos e infraestructura, y han salido recientemente de largos periodos de conflicto e inestabilidad. El 17 de marzo de 2016, la Directora General de la OMS declaró Sierra Leona país libre de Ébola. Guinea Conakry ha sido declarada de nuevo libre de Ébola el 1 de junio y Liberia el 9 de junio de 2016.[1]

Situación en España

En España la EVE es una enfermedad de declaración obligatoria. Su incidencia en nuestro medio es extremadamente baja, pero su potencial gravedad justifica la necesidad de medidas de control y prevención. Siendo así, el Ministerio de Sanidad puso en marcha el protocolo de actuación frente a casos sospechosos de Enfermedad por Virus Ébola, que se activó por primera vez en nuestro país en junio de 2014. Desde entonces, se han investigado 56 casos sospechosos de EVE, de los cuales 55 fueron negativos para el Virus Ébola. El 6 de octubre se notificó la detección de un caso de transmisión secundaria de EVE en España, en una trabajadora sanitaria que atendió al uno de los dos pacientes repatriados durante el brote en África occidental. Se declaró a la paciente libre de infección por virus Ébola el 21 de octubre.[4,5]" https://www.mendeley.com/research-papers/ebola-virus-disease-52/

5.2.3 CONTROL DE LA ENFERMEDAD POR VIRUS DEL ÉBOLA

Un buen control de los brotes requiere la aplicación de diferentes intervenciones, como la atención sanitaria y la movilización social, la vigilancia epidemiológica e identificación de nuevos casos, así como asegurar las condiciones de seguridad de los entierros. También son importantes la separación de los enfermos y de las personas sanas para evitar una mayor propagación, y el mantenimiento de una buena higiene y de la limpieza del entorno.

La participación de la comunidad es fundamental para el éxito del control de los brotes.

El tratamiento de la EVE es sintomático y se basa en proporcionar cuidados de apoyo temprano como la rehidratación, que proporcionan un aumento de la supervivencia. Hasta la fecha, no existe todavía ningún tratamiento autorizado de eficacia demostrada, aunque varias terapias experimentales se encuentran en fase de desarrollo.

Imagen 1.

Detener los brotes de EVE. (Fuente del contenido: Centros para el Control y la Prevención de Enfermedades, disponible en: http://espanol.cdc.gov/img/cdc/ES_34046.pdf).

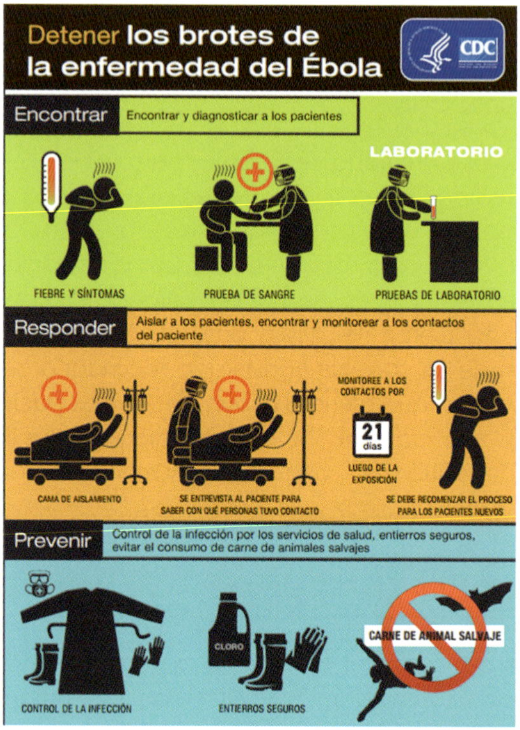

5.2.4 VACUNACIÓN

Vacunas en experimentación

Desde el primer brote de EVD registrado en la República Democrática del Congo en 1976, se han llevado a cabo múltiples intentos de obtener una vacuna frente al virus del Ébola. Varios candidatos de vacuna viva atenuada fueron probados en modelos animales sin éxito. La escasa popularidad y la baja incidencia de casos de EVE a nivel mundial, ha retrasado el avance experimental de candidatos vacunales en fases preclínicas. Muy pocas instituciones se habían involucrado en las últimas décadas en la experimentación con posibles vacunas, dado el alto nivel de bioseguridad necesario que requiere el manejo de este virus letal y la necesidad de laboratorios preparados para el alto riesgo biológico. Pese a esto, un número escaso de vacunas en fase preclínica arrojaban datos satisfactorios de seguridad y eficacia en primates no humanos.

Durante el último trimestre de 2014, coincidiendo con el aumento del número de casos durante el brote de EVS en África occidental, la OMS realizó una reunión consultiva de expertos. La OMS y una serie de Organizaciones Internacionales se reunieron con el objetivo de evaluar el arsenal preventivo y terapéutico en desarrollo que pudiese ayudar a controlar la epidemia.[6] De este modo, se propone acelerar los ensayos clínicos de dos candidatos de vacuna más avanzados para obtener la evaluación y el registro de dos vacunas experimentales que pudiesen frenar la epidemia. Pese al rápido avance de los ensayos clínicos, actualmente no hay vacunas autorizadas frente al virus del Ébola.[7] Las dos vacunas más desarrolladas en fase de experimentación son:

- **cAd3-ZEBOV:** Adenovirus 3 del chimpancé, con expresión de la glicoproteína del virus Ébola Zaire. Obtenida por GlaxoSmithKline© con la colaboración del Instituto Nacional de Alergias y Enfermedades Infecciosas de los Estados Unidos. Esta vacuna utiliza como vector un adenovirus obtenido del chimpancé al que se la ha insertado un gen del virus del Ébola.
- **rVSV-ZEBOV:** Virus recombinante de la estomatitis vesicular, con expresión de la glicoproteína del virus Ébola Zaire. Obtenida por la Agencia de Salud Pública de Canadá. La licencia para comercializarla es propiedad de una empresa estadounidense, NewLink Genetics©. Utiliza como vector un virus de la estomatitis vesicular atenuado, una enfermedad del ganado que no da clínica en humanos. Uno de los genes del virus de la estomatitis vesicular ha sido remplazado por un gen del virus del Ébola.

Los ensayos clínicos de ambas vacunas se han encontrado con dificultad a la hora de obtener resultados de efectividad dado el control del brote de EVE en África occidental. El afortunado descenso del número de casos desde enero de 2015, ha interrumpido la obtención de resultados de los ensayos clínicos de fase III de ambas vacunas.

Eficacia de los candidatos a vacuna

Son varios los ensayos Clínicos en fase III que se han llevado a cabo con vacunas rVSV-ZEBOV y ChAd3-ZEBOV.[8]

Tabla 1.

Ensayos clínicos en fase III rVSV-EBOV y ChAd3-ZEBOV.

Candidato de vacuna	Fase del ensayo	Organización y país	Comienzo y diseño
rVSV-ZEBOV	Fase III	OMS, Médicos Sin Fronteras (MSF) y Gobierno de Guinea. País: Guinea.	Comienzo en abril 2015. Diseño de vacunación en anillo (vacunación de los contactos y contactos de contactos de un caso de Ébola).
rVSV-ZEBOV	Fase III	Médicos Sin Fronteras (MSF), la OMS y Gobierno de Guinea. País: Guinea.	Comienzo en marzo 2015. Ensayo clínico aleatorizado en trabajadores de primera línea.
ChAd3-ZEBOV y rVSV-ZEBOV	Fase II / III	US NIH y Ministerio de Salud Liberia. País: Liberia.	Comienzo en marzo 2015. Ensayo clínico aleatorizado.
rVSV-ZEBOV	Fase III	US CDC y Ministerio de Salud de Sierra Leona. País: Sierra Leona.	Comienzo en abril 2015. Ensayo clínico "stepped wedge".

Sólo cuatro meses tras el comienzo del ensayo de vacunación en anillo, "The Lancet" y la OMS publicaron los resultados preliminares que muestran un alto nivel de eficacia de la vacuna rVSV-ZEBOV. Los resultados del análisis provisional de la fase III muestran una eficacia del 100% (IC95%: 74,7–100,0; p=0,0036).[9] Dada la alta eficacia y el perfil de seguridad de la vacuna, el 26 de julio de 2015, el órgano independiente de expertos internacionales (Data and Safety Monitoring Board) decidió interrumpir la aleatorización en el ensayo clínico. De este modo, todas las personas en situación de riesgo eran candidatas a ser vacunadas inmediatamente y se redujo el tiempo necesario para reunir datos concluyentes con el objetivo de acelerar la autorización de la vacuna. Los resultados finales se esperan para el segundo trimestre de 2016, poco más de 12 meses después del comienzo de la prueba.

La obtención de una vacuna eficaz y segura supuso una herramienta adicional para hacer frente al brote de Ébola de África occidental y posiblemente para ayudar a controlar otros futuros brotes de la enfermedad.

Otros candidatos a vacuna

- Johnson & Johnson©, en asociación con Bavarian Nordic©, ha desarrollado un enfoque de vacunación en dos dosis frente a Ébola utilizando diferentes vacunas para la primera y segunda dosis. Los dos candidatos a vacuna son conocidos como ChAd26-ZEBOV y MVA-EBOV. Los resultados de la fase I están disponibles.

- Novavax©, ha desarrollado una vacuna basada en una proteína de la cepa Ébola Guinea. El estudio de fase I ha sido completado en Australia.
- Una vacuna candidata desarrollada en China ha finalizado recientemente pruebas clínicas tempranas en humanos.
- El Ministerio de Salud de Rusia está desarrollando una vacuna contra el Ébola utilizando un virus de la gripe recombinante, entre otros.

Otros productos en desarrollo incluyen una plataforma de adenovirus oral (Vaxart©), un candidato alternativo de virus de la estomatitis vesicular (Profectus Biosciences©), una proteína recombinante alternativa (Protein Sciences©), una vacuna de ADN (Inovia©) y una vacuna contra la rabia recombinante (Jefferson University©) entre otros.[8]

5.2.5 INDICACIONES DE LA VACUNACIÓN FRENTE AL VIRUS DEL ÉBOLA

La vacuna candidata rVSV-ZEBOV no es un producto autorizado, por lo que no puede ser recomendada en este momento para su uso a nivel de Salud Pública. Hasta la fecha, los candidatos de vacuna frente a EVE solo están indicados en condiciones experimentales, para la realización de ensayos clínicos que ayuden a generar evidencias de protección frente a la enfermedad y seguridad en humanos. La evidencia actual sugiere que la vacuna rVSV-ZEVOB es eficaz frente al Ébola y que "la vacunación en anillo" es un enfoque prometedor para detener la transmisión de virus Ébola en el transcurso de un brote.

Hasta que la vacuna reciba la aprobación regulatoria, Médicos Sin Fronteras se ha comprometido a llevar a cabo las vacunaciones anillo de emergencia en caso de nuevo brote de Ébola en los siguientes países africanos: República Democrática del Congo, Gabón, Guinea Bissau, Costa de Marfil, Liberia, Malí, Níger, Nigeria, República de Guinea, Senegal, Sierra Leona, Sud Sudán, Uganda. La vacunación en anillo de emergencia se lleva a cabo bajo el paraguas de Acceso Expandido uso compasivo de medicamentos y productos sanitarios esenciales. La vacuna se ofrece sólo a las personas que dan su consentimiento informado, en cumplimiento con los principios de Buena Práctica Clínica.

5.2.6 SEGURIDAD DE LAS VACUNAS FRENTE A EVE

Los resultados de los ensayos clínicos de Fase I para los dos candidatos de vacuna más desarrollados, ChAd3-ZEBOV, rVSV-ZEBOV, se obtuvieron en enero de 2016. Ambas vacunas han demostrado ser seguras y bien toleradas en seres humanos.[10,11] *Los resultados de la segunda han resultado francamente prometedores*[12].

Reaciones adversas:

ChAd3-ZEBOV: En los estudios realizados se ha observado, principalmente, dolor del sitio de inyección y fiebre que se producen en las primeras 24 horas después de la vacunación. En la mayoría de los vacunados, la fiebre cede en las primeras 24 horas. Se ha observado disminución clínicamente no significativa de los niveles de plaquetas y linfocitos como tras la vacunación con otras vacunas de virus vivos. No se han observado eventos adversos graves atribuidos a la vacuna.[11]

rVSV-ZEBOV: Se ha observado dolor en el sitio de inyección así como síntomas sistémicos como fiebre, malestar general y "síntomas pseudogripales" (escalofríos, dolor muscular, dolor de cabeza y fatiga) con una duración aproximada de 1 a 3 días. Se han observado episodios de artralgia, artritis y dermatitis en la segunda semana después de la vacunación. Con un cuadro consistente en erupción y vasculitis cutánea de 2 a 3 semanas de duración y con una frecuencia de aparición variable entre los sitios de estudio (en algunos casos el cuadro dura más de 3 meses). Estas reacciones se asocian con la replicación del virus de la vacuna en las articulaciones y la piel como se ha demostrado mediante PCR e inmunohistoquímica. No se han observado eventos adversos graves atribuidos a la vacuna.[11]

Los estudios que se encuentran actualmente en fase de análisis proporcionarán evidencias adicionales de posibles eventos adversos en adultos, y permitirán más extensa evaluación de la seguridad de la vacuna. Actualmente no están disponibles los datos de seguridad de estas vacunas en voluntarios con enfermedades subyacente o comorbilidades. Asimismo, no hay datos con respecto a la seguridad de estos productos en edad pediátrica ni en embarazadas.[11]

5.2.7 BIBLIOGRAFÍA:

1. OMS. WHO I Ebola outbreak 2014-2015. WHO.
2. Chertow DS, Kleine C, Edwards JK, Scaini R, Giuliani R, Sprecher A. Ebola Virus Disease in West Africa — Clinical Manifestations and Management. *N Engl J Med*. 2014;371(22):2054-2057. doi:10.1056/NEJMp1413084.
3. CDC. 2014 Ebola Outbreak in West Africa I Ebola Hemorrhagic Fever I CDC. http://www.cdc.gov/vhf/ebola/outbreaks/2014-west-africa/index.html.
4. MSSSI. *Informe Resumen Sobre Las Actuaciones Realizadas En España En Relación a La Epidemia de EVE. Marzo 2014 – Enero 2016.*; 2016. http://www.msssi.gob.es/profesionales/saludPublica/ccayes/alertasActual/ebola/docs/Informe_actuaciones_Espana_14.01.2016.pdf. Accessed September 19, 2016.

5. Lopaz MA, Amela C, Ordobas M, et al. First secondary case of Ebola outside Africa: epidemiological characteristics and contact monitoring, Spain, September to November 2014. *Euro Surveill Bull Eur sur les Mal Transm = Eur Commun Dis Bull.* 2015;20(1). http://www.ncbi.nlm.nih.gov/pubmed/25613651. Accessed September 19, 2016.

6. WHO. WHO consultation on Ebola vaccines. WHO. www.who.int/immunization/diseases/ebola/WHO_consultation_ebola_sep2014/en/. Published 2014. Accessed September 19, 2016.

7. Kanapathipillai R, Henao Restrepo AM, Fast P, et al. Ebola Vaccine — An Urgent International Priority. *N Engl J Med.* 2014;371(24):2249-2251. doi:10.1056/NEJMp1412166.

8. WHO. Ebola vaccines, therapies, and diagnostics. Questions and Answers. WHO. www.who.int/medicines/emp_ebola_q_as/en/. Published 2015. Accessed September 19, 2016.

9. Henao-Restrepo AM, Longini IM, Egger M, et al. Effi cacy and eff ectiveness of an rVSV-vectored vaccine expressing Ebola surface glycoprotein: interim results from the Guinea ring vaccination cluster-randomised trial. *Lancet.* 2015;386(29):857-866. doi:10.1016/S0140-6736(15)61117-5.

10. Agnandji ST, Huttner A, Zinser ME, et al. Phase 1 Trials of rVSV Ebola Vaccine in Africa and Europe. *N Engl J Med.* 2016;374(17):1647-1660. doi:10.1056/NEJMoa1502924.

11. SAGE Experts Group on EVD Vaccine and Vaccination. *Ebola Vaccines and Vaccination Report of the SAGE Working Group on Ebola Vaccines and Vaccination with Provisional Recommendations for Vaccination.*; 2015. http://www.who.int/immunization/sage/meetings/2015/october/2_WHO_SAGE_WG_ebola_vaccines_and_immunization_MPP_VM_AMHR.pdf. Accessed September 19, 2016.

12. Henao-Restrepo, Ana Maria et al.Efficacy and effectiveness of an rVSV-vectored vaccine in preventing Ebola virus disease: final results from the Guinea ring vaccination, open-label, cluster-randomised trial (Ebola Ça Suffit!)The Lancet , Volume 389 , Issue 10068 , 505 - 518

5.3 RABIA

Autores. Laura Oliveras Puig, César Velasco Muñoz.

5.3.1 LA ENFERMEDAD

La rabia es una zoonosis viral. Es decir, una enfermedad propia de animales, causada por un virus y transmitida ocasionalmente al hombre por diversas especies animales. Se trata de una enfermedad aguda que afecta al sistema nervioso central. Es la zoonosis viral conocida más antigua y la más letal.

El virus

El virus de la rabia es un virus ARN del género Lyssavirus y forma parte de la familia Rhabdoviridae. Se conocen 7 genotipos con distinta distribución geográfica capaces de causar la enfermedad. La gran mayoría de casos son debidos al virus clásico de la rabia, que es de distribución mundial y es a partir del cual se obtienen las vacunas antirrábicas.

Manifestaciones clínicas

Tras el contacto con el virus de la rabia, habitualmente el periodo de incubación en el hombre oscila entre 1 y 3 meses, aunque puede variar entre días y unos pocos años. La duración del periodo de incubación depende fundamentalmente de la cantidad de virus inoculado y de la localización de la mordedura o arañazo. El periodo de incubación se acorta si la cantidad de virus es grande y, si el lugar de la mordedura es una zona muy inervada y próxima al sistema nervioso central, como podrían ser la cabeza o el cuello.

La infección por el virus de la rabia afecta al sistema nervioso. Empieza por el sistema nervioso periférico y va avanzando hacia el sistema nervioso central.

Tras una fase prodrómica con síntomas inespecíficos que dura entre 2 y 10 días, se pueden dar dos formas de manifestaciones clínicas:

- **La rabia furiosa:** es el cuadro de rabia más común y conocido. Se caracteriza por signos de hiperactividad, excitación y fobia al agua y al aire. La muerte se produce a los pocos días por paro cardiorespiratorio.
- **La rabia paralítica:** esta forma es menos dramática, más prolongada en el tiempo y menos común. Se da en aproximadamente un 30% de los casos. Los músculos se van paralizando gradualmente, empezando por los más cercanos a la puerta de entrada de la infección (la mordedura o el arañazo), hasta producirse el paro cardiorrespiratorio.

Una vez empiezan los síntomas, no existe ningún tratamiento eficaz y la muerte acontece en todos los casos, excepto en algún caso excepcional. La letalidad de la rabia es cercana al 100%.

Transmisión

Los reservorios del virus de la rabia son fundamentalmente animales carnívoros salvajes. Tanto los animales salvajes, como murciélagos y zorros, como los animales domésticos, como perros y gatos, pueden transmitir el virus a los humanos.

La vía de infección humana más común es el contacto con saliva de animales infectados a través de mordeduras o arañazos. El 99% de las fuentes de infección humana de rabia son las mordeduras de perro.[1]

Se han descrito también casos de transmisión del virus por trasplante de córnea de un donante muerto infectado por rabia, por inhalación de aerosoles en cuevas de murciélagos y en laboratorios.[2]

Hasta el momento no se ha documentado la transmisión de humano a humano, aunque sí se ha aislado el virus en la saliva, sangre, leche materna y orina de personas infectadas.

5.3.2 ¿POR QUÉ DEBEMOS VACUNAR?

Situación mundial

Según la Organización Mundial de la Salud (OMS) existe rabia animal en más de 150 países y territorios, afectando a todos los continentes excepto a la Antártida. Sólo algunos países, generalmente islas, están libres de rabia.

La rabia es considerada una enfermedad tropical desatendida que afecta a las poblaciones más pobres. Causa más de 55.000 muertes cada año. Las áreas más afectadas son las zonas rurales de Asia y África, donde se registran el 95% de las muertes. Solo en la India, la enfermedad provoca 20.000 muertes al año y en África en número de fallecimientos supera las 24.000 muertes anuales.[1,2] Se considera que los casos de rabia están infranotificados y que el número de casos podría ser 20 veces mayor a lo que indican los informes oficiales en Asia y 160 veces mayor a lo referido en los informes oficiales en África.[3]

Figura 1.

Distribución mundial de las zonas de riesgo. Organización mundial de la Salud, 2013. (Fuente: OMS, 2013).

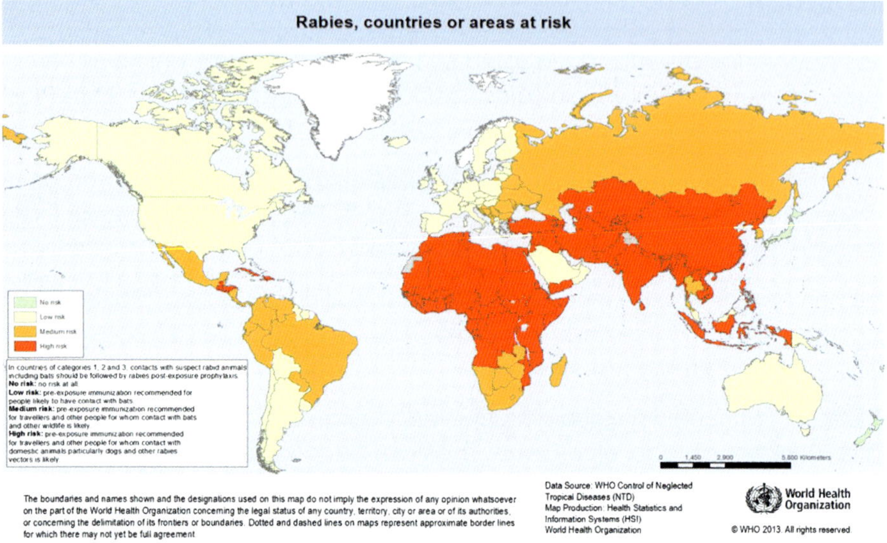

Situación en España

En España, en la península e islas, el último brote registrado en animales terrestres fue a finales de los años 70. En la provincia de Málaga, donde el virus afectó a 126 animales y a una persona.

El uno de junio de 2013, se identificó en Toledo un caso de rabia canina importado de Marruecos, razón por la cual se aumentaron las medidas de vigilancia epidemiológica. Desde entonces, no se ha detectado ningún otro caso de rabia terrestre en la península. En Ceuta y Melilla, debido a su proximidad a Marruecos, todavía se dan casos esporádicos de rabia en animales domésticos.

En el territorio español, los murciélagos representan uno de los mayores reservorios y potencial fuente de infección humana de rabia, sobre todo en el sur y el este de la península. El número de especies de quirópteros españoles infectados es relativamente elevado. Por esta razón, se considera que todas las especies de murciélagos podrían potencialmente transmitir la rabia.[4]

Importancia de la vacunación

La rabia es una enfermedad singular. La importancia de su vacunación recae en las siguientes características:

- Tiene una altísima letalidad, cercana al 100%.
- No existe un tratamiento eficaz una vez empiezan los síntomas.
- Existen vacunas seguras y eficaces que pueden prevenir la enfermedad una vez se ha entrado en contacto con un animal infectado y todavía no se ha desarrollado ningún síntoma (vacunación post-exposición).

Por lo tanto, la vacunación es el único tratamiento posible para prevenir esta letal enfermedad, ya sea antes o después de entrar en contacto con el virus de la rabia.

Al año, se vacunan más de 15 millones de personas que han sufrido un potencial contacto con el virus de la rabia (vacunación post-exposición). Se estima que, gracias a la vacunación post-exposición, se evitan cientos de miles de muertes anuales.[2]

Aun así, la estrategia más efectiva para prevenir la rabia en humanos es la eliminación del virus en los perros a través de la vacunación sistemática de los mismos.

5.3.3 VACUNACIÓN

Vacunas disponibles

Existe una amplia variedad de tipos de vacunas contra el virus de la rabia. Actualmente, las vacunas más utilizadas y recomendadas por la OMS son las vacunas obtenidas de cultivos celulares (CCV). Estas son vacunas inactivadas, es decir, no contienen organismos vivos y, por lo tanto, no pueden provocar la enfermedad. Los tres tipos de vacunas de mayor utilización a nivel internacional son las obtenidas en células diploides humanas (HDCV), las vacunas purificadas de embrión de pollo (PCEC) y las vacunas de células Vero (PVRV).

Las vacunas de tejido nervioso son las vacunas más antiguas o también conocidas como de primera generación. La OMS ha recomendado el cese de su producción debido a su menor inmunogenicidad y a su bajo perfil de seguridad. Todavía se siguen utilizando en algunos países de renta baja.

La tabla 1 muestra una clasificación general de las vacunas disponibles a nivel mundial e indica los principales nombres comerciales y cuáles son las vacunas precalificadas por la OMS.

Tabla 1.

Clasificación general de las vacunas antirrábicas.

Tipo de vacuna	Principales nombres comerciales, Laboratorio	Comentarios	Vacunas precalificadas por la OMS
Vacuna de células diploides humanas (HDCV)	Mérieux, Sanofi Pasteur	Contiene trazas de neomicina	
	IMOVAX, Sanofi Pasteur		
	Rabies Vaccine (Liquid), Serum Institute of India, Ltf		X
Vacuna purificada de embrión de pollo (PCECV)	Rabipur, GlaxoSmithKline, S.A.	Puede contener cantidades escasas de proteínas de pollo. Contiene trazas de neomicina, clortetraciclina y anfotericina B.	X
Vacuna de células Vero (PVRV)	VERORAB, Sanofi Pasteur		X
	Abhayrab (India)		
	SII Rbivax, Serum Institute of India, Ltf		
Vacuna purificada de embrión de pato (PDEV)	Lyssavac-N, Zydus Cadila (bajo licencia de Berna Biotech)	Contiene tiomersal	X
Vacunas de células primarias de riñón de hámster	Productores locales en China	Usada en China. Elaborada con la cepa Beijín del virus de la rabia. Contiene tiomersal.	
Vacunas de cerebro de ratón lactante (SMBV)	Este tipo de vacunas son menos eficaces y tienen mayor riesgo de efectos secundarios. Solamente se usan en América Latina.		
Vacunas de tejido nervios (oveja, cabra, conejo)	Las vacunas de tejido nervioso son menos inmunógenas e inducen reacciones adversas más severas. La OMS no recomienda su producción ni su uso. Aunque están siendo eliminadas, todavía se usan esporádicamente en Asia.		

En España se comercializan la vacuna Rabipur® de GlaxoSmithKline, S.A. y la Mérieux® de Sanofi Pasteur.

Vías de administración

Todas las vacunas antirrábicas modernas (HDCV, PCECV, PVRV, PDEV) están disponibles en viales de dosis única para administración intramuscular. Las vacunas deben administrarse en la región del deltoides y en niños pequeños (menores de 2 años), en el área anterolateral del muslo. Como en otras vacunas, la vacuna de la rabia no debe administrarse en el glúteo, debido a la peor absorción por la presencia de tejido adiposo (grasa).

La OMS impulsa el uso de pautas de vacunación contra la rabia por vía intradérmica, ya que estas son más costo-efectivas y siguen siendo seguras y eficaces. De esta manera, se mejora la accesibilidad, disponibilidad y asequibilidad de las vacunas modernas en países de renta baja. No todas las vacunas modernas pueden administrarse por vía intradérmica.

Sólo se recomienda la administración de la vía intradérmica en centros médicos con profesionales de la salud capacitados y supervisados.

En ambas vías de administración, las dosis de vacuna son las mismas para todos los grupos de edad.

Es preferible completar las pautas de vacunación con el mismo tipo de vacuna moderna.

5.3.4 PAUTAS DE VACUNACIÓN

Existen dos situaciones en las que está indicada la vacunación contra la rabia:

- Vacunación pre-exposición: cuando una persona previsiblemente podría entrar en contacto con el virus de la rabia. Es decir, de forma preventiva, antes de que suceda la exposición al virus.
- Vacunación post-exposición: cuando se ha producido una exposición con riesgo de infección.

La pauta de vacunación depende del tipo de vacuna utilizada y de si se trata de una vacunación pre o post-exposición.

5.3.5 PROFILAXIS PRE-EXPOSICIÓN

La OMS recomienda la profilaxis pre-exposición a toda persona que, debido a su lugar de residencia u ocupación, puedan estar en continuo, frecuente o incrementado riesgo de exposición al virus de la rabia.

La pauta de vacunación pre-exposición estándar consiste en 3 dosis de 0,5 a 1UI (dependiendo de la vacuna) administradas por vía intramuscular los días 0, 7 y 21-28. La OMS acepta también la vacunación alternativa por vía intradérmica con 3 dosis de 0,1UI, respetando los mismos plazos de administración.

Tabla 2.
Resumen de las principales pautas de vacunación antirrábica pre-exposición.

Pauta	Nº dosis	Vía administración	Dosificación (UI)	RIG	Días administración
Estándar	3	IM	05-1	No	0, 7, 21-28
	3	ID	0,1	No	0, 7, 21-28

IM: Intra muscular; ID: Intra dérmica; UI: Unidades Internacionales

5.3.6 PROFILAXIS POST-EXPOSICIÓN

Tratamiento local

La profilaxis post-exposición consiste en el tratamiento local de la herida y la inmunización activa y en algunas situaciones pasiva con vacuna antirrábica e inmunoglobulina específica antirrábica (RIG) respectivamente.

El tratamiento local de la herida es fundamental. Debe lavarse de inmediato la herida con agua y jabón, detergente, povidona yodada o alguna otra sustancia con actividad virucida.

Pautas de vacunación

La pauta de vacunación varía dependiendo de si la persona había sido vacunada previamente o no. En caso de haber recibido una vacunación pre-exposición, se deberán administrar tan solo dos dosis de vacuna por vía intramuscular los días 0 y 3.

La situación es más compleja si la persona no ha sido nunca vacunada. Existen diversas recomendaciones:

La OMS recomienda 3 pautas diferentes:

- Pauta Essen: Consiste en la administración de 5 dosis por vía intramuscular los días 0, 3, 7, 14 y 28.
- Pauta Zagreb: Deben administrarse 4 dosis por vía intramuscular, dos el día 0 y una los días 7 y 21 respectivamente.
- Intradérmica de la Cruz Roja tailandesa: Son 8 dosis de 0,1UI. Deben administrarse dos cada día por vía intradérmica los días 0, 3, 7 y 28.

En estas tres pautas, la administración de RIG depende del tipo de herida (ver taba 2). La OMS recomienda la administración de RIG exclusivamente en aquellas personas que no hayan sido vacunadas con anterioridad y que presenten una exposición de categoría III (mordeduras o arañazos transdérmicos, lameduras en piel lesionada, contaminación de mucosas con lamedura, contacto con murciélagos).

Los Centers for Disease Control and Prevention (CDC) en cambio, recomiendan la administración exclusivamente por vía intramuscular de RIG y 4 dosis de vacuna los días 0, 3, 7 y 14, independientemente del tipo de herida o exposición. En caso de que se trate de una persona inmunodeprimida, debe administrarse una 5ª dosis el día 28.[5]2008: recommendations of the Advisory Committee on Immunization Practices. MMWR 2008;57[No. RR-3] La OMS acepta las recomendaciones de los CDC como una alternativa (Pauta Essen modificada), siempre que se administren vacunas e RIG precalificadas por la OMS.

La inmunoglobulina específica antirrábica (RIG) debe administrarse exclusivamente en aquellas personas que no han sido vacunadas previamente. Cuando está indicada, se administra el día 0 conjuntamente con la primera dosis de vacuna. Su función es proporcionar anticuerpos neutralizantes contra el virus de la rabia hasta que el paciente responda a la vacuna y cree sus propios anticuerpos. No debe administrarse si han trascurrido 7 o más días desde la administración de la primera dosis de vacuna, ya que se presume que la vacuna ya ha inducido una respuesta activa de anticuerpos. Existen dos tipos de RIG, la humana y la equina. Siempre que sea posible, es preferible utilizar la humana, aunque en algunos países de renta baja solo está disponible la equina. La dosis de RIG humana es de 20UI/kg de peso corporal y la de la RIG equina 40UI/kg. Toda la RIG, o la que anatómicamente sea posible, debe administrarse dentro de la herida o a su alrededor. La RIG restante, si la hay, debe inyectarse por vía intramuscular, al lado contrario de la administración de la vacuna o en otra región anatómica lejana. Si las heridas son múltiples, la RIG se debe diluir hasta obtener un volumen suficiente para infiltrar todas las heridas.

En todos los casos, la vacunación debe iniciarse lo antes posible. Debido a la variabilidad del periodo de incubación de la enfermedad, (de días a años) no existe un límite de tiempo tras el cual ya no esté indicada la vacunación post-exposición.

La vacunación post-exposición puede evitarse o interrumpirse si se ha confirmado por laboratorio que el animal responsable de la herida no está infectado por el virus de la rabia o, en el caso de animales domésticos, si tras transcurrir 10 días de observación tras la fecha del accidente, los animales permanecen sanos y sin mostrar ningún síntoma de rabia.

Tabla 3.
Profilaxis post-exposición recomendada por la OMS.

Tipo de contacto con un animal presuntamente rabioso	Medidas profilácticas posexposición
Tipo I –tocar o alimentar animales, lamedura sobre piel intacta	Ninguna
Tipo II- mordisco en piel expuesta, arañazo o erosión leves, sin sangrado	Vacunación y tratamiento local de la herida, de inmediato
Tipo III –mordeduras o arañazos transdérmicos (uno o más), lameduras en piel lesionada; contaminación de mucosas con saliva por lamedura; contacto con murciélagos.	Rápida vacunación y administración de inmunoglobulina antirrábica; tratamiento local de la herida

Tabla 4.
Resumen de las principales pautas de vacunación antirrábica post-exposición.

Pauta	Nº dosis	Vía administración	Dosificación (UI)	RIG	Días administración
Previamente vacunados (pre o post-exposición)	2	IM	0,5-1	No	0, 3
Essen	5	IM	0,5-1	Según categoría*	0, 3, 7, 14, 28
Zagreb	4	IM	0,5-1	Según categoría*	0, 7 y 21 (dos dosis el día 0)
Intradérmica de la Cruz Roja tailandesa	8	ID	0,1	Según categoría*	0, 3, 7 y 28 (dos dosis cada día)
Essen modificada/CDC	4	IM	0,5-1	Sí	0, 3, 7, 14

IM: Intra muscular; ID: Intra dérmica; UI: Unidades Internacionales

**Ver tabla 3.*

5.3.7 SITUACIONES ESPECIALES

Viajeros

En el caso de los viajeros, es necesario evaluar el destino, el tipo de viaje y su duración. Deben vacunarse, independientemente de la duración del viaje, aquellos viajeros que visiten países de alto riesgo y que pretendan realizar actividades al aire libre en zonas rurales, donde el acceso inmediato a atención médica adecuada pueda estar limitado.

Niños

La vacunación pre-exposición está especialmente indicada en los niños que viven o visitan países de alto riesgo, ya que ellos son los que se ven más afectados por las mordeduras de animales. Deben seguirse las mismas pautas de vacunación que en los adultos, las dosis de vacuna son exactamente las mismas. En caso de tratarse de una vacunación post-exposición que requiera inmunoglobulina específica antirrábica (RIG), esta sí debe ajustarse al peso del niño.

Personas inmunodeprimidas

Tras una exposición de riesgo en un paciente inmunodeprimido no vacunado previamente, deben administrarse siempre 5 dosis de vacuna. A ser posible, se recomienda realizar una serología de control a las 2-4 semanas de finalizar la pauta de vacunación para comprobar si es necesaria una dosis extra de vacuna.

Embarazo y lactancia

Las mujeres embarazadas o que están lactando deben vacunarse si han sufrido una exposición de riesgo (post-exposición) o si el riesgo de contacto (pre-exposición) es alto. Las recomendaciones de vacunación no varían.

5.3.8 REVACUNACIÓN

La revacunación no es necesaria en personas que viven o viajan a zonas de alto riesgo, si han recibido pautas de vacunación completas en pre o post-exposición con vacunas modernas.

La revacunación regular se recomienda solo en aquellas personas que, debido a su ocupación, se encuentran en continuo riesgo de exposición o podrían exponerse de forma no identificada al virus. Si es posible, es preferible la monitorización de anticuerpos mediante serología que la revacunación regular. El personal de riesgo se divide en dos grandes grupos:

- Trabajadores de laboratorio: Debe realizarse un control serológico cada 6 meses
- Otros trabajadores con riesgo (manipuladores de quirópteros, veterinarios, guardias forestales...): Debe realizarse un control serológico cada 2 años.

Debe administrarse una dosis de vacuna de recuerdo en caso de hallar títulos de anticuerpos neutralizantes inferiores a 0,5UI/ml.

5.3.9 EFICACIA

Las vacunas contra la rabia derivadas de cultivos celulares son altamente eficaces. Hasta el momento, no se ha declarado ningún caso de rabia humana en personas con títulos de anticuerpos neutralizantes iguales o superiores a 0,5UI/ml.[6] Por este motivo, se acepta como título protector, niveles de anticuerpos neutralizantes iguales o superiores a 0,5UI/ml determinados mediante la prueba rápida de inhibición de foco fluorescente (RFFIT) o mediante la prueba de neutralización de virus por anticuerpos fluorescentes (FAVN).[1,2]

En sujetos sanos, la vacunación antirrábica, siguiendo alguna de las pautas recomendadas de pre-exposición o post-exposición, confiere un título de anticuerpos neutralizantes superior a 0,5UI/ml en prácticamente el 100% de los casos. La inmunogenicidad se puede ver afectada en pacientes inmunodeprimidos y en personas que estén realizando profilaxis contra la malaria con cloroquina si se administra la vacuna por vía intradérmica.[7]

Por norma general, los títulos de anticuerpos protectores (≥0,5UI/ml) se mantienen durante dos años, aunque algunos estudios científicos revelan que el tiempo podría ser menor con algunas vacunas.[8]"ISSN" : "1873-2518", "PMID" : "24394442", "abstract" : "BACKGROUND: This study sought to determine the proportion of subjects with inadequate antibody titers at two years after pre-exposure rabies vaccination and identify variables associated with inadequate antibody titers.\n\nMETHODS: A retrospective chart review of vaccination records of veterinary students in Michigan, 2004-2009, was conducted. Antibody titers <0.5 IU/ml as estimated by rapid fluorescent focus inhibition test were classified as inadequate. Variables were compared between the two groups to identify factors associated with inadequate titers at two years.\n\nRESULTS: A total of 603 subjects (mean age 24.1 \u00b1 4.2 years, male:female 106:497 Aun así, la administración de una dosis de refuerzo (revacunación en los grupos de riesgo) o la administración de dos dosis en caso de exposición de riesgo en personas previamente vacunadas (post-exposición) induce un rápido incremento de anticuerpos hasta superar el título protector.

5.3.10 SEGURIDAD DE LA VACUNA DE LA RABIA

Reacciones adversas

Las reacciones adversas con las vacunas modernas contra la rabia derivadas de cultivos celulares son raras.

Las más frecuentes son las reacciones locales, pudiendo aparecer dolor, eritema, prurito o ligero hinchazón en el punto de inyección, que desaparecen a las 24-48 horas (>1/10 vacunados).

Las reacciones sistémicas, como la aparición de malestar general, fiebre, cefalea, astenia, mareos, linfadenopatía, exantema, trastornos gastrointestinales o dolores musculares o articulares, son menos frecuentes (1/100-1.000 vacunados).

Las reacciones adversas graves, como las reacciones alérgicas o los trastornos del sistema nervioso (parestesia o síndrome de Guillain-Barré) son muy raras (<1/10.000 vacunados, notificaciones aisladas).

En los sujetos que reciben dosis de refuerzo (personal de riesgo), en ocasiones pueden aparecer leves reacciones de hipersensibilidad.

Las vacunas antiguas, producidas a partir de tejido nervioso, tienen un perfil de seguridad más bajo y las reacciones adversas son más frecuentes y más graves.

Precauciones y contraindicaciones

Debido a la altísima letalidad de la enfermedad de la rabia, no existe ninguna contraindicación absoluta para evitar o posponer la vacunación antirrábica tras una potencial exposición de riesgo al virus de la rabia (vacunación post-exposición).

En caso de alergia a alguno de los componentes de la vacuna o de reacción alérgica en una vacunación previa, es preferible cambiar el tipo de vacuna. Es recomendable no utilizar vacunas PCECV (Rabipur®) en personas con alergia al huevo.

Si aparecen reacciones adversas leves o moderadas, puede utilizarse otro tipo de vacuna si está disponible, pero nunca debe interrumpirse la pauta de vacunación post-exposición.

En la profilaxis pre-exposición, si se dispone de tiempo, la vacunación se puede posponer en caso de enfermedad febril aguda severa. No se debe vacunar en pre-exposición a aquellas personas alérgicas a algún componente de la vacuna.

5.3.11 BIBLIOGRAFÍA

1. World Health Organisation. *WHO Expert Consultation on Rabies: Second Report.*; 2013. doi:92 4 120931 3.
2. World Health Organisation. Rabies vaccines: WHO position paper. *Wkly Epidemiol Rec Relev épidémiologique Hebd.* 2010;85:309-320.
3. Knobel DL, Cleaveland S, Coleman PG, et al. Re-evaluating the burden of rabies in Africa and Asia. *Bull World Health Organ.* 2005;83(5):360-368. doi:/S0042-96862005000500012.
4. Ministerio de Sanidad y Consumo. La zoonosis rábica en quirópteros : Manual de buenas prácticas en quirópteros. 2008. http://www.msssi.gob.es/profesionales/saludPublica/sanidadExterior/zoonosis/Zoonosis_rabica_quiropteros.pdf. Accessed November 1, 2016.
5. Centers for Diseases Control and Prevention. *Use of a Reduced (4-Dose) Vaccine Schedule for Postexposure Prophylaxis to Prevent Human Rabies. Recommendations of the Advisory Committee on Immunization Practices.*; 2010. doi:10.1016/j.annemergmed.2010.05.020.
6. World Health Organisation. Rabies vaccine: WHO position paper-Grading of scientific evidence Table II: Duration of immunity following pre- or post-exposure immunization with cell-culture-based rabies vaccines. *Wkly Epidemiol Rec Relev épidémiologique Hebd.* 2010;85.
7. Pappaioanou M, Fishbein DB, Dreesen DW, Schwartz IK, Campbell GH, Sumner JW, Patchen LC BW. Antibody response to preexposure human diploid-cell rabies vaccine given concurrently with chloroquine. *N Engl J Med.* 1986:280-284.
8. Banga N, Guss P, Banga A, Rosenman KD. Incidence and variables associated with inadequate antibody titers after pre-exposure rabies vaccination among veterinary medical students. *Vaccine.* 2014;32(8):979-983. doi:10.1016/j.vaccine.2013.12.019.

5.4 FIEBRE TIFOIDEA

Autores: Josep María Corretger Sauet, José Antonio Navarro Alonso.

5.4.1 LA ENFERMEDAD

La fiebre tifoidea es una enfermedad infecciosa contagiosa que afecta a diversos órganos, potencialmente mortal. La provoca el tipo Typhi de la bacteria Salmonella enterica, constituyendo una de las formas de la enfermedad conocida actualmente como "fiebre entérica". Otros tipos de la Salmonella, los Paratyphi A, B y C, son los responsables de las fiebres paratíficas, formas de fiebre entérica prácticamente indistinguibles de la fiebre tifoidea.

Manifestaciones clínicas

El periodo de incubación de la fiebre tifoidea es de 10 a 14 días, aunque oscila entre 6 y 21. Sus manifestaciones clínicas se instauran de modo insidioso. Consisten clásicamente en fiebre alta prolongada de predominio vespertino, escalofríos, dolores de cabeza y musculares, falta de apetito, malestar general, dolor abdominal difuso, vómitos y estreñimiento o diarrea. Una lengua sucia blancuzca (lengua saburral) y úlceras en el paladar orientan con frecuencia el diagnóstico. Pueden asociar una frecuencia cardíaca baja en los momentos de fiebre más elevada. En los primeros 2 años de vida, su inicio puede ser más abrupto, la fiebre intermitente y, entre los signos digestivos, predomina la diarrea, a menudo "en puré de guisantes". A partir de la 2ª y 3ª semana de enfermedad, aparecen signos clínicos significativos: epistaxis (sangrado por la nariz), letargia, aumento de tamaño del hígado y del bazo, (Imagen1), una erupción cutánea tenue en tórax y abdomen ("roséola tífica"), así como las complicaciones.

Imagen 1.
Aumento de tamaño del bazo y el hígado

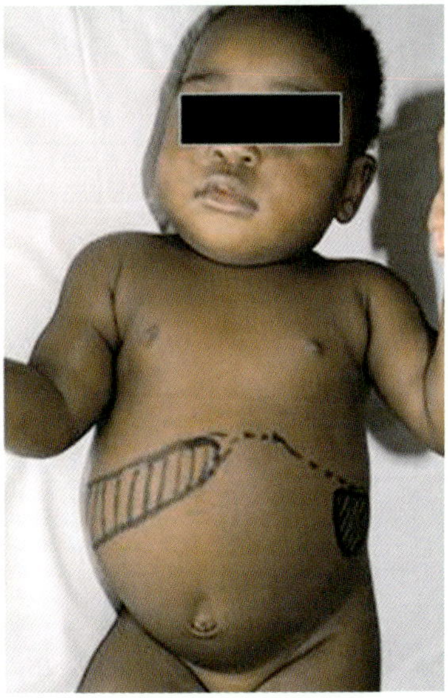

Las fiebres paratíficas cursan con una sintomatología superponible a la de la fiebre tifoidea, aunque suele ser más moderada y breve, con predominio de los síntomas gastrointestinales (diarrea).

Formas de contagio

La fiebre tifoidea se transmite habitualmente a través de comidas o bebidas contaminadas por heces de una persona infectada. Son formas de contagio:

- Ingestión de comidas o bebidas manipuladas por un portador del microbio, a menudo asintomático, que elimina crónicamente por las heces o, menos frecuentemente, por orina.
- Transmisión mano-boca tras usar un retrete contaminado sin cuidado higiénico de las manos.
- Transmisión oral, a través de agua contaminada, comidas y alimentos fríos (helados), sobre todo los expendidos por vendedores callejeros, o, especialmente en los países desarrollados, mariscos.

5.4.2 POR QUÉ DEBEMOS VACUNAR CONTRA LA FIEBRE TIFOIDEA

Situación mundial

La fiebre tifoidea sigue siendo endémica en los países en desarrollo. Cada año ocurren en el mundo más de 20 millones de casos de fiebre tifoidea, que causan más de 200.000 muertes anuales. La inmensa mayoría se producen en áreas endémicas de países de baja renta de Asia, África, Oceanía. América del Sur y Centroamérica, como consecuencia de una deficiente educación en higiene alimentaria. Los casos aparecidos en zonas no endémicas suelen ser esporádicos, adquiridos durante viajes a regiones endémicas o epidémicas, especialmente tras contactos con medios escasamente controlados (vendedores callejeros, mercados populares, zonas rurales, grupos familiares).

Se observa asimismo una progresiva incidencia de fiebres paratíficas en estos países. Las debidas a Paratyphi A llegan a representar el 50% de los casos de fiebre entérica en muchos de ellos.

Situación en España

En España la fiebre tifoidea es una enfermedad de declaración obligatoria conjunta con las fiebres paratíficas, semanal y con envío de datos epidemiológicos básicos. Su incidencia es baja, progresivamente decreciente. Mientras en los años 1940-50 se declaraban entre 18 y 28 mil casos anuales, en los últimos años se han reducido hasta 50-60 al año.

La potencial gravedad de la fiebre tifoidea justifica la necesidad de su prevención. Su curso es prolongado, con gran afectación del estado general. En ausencia de tratamiento, mueren más del 10% de los pacientes afectos. Se debe sobre todo a complicaciones del aparato gastrointestinal desarrolladas en la 3ª o 4ª semana de enfermedad: hemorragias digestivas o una perforación intestinal, que pueden provocar la muerte en el transcurso del mes del inicio de la sintomatología. Los que superan la enfermedad pueden presentar secuelas neuropsiquiátricas duraderas o permanentes. Bajo un tratamiento antibiótico adecuado desciende a menos del 1%. Pero la progresiva aparición de formas resistentes y multirresistentes del microbio responsable a los fármacos antimicrobianos acrecienta la necesidad de su prevención. En los países endémicos compete sobre todo a Salud Pública y descansa primordialmente en la mejora de sus condiciones higiénico-sanitarias, siendo la vacunación una medida complementaria de prescripción selectiva. En los industrializados, en condiciones normales, su prevención mediante vacunas se indica prácticamente solo para los viajeros a zonas endémicas o epidémicas.

5.4.3 VACUNACIÓN

Vacunas disponibles

En España se dispone de 2 vacunas específicas frente a la fiebre tifoidea:

1) *Vacuna viva oral atenuada (Ty21a)*, comercializada como Vivotif®, por PAXVAX LTD . Está constituída por micróbios responsables de la enfermedad pero atenuados de manera que no pueden producir la enfermedad pero si su protección. Se presenta liofilizada en cápsulas. Contiene sacarosa, vitamina C, caseína hidrolizada, sales de magnesio y lactosa. Debe conservarse en nevera entre +2ª C y +8º C. En caso de congelación accidental, debe descongelarse en el propio frigorífico antes de su empleo. El calor y la luz pueden desestabilizarla.

2) *Vacuna inactivada de polisacáridos capsulares inyectable (ViCPS)*. Se dispone de 2 presentaciones comerciales: Thypherix®, de GlaxoSmithKline, S.A. y TYPHIM Vi, de Sanofi Pasteur. Su componente activo es el azúcar Vi purificado de la cápsula de una clase del microbio responsable (cepa Ty2) es un fragmento no infeccioso, sin capacidad de producir la enfermedad pero sí de inducir su protección. Se presentan en forma de jeringa precargada de 0,5 ml. Como excipientes y conservantes, ambas presentaciones contienen Cloruro de sodio, Fosfato de sodio y fenol; TYPHYM Vi, además, formaldehido. Deben conservarse entre +2º C y +8º C. Luz y congelación las inactivan.

Pautas de vacunación

La vacuna oral está indicada a partir de los 3 años de edad pero, en la práctica, es difícilmente utilizable antes de los 6 años de edad. Su posología comprende 3 cápsulas tomadas a días alternos. Deben ingerirse enteras, 1 hora antes de una comida o 2 horas después, con un líquido de temperatura no superior a los 37º C. Ante nuevos viajes desde zonas no endémicas a regiones endémicas, se recomienda, al año de la vacunación inicial, una nueva vacunación completa con tres dosis. Si se permanece en zonas endémicas, convendrá repetirla cada 5 años, según el Comité Asesor de Vacunas de EE UU (ACIP), o cada 3, si se siguen las instrucciones del fabricante.

La vacuna inyectable está indicada a partir de los 2 años de edad, con una dosis única por vía intramuscular. En pacientes con trastornos de la coagulación, puede aplicarse por vía subcutánea. En caso de persistencia o reanudación del peligro de contagio, debe readministrarse cada 2 a 3 años.

Indicaciones de la vacunación frente a la fiebre tifoidea

En España, como en el resto de países occidentales, las indicaciones de vacunación se restringen a las personas que vayan a viajar a zonas endémicas o epidémicas de fiebre tifoidea y a las que permanezcan permanentemente expuestas a fuentes de contagio, sea con materiales potencialmente contaminados por el microorganismo (trabajadores de laboratorios de microbiología) o convivan con personas que lo alberguen prolongadamente en su organismo sin enfermar (portadores crónicos que pueden albergarlo en su tubo digestivo durante años)

Para viajeros, la administración de la vacuna oral atenuada debe completarse antes de los 7 días previos al viaje y la inyectable inactivada aplicarse como mínimo 14 días antes. Para más detalles conviene consultar con los centros de vacunación internacional (http://www.msc.es/profesionales/saludPublica/sanidadExterior/salud/centrosvacu.htm) de cada comunidad o con guías de vacunación pre-viaje, como la de los Centros de control y prevención de enfermedades (CDC)de Estados Unidos.

5.4.4 EFICACIA DE LA VACUNACIÓN

La efectividad de las vacunas frente a la fiebre tifoidea es variable y no es total. En todo caso, es superior en niños mayores y adultos y en las poblaciones no endémicas. En líneas generales, se considera que la vacuna atenuada oral genera inmunidad protectora entre un 43% y un 70% de vacunados a los 7-10 días de la ingestión de la 3ª dosis, detectándose anticuerpos protectores en sangre durante 3 a 4 años como mínimo.

La vacuna inyectable provoca la máxima concentración de anticuerpos específicos en sangre al mes de su aplicación; su efectividad protectora se ha evaluado entre el 61% y el 80% en mayores de 2 años, persistiendo alrededor de 3 años.

Ninguna de las dos vacunas está diseñada ni registrada para la prevención de las fiebres paratíficas, aunque algunas observaciones postulan que la vacuna oral ofrece cierta protección frente a las ocasionadas por Paratyphi B.

Los receptores de cualquiera de las dos vacunas deben ser advertidos de que la protección que generan puede ser insuficiente si consumen agua o alimentos muy contaminados.

5.4.5 SEGURIDAD DE LAS VACUNAS FRENTE A LA FIEBRE TIFOIDEA

Reacciones adversas

Son vacunas muy bien toleradas. Menos del 10% de vacunados con el preparado oral presentan alguna reacción leve: dolores abdominales, náuseas, fiebre, dolor de cabeza, vómitos, fiebre o una erupción cutánea. Las reacciones a la vacuna inyectable son leves y transitorias, localizadas casi exclusivamente en el punto de inyección (dolor, tumefacción) o en forma de dolores musculares.

Precauciones y contraindicaciones

Junto a las contraindicaciones generales de todas las vacunas (reacción alérgica grave confirmada tras vacunaciones previas o la recepción de alguno de sus componentes, o una enfermedad febril aguda), deberán considerarse las siguientes para cada tipo de preparado:

- La administración de la vacuna oral, compuesta por microbios vivos atenuados, debe separarse al menos 3 días de la administración previa o posterior de antibióticos o antimicrobianos, que podrían inactivarlos. Está contraindicada durante una diarrea aguda, en el embarazo y en pacientes con deficiencias inmunitarias; y, por su contenido en sacarosa, en los pacientes con intolerancia hereditaria a la fructosa. Puede coadministrarse con dosis profilácticas de los medicamentos frente al paludismo, cloroquina, mefloquina, pirimetamina/sulfadoxina y Malarone®; aunque algunos manuales recomiendan retrasar la indicación de mefloquina 24 horas. El uso de proguanil y de otros antipalúdicos debe postergarse un mínimo de 3 días tras la última dosis de la vacuna.
- Puede administrarse simultáneamente con otras vacunas de gérmenes atenuados inyectables o intranasales o con inmunoglobulinas. Puede también coadministrarse con otras vacunas de administración oral, como la antipoliomielítica (no utilizada en España) y la anticolérica, aunque, en este último caso, la ficha técnica recomienda hacerlo con una hora de intervalo.
- La vacuna inyectable no tiene prácticamente contraindicaciones propias, aunque sólo debe administrarse a embarazadas cuando sea absolutamente necesario.

Falsas contraindicaciones

Concuerdan con las generales para la mayoría de las restantes vacunas. Las más a menudo invocadas en este caso serían la concomitancia de una enfermedad febricular aguda leve, un tratamiento con fármacos antiinfecciosos distintos a los antes especificados para la vacunación oral, períodos de convalecencia de infecciones, alergias a componentes no incluidos en los preparados vacunales.

5.4.6 BIBLIOGRAFÍA

- González-Hachero J, Alejo A, Palma I. Salmonelosis. En Corretger Rauet JM, Cruz Hernández M, González-Hachero J, Moraga Llop FA (eds): Infectología Pediátrica. Bases diagnósticas y tratamiento. 2ª ed. Caracas, Amolca 2011; p. 307-311
- Blázquez Gamero D, Santiago García B. Salmonelosis. En Moro M, Málaga S; Madero L (eds): Cruz. Tratado de Pediatria. 11ª ed. Madrid. Ed. Médica Panamericana 2014; p. 828-832
- Pegues DA, Miller SI. Salmonellosis. En Fauci, Braunwald, Kasper, Longo, Jameson, Loscalzo Eds.:Harrison´s Princiles of Internal Medicine. 17ª Ed. USA, McGraw – Hill Co. 2008: pp 956-962
- Ochoa T, Santisteban-Ponce J. Salmonella. En Feigin Cherry´s Textbook of Pediatric Infectious Diseases. 7ª ed. Philadelphia, Elsevier Saunders 2014; pp. 1491-1508
- American Academy of Pediatrics. Salmonella infections. En: Kimberlin DW, Brady MT, Jackson MA, Long SS eds, Red Book: 2015 Report of the Weekly 2015;Committee on Infectious Diseases. 30ª ed. Elk Grove Village, IL: American Academy of Pediatrics; 2015: pp.695-702
- Brusch JL. Typhoid fever. En http://emedicine.medscape.com/article/231135-overview#showall, Apr 22, 2015
- Mann T. Los Buddenbrook. Edhasa. Barcelona 2015: p. 876-879
- Red Nacional de Vigilancia Epidemiológica. Resultados de la vigilancia epidemiológica de las enfermedades transmisibles. Informe anual 2013. Accesible en: www.isciii.es/ISCIII/es/contenidos/fd-servicios-cientifico-tecnicos/fd-vigilancias-alertas/fd-enfermedades/Renave_informe_anual_2013.2013
- Levine ML. Typhoid fever vaccines. En Plotkin SA, Orenstein WA, Offit PA eds.: Plotkin Vaccines, 6th ed. USA, Elsevier Saunders 2012: pp 812-836
- Pineda Solas V. Fiebre tifoidea. En Asociación Española de Pediatría, Comité Asesor de Vacunas: Vacunas es pediatría. Manual de la AEP 2012. Madrid. Exlibris ediciones 2012: p. 327-334
- CDC. Update Recommendations for the Use of Typhoid Vaccine—Advisory Committee on Immunization Practices, United States, 2015. MMWR 2015 / 64(11); 305-308
- Ministerio de Sanidad..Centros de vacunación internacional. Accesible en: en: http://www.msssi.gob.es/profesionales/Salud/Publica/SanidadExterior/salud/centrosvac.htm
- Centers for Disease Control and Prevention. (CDC). Traveler´s Health. Accesible en: http://wwwnc.cdc.gov/travel/
- Marés Bermúdez J, van Esso Arbolave DL. Seguridad de las vacunas. Contraindicaciones y precauciones. En Asociación Española de Pediatría: Vacunas en pediatría. Manual de la AEP 2012. Madrid. Exlibris ed. 2012: p.53-66

5.5 FIEBRE AMARILLA

Autores: Guillermo Mena Pinilla, José María Bayas Rodríguez.

5.5.1 LA ENFERMEDAD

La fiebre amarilla es una enfermedad vírica infecciosa aguda de gravedad variable, que se adquiere por la picadura de mosquitos infectados. La prevención de la enfermedad se debe llevar a cabo, por un lado, evitando las picaduras de los mosquitos, y por otro, mediante la vacunación de las personas que habitan o visitan zonas donde se produce la transmisión. En algunos países la vacunación contra la fiebre amarilla es obligatoria para los viajeros.

Agente infeccioso y su transmisión

El Virus de la Fiebre Amarilla (VFA) es un virus RNA que pertenece al género *Flavivirus*. La transmisión del virus se produce por picadura de dos tipos de mosquito: *Aedes y Haemagogusspp*. Los primates son los principales reservorios del virus. Los seres humanos infectados con el VFA que presenten elevada cantidad de virus en sangre, pueden transmitir el virus a mosquitos durante los 5 primeros días tras el inicio de la sintomatología.

Presentación clínica

La presentación asintomática o clínicamente inaparente es lo más común en los infectados por Fiebre Amarilla. En aquellos en los que se desarrollan síntomas, el periodo de incubación oscila entre 3 y 6 días. Al principio, los casos presentan un síndrome similar al de una infección gripal, con comienzo repentino de fiebre, escalofríos, dolor de cabeza, dolores musculares, cansancio, náuseas y vómitos. Tras una breve remisión de entre horas y días, un 15% de los pacientes evolucionan a una fase más grave, con ictericia (color amarillento de la piel y la parte blanca de los ojos), síntomas hemorrágicos y, en algunos casos, shock y fallo multiorgánico.

Diagnóstico

El diagnóstico preliminar está basado tanto en la clínica del paciente como en aspectos epidemiológicos: fecha del viaje, lugares visitados y actividades realizadas durante el mismo. El diagnóstico de laboratorio de manera indirecta se basa en la detección de anticuerpos específicos. El diagnóstico directo se realiza, básicamente, mediante el aislamiento viral o mediante la amplificación del genoma viral.

Tratamiento

No existe tratamiento específico frente a la fiebre amarilla. Los casos son tratados de manera sintomática. Descanso, reposición hidro-electrolítica y medicación con analgésicos y antiinflamatorios son las medidas más frecuentemente adoptadas. Es muy importante evitar el uso de aspirina y antiinflamatorios no esteroideos, ya que pueden aumentar el riesgo de sangrado. Se recomienda a los infectados evitar la exposición a mosquitos durante los primeros días de enfermedad, para así no contribuir al ciclo de transmisión.

5.5.2 PREVENCIÓN

Control vectorial

La eliminación de potenciales criaderos de mosquitos, la aplicación de insecticidas en aguas donde se desarrollan en sus estadios más tempranos y la fumigación con insecticidas para exterminar los mosquitos adultos son medidas que pueden resultar útiles en combinación con la inmunización de la población de la zona afectada. Los programas de control de los mosquitos no son eficientes para prevenir la transmisión del virus en zonas selváticas.

Medidas barrera

La aplicación de medidas de barrera es una medida útil para la prevención de enfermedades transmitidas por mosquitos (fiebre amarilla y otras).Las principales medidas de barrera son:

- Vestir ropas de manga larga y pantalón largo, evitando llevar colores oscuros y el empleo de perfumes intensos.
- En las partes del cuerpo que no estén protegidas por ropa, utilización de repelentes de insectos que contengan DEET (N,N-dietil-m-toluamida).
- Protección de las habitaciones con telas metálicas o redes mosquiteras en puertas y ventanas.
- Uso de mosquiteras alrededor de las camas. Se recomienda impregnar las mosquiteras con insecticidas tipo piretroides.

5.5.3 POR QUÉ DEBEMOS VACUNAR

Epidemiología

La fiebre amarilla se transmite en África subsahariana (figura 1) y en zonas tropicales de Sudamérica (figura 2), donde es endémica y ocasionalmente epidémica. La mayoría de los casos en humanos son adquiridos en áreas selváticas o sabana. Sin embargo, la transmisión en medio urbano se produce ocasionalmente, sobre todo en África. En dicho continente, se adquiere generalmente una inmunidad natural con el paso de los años, por lo que los niños y adolescentes son los que están a más riesgo de desarrollar la enfermedad. A diferencia de lo que ocurre en el continente africano, en Sudamérica, la fiebre amarilla se transmite y afecta más frecuentemente a hombres jóvenes no inmunizados expuestos en áreas de trabajo.

Se estima que en 2013 se produjeron en el mundo aproximadamente 130.000 casos clínicos de fiebre amarilla con fiebre e ictericia o hemorragia, de los cuales 78.000 resultaron mortales. Más del 90% de los casos de enfermedad se registran en África.

Importancia para los viajeros

La fiebre amarilla no sólo supone un riesgo para las personas que habitan en las áreas donde la enfermedad se transmite (figuras 1 y 2), sino también para los tres millones de personas que las visitan anualmente. El riesgo para los viajeros de adquirir fiebre amarilla está determinado por varios factores: el estado de inmunización, el área geográfica, la temporada en la que se viaja, el tiempo de exposición, las actividades recreacionales y ocupacionales durante el viaje, así como la tasa local de transmisión en el momento del viaje, entre otros.

Se estima que una de cada 267 personas no vacunadas que visitan zonas con actividad epidémica en África durante dos semanas, contrae la enfermedad, y que una de cada 1.333 no vacunadas fallece a causa de dicha enfermedad. Cabe mencionar que este riesgo varía considerablemente en función de la estación. Las cifras correspondientes a América del Sur son 10 veces más bajas.

5.5.4 VACUNACIÓN

Vacunas disponibles

La fiebre amarilla es una enfermedad prevenible con vacunas. Actualmente, las vacunas comercializadas contienen virus vivos atenuados de la cepa 17D, cultivados en embriones de pollo. La EMA (Agencia Europea de Medicamentos) ha aprobado únicamente *Stamaril®* para su uso en Europa. El perfil de seguridad y efectividad de las vacunas frente a la fiebre amarilla comercializadas en todo el mundo es similar.

Indicaciones y pauta de vacunación

Se recomienda administrar la vacuna a sujetos de más de 9 meses de edad que viajen o vivan en zonas de riesgo de transmisión de la enfermedad (determinadas áreas de Sudamérica y África). Además, hay otros países, de estas u otras

Figura 1.
Áreas de riesgo de transmisión de fiebre amarilla en África.

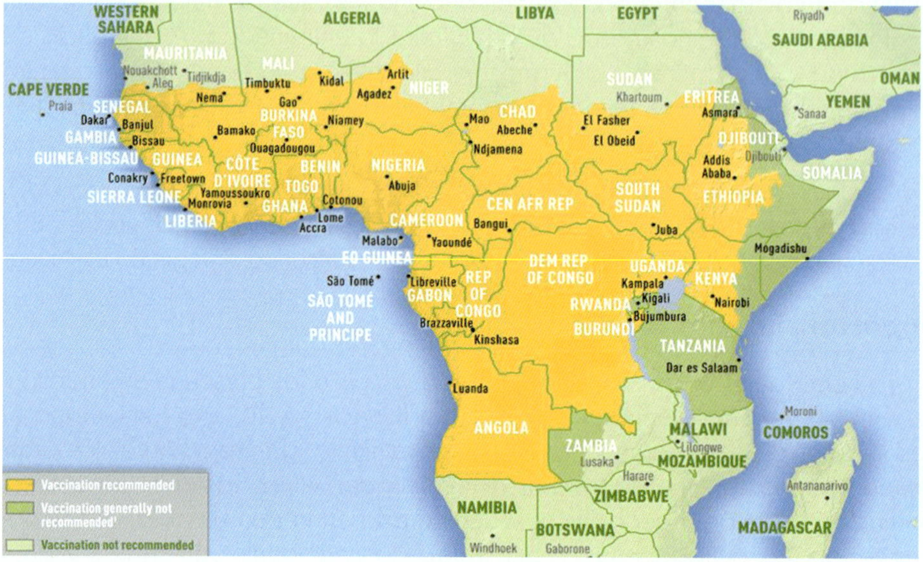

áreas geográficas que pueden exigir un certificado de vacunación como requisito para entrar en su territorio.

La vacuna se administra mediante una única inyección subcutánea profunda, o intramuscular. Si bien previamente se recomendaba la revacunación cada 10 años en sujetos que continuaban o volvían a estar a riesgo, desde mediados de 2016 no se mantiene la recomendación de revacunación. Por lo tanto, actualmente, una sola dosis de vacuna se considera suficiente para conferir protección de por vida al individuo.

Figura 2. Áreas de riesgo de transmisión de fiebre amarilla en América.

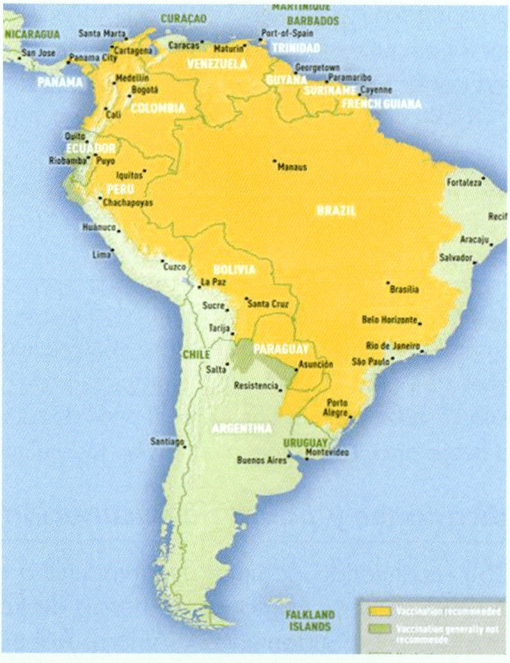

Coadministración con otras vacunas

La administración de vacunas inactivadas no interfiere en la seguridad ni en la inmunogenicidad de la vacuna de la fiebre amarilla. Por lo tanto, éstas pueden administrarse simultáneamente o en cualquier momento, ya sea antes o después de la vacunación frente a la fiebre amarilla.

Respecto a otras vacunas de virus vivos, estas deben administrarse o bien simultáneamente, o bien respetando un margen de 30 días entre vacunas. Esto es debido a que la respuesta inmune de una vacuna de virus vivos puede verse mermada si dentro de los 30 días siguientes se administra otra vacuna de virus vivos.

La vacuna oral frente a la fiebre tifoidea (Vivotif®, que contiene la bacteria *Salmonella typhi* atenuada), puede administrarse simultáneamente o en cualquier momento, antes o después de la vacunación frente a la fiebre amarilla.

Efectividad

La vacuna frente a la fiebre a amarilla es muy efectiva, ya que protege a la práctica totalidad de los niños y adultos vacunados. Las campañas de vacunación llevadas a cabo en algunos países de África han mostrado reducir en un 27% el número de casos en el continente, y hasta en un 82% en los países en los cuales se han llevado a cabo.

Certificado de Vacunación Internacional

Según el Reglamento Sanitario Internacional, las autoridades de cualquier país pueden exigir el Certificado de Vacunación Internacional cuando el viajero procede de un país endémico, aunque únicamente haya permanecido en tránsito en el mismo. A los viajeros que se dirijan a un país endémico también se les puede exigir el Certificado de Vacunación Internacional donde conste que la vacuna ha sido administrada en los últimos diez años y, al menos, diez días antes (tras la primera vacunación) de la entrada en el país endémico. Como se explica en el siguiente apartado, otros países también pueden exigir el Certificado de Vacunación Internacional, si las autoridades del mismo lo consideran oportuno.

El Certificado de Vacunación Internacional únicamente puede ser expedido por un profesional autorizado en los Centros de Vacunación Internacional que el MSSSI pone a disposición del ciudadano en todas las CC.AA del país.

En caso de contraindicación específica para la vacunación (pe, por alergia a un componente de la vacuna), el viajero puede ser provisto de un "certificado médico de exención de vacunación" antes de emprender el viaje. Es potestad del país receptor que el certificado sirva para permitir la entrada en su territorio. En cualquier caso el viajero debe ser informado de los riesgos asociados con la falta de vacunación, así como de las formas de minimizar estos riesgos, evitando las picaduras de mosquitos.

Algunos países no requieren el Certificado de Vacunación Internacional para niños menores de cierta edad (<6 meses, <9 meses o <1 año de edad, dependiendo del país). Es conveniente consultar dicha limitación de edad en el Centro de Vacunación Internacional o en la embajada o consulado del país al que se pretende viajar.

5.5.5 REQUERIMIENTOS Y RECOMENDACIONES

La recomendación de la vacunación contra la fiebre para los viajeros que van a destinos específicos se basa en la clasificación de riesgo de la OMS para la transmisión del virus en: endémica, de transición, de bajo potencial de exposición, y sin riesgo.

Al viajero se le puede exigir el Certificado de Vacunación contra la fiebre amarilla a la entrada de los países pertenecientes a zonas endémicas y de transición (figuras 1 y 2).Aunque por lo general no se recomienda la vacunación para viajar a zonas con bajo potencial de exposición, se debe valorar la administración de la vacuna en viajeros potencialmente a riesgo debido a su itinerario, tiempo de estancia y actividades a realizar en el país. La vacunación no se recomienda en zonas sin riesgo.

Los requisitos de entrada en relación a la vacunación contra la fiebre amarilla en el marco del Reglamento Sanitario Internacional (RSI) difieren de las recomendaciones de los CDC. Las recomendaciones están sujetas a modificaciones en cualquier momento debido a cambios en la circulación del virus. Por lo tanto, se recomienda a los viajeros consultar con la embajada o consulado correspondiente, o con los Centros de Vacunación Internacional antes de la partida.

A tener en cuenta:

- Hay una serie de países que requieren el Certificado de Vacunación Internacional con constancia de vacunación frente a la fiebre amarilla a TODOS los viajeros. Estos países son: Angola, Benín, Burundi, Camerún, República Centroafricana, República del Congo, Costa de Marfil, República Democrática del Congo, Guinea, Gabón, Gana, Guinea-Bissau, Liberia, Mali, Níger, Ruanda, Sierra Leona y Togo.
- Sudáfrica requiere la vacunación frente a la fiebre amarilla a las personas que viajan desde cualquier país endémico, de transición y a los que viajan desde cualquiera de los países clasificados con bajo potencial de exposición, independientemente del tiempo de estancia o de si han estado en tránsito únicamente. Estos países de bajo potencial son: Eritrea, Ruanda, Santo Tomé y Príncipe, Somalia, Tanzania y Zambia.

Existen Centros de Vacunación Internacional que el MSSSI pone a disposición del ciudadano en las distintas CC.AA

5.5.6 SEGURIDAD DE LA VACUNA

Reacciones adversas a la vacuna

Las reacciones adversas que de manera más frecuente se encuentran asociadas a la vacunación contra la fiebre amarilla son leves. Estas son: dolor en el sitio de inyección, febrícula o fiebre no elevada, dolores musculares y dolor de cabeza. El dolor en el sitio de inyección suele comenzar durante la primera hora desde la administración de la vacuna. El resto de efectos adversos frecuentes, de afectación sistémica, suelen comenzar al menos pasadas unas horas tras la vacunación, y pueden durar hasta más de diez días.

Entre los efectos adversos raros se encuentra el exantema, la urticaria, el broncospasmo y la reacción anafiláctica. Las reacciones alérgicas son consideradas asociadas en su mayoría a la proteína del huevo en la vacuna y a la gelatina que se ha utilizado como estabilizador en algunas vacunas frente a la fiebre amarilla. Entre los eventos muy raros se encuentran la encefalitis post-vacuna (sobre todo en lactantes), la enfermedad viscerotrópica (fiebre, malestar general, dolor de cabeza y mialgias que pueden evolucionar a hepatitis y fallo multiorgánico) y la enfermedad neurológica asociada a la vacunación (déficits neurológicos focales, síndrome de Guillain-Barré y coma). El riesgo de enfermedad viscerotrópica y neurológica y postvacunación es más elevado en personas con alteraciones del timo y mayores de 60 años.

Contraindicaciones

La vacuna está estrictamente contraindicada en niños menores de 6 meses de edad, en personas con historia de hipersensibilidad a cualquiera de los componentes de la vacuna (incluyendo el huevo o derivados del mismo, proteínas de pollo o gelatina) y en personas con antecedente de reacción anafiláctica a la administración previa de la vacuna.

Otra contraindicación es la de vacunar a personas con el sistema inmunitario comprometido de manera importante. Estas alteraciones comprenden: afectación tímica, SIDA o infección VIH con niveles de CD4 <200 células/mm3 o <15% del total de recuento linfocitario normal para niños < 6 meses de edad, así como otras inmunodeficiencias primarias, neoplasias malignas y las relacionadas con trasplantes. La última contraindicación es la inmunosupresión farmacológica. Se presume que la administración de la vacuna a personas en tratamiento inmunosupresor o inmunomodulador les puede conducir a un mayor riesgo de reacción adversa tras la vacunación.

Precauciones

Existen determinadas situaciones en las que no existe una contraindicación absoluta para la administración de la vacuna, pero sí un aumento del riesgo de eventos adversos. En estos casos, el facultativo debe hacer un balance beneficio-riesgo de los candidatos a la vacunación, y valorar si conviene administrar la vacuna.

Estas situaciones en las que la vacuna frente a la fiebre amarilla debe ser administrada con precaución son:

- En niños entre los 6 y los 9 meses de edad, por aumento en el riesgo de encefalitis post-vacunación.
- En adultos mayores de 60 años, por aumento en el riesgo de enfermedad neurológica y viscerotrópica.
- En embarazadas, ya que existe un riesgo teórico de transmisión del virus vivo al feto. Hasta el momento, la evidencia no ha mostrado este riesgo en la práctica.
- Durante la lactancia (menores de 9-12 meses), ya que el virus vivo puede pasar al bebé mediante la leche materna.

5.5.7 BIBLIOGRAFÍA

- Centers for Disease Control and Prevention.CDC Health Information for International Travel 2016. New York: Oxford University Press; 2016.
- Garske T, Van Kerkhove MD, Yactayo S, Ronveaux O, Lewis RF, Staples JE, et al.; Yellow Fever Expert Committee. Yellow Fever in Africa: estimatingthe burden of disease and impact of mass vaccination from outbreak andserological data. PLoS Med. 2014 May 6;11(5):e1001638.
- Gershman MD, Staples JE, Bentsi-Enchill AD, Breugelmans JG, Brito GS, Camacho LA, et al. Viscerotropic disease: case definition and guidelines for collection, analysis, and presentation of immunization safety data. Vaccine. 2012 Jul 13;30(33):5038–58.
- Gov.UK. Chapter 35: Yellow Fever. In: Green Book: Immunisation against infectious disease, Salisbury D and Ramsay M (Eds). PublicHealthEngland, London, Marzo 2013 [actualizado Abril 2014] [acceso Septiembre 2015]; Disponible en: https://www.gov.uk/government/uploads/system/uploads/attachment_data/file/306941/Green_Book_Chapter_35_v3_3.pdf
- Jentes ES, Poumerol G, Gershman MD, Hill DR, Lemarchand J, Lewis RF, et al. The revised global yellow fever risk map and recommendations for vaccination, 2010: consensus of the Informal WHO Working Group on Geographic Risk for Yellow Fever. LancetInfectDis. 2011 Aug;11(8):622–32.

- Ministerio de Sanidad, Servicios Sociales e Igualdad. Sanidad Exterior. La Salud también Viaja. Accedido en septiembre de 2015. Disponible en: http://www.msssi.gob.es/profesionales/saludPublica/sanidadExterior/salud/home.htm
- Monath TP, Gershman M, Staples JE, Barrett ADT. Yellow fever vaccine. In: Plotkin SA, Orenstein WA, Offit PA, editors. Vaccines. 6th ed. Philadelphia: Saunders Elsevier; 2012. p. 870–968.
- Nascimento Silva JR, Camacho LA, Siqueira MM, FreireMde S, Castro YP, Maia Mde L, Yamamura AM, Martins RM, Leal Mde L; Collaborative Group for the Study of Yellow Fever Vaccines. Mutual interference on the immune response to yellow fevervaccine and a combined vaccine against measles, mumps and rubella.Vaccine. 2011 Aug 26;29(37):6327-34.
- Nasidi A, Monath TP, Vandenberg J et al. (1993) Yellow fever vaccination and pregnancy: a four-year prospective study. Trans R SocTropMedHyg 87: 337–9.
- Staples JE, Gershman M, Fischer M. Yellow fever vaccine: recommendations of the Advisory Committee on Immunization Practices (ACIP). MMWR Recomm Rep. 2010 Jul 30;59(RR-7):1–27.
- Tattevin P, Depatureaux AG, ChapplainJM et al . (2004) Yellow fever vaccine is safe and effective in HIV-infected patients. AIDS 18: 825–7.
- Tsai TF, Paul R, Lynberg MC and Letson GW (1993) Congenital yellow fever virus infection after immunization in pregnancy. J InfectDis 168: 1520–3.
- World Health Organization.Vaccines and vaccination against yellow fever.WHO position paper—June 2013.WklyEpidemiol Rec. 2013 Jul 5;88(27):269–83.

5.6 ENCEFALITIS CENTROEUROPEA

Autores: Saúl Barreales Soto, José María Bayas Rodríguez.

5.6.1 LA ENFERMEDAD

La Encefalitis Centroeuropea (TBE, por las siglas del inglés Tick-Borneencephalitis) es una enfermedad transmitida por garrapatas producida por el virus TBEV (Tick-Borne encephalitis virus), de la familia Flaviviridae. Existen tres subtipos: el Occidental (o Europeo, TBEV-Eu), el Siberiano (TBEV-Sib) y el de Extremo Oriente (TBEV-Fe). Aunque el cuadro clínico más característico es un síndrome gripal seguido de afectación neurológica (encefalitis o meningitis), tanto la gravedad de la enfermedad como su distribución epidemiológica varían según el subtipo de virus.

Reservorio y vías de transmisión

El ciclo vital del virus tiene como huésped primario en la naturaleza a pequeños mamíferos silvestres como roedores, y también al ganado doméstico. Así mismo, el virus ha sido detectado en algunas especies de aves. Todas estas especies pueden tener el virus en su torrente sanguíneo sin afectación patente de su ciclo

Figura 1.
Esquema del ciclo vital del virus de la Encefalitis Centroeuropea.
Fuente: US NationalLibrary of Medicine

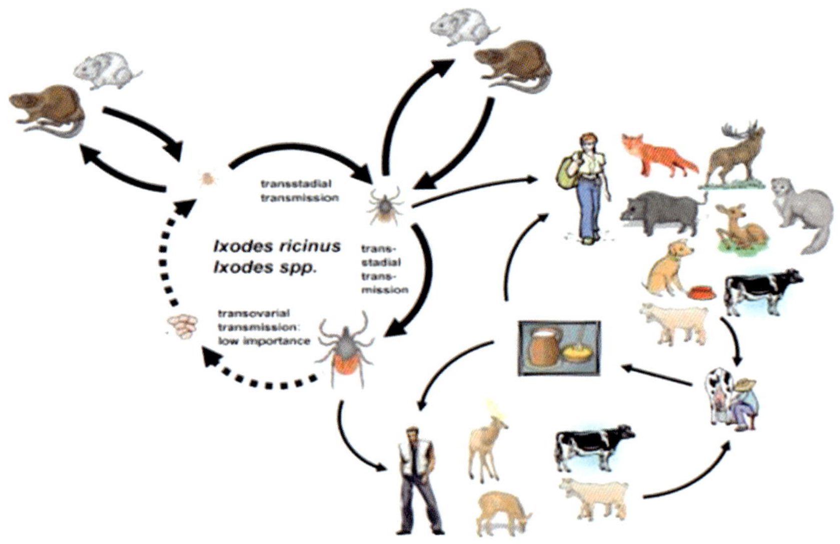

biológico, lo que permite una transmisión continuada a los artrópodos transmisores de la enfermedad a los humanos: las garrapatas. Éstas se infectan al picar a un huésped animal con virus en la sangre y, tras reproducirse el virus en la garrapata, es capaz de infectar personas a través de la picadura.

Aunque las garrapatas son el vehículo de transmisión a humanos más frecuentes, englobando varias especies, según el subtipo de virus, también se han descrito otras formas de transmisión a los humanos, como a través de la ingesta de leche no pasteurizada o el queso proveniente de animales infectados, especialmente de cabras, ovejas o vacas. Excepcionalmente, se ha descrito algún caso de transmisión directa persona-persona a través de transfusiones sanguíneas y de leche materna.

Manifestaciones clínicas

Hasta dos tercios de las infecciones humanas son asintomáticas. El periodo de incubación, desde la picadura hasta la aparición de los primeros síntomas de la enfermedad, es de 8 días (pudiendo variar de 2 a 28 días). En los casos en que la forma de infección ha sido la vía digestiva, la incubación se acorta hasta los 3 o 4 días.

La forma típica de la enfermedad es la sintomatología neurológica de aparición súbita, en dos tiempos. Tras la inoculación del virus por la garrapata, se produce un periodo de viremia inicial con fiebre y síntomas similares a un proceso gripal (malestar general, mialgias, cefalea), que continúa con un periodo afebril de alrededor de 20 días. Tras este periodo, una proporción moderada de casos (5-30%) inicia una fase de afectación neurológica del sistema nervioso central, que varían en cuanto al grado de afectación y gravedad.

Entre el 1 y el 20% de las personas con esta enfermedad muere, y el doble, 40 de cada 100, terminan con secuelas neurológicas. La enfermedad es más grave en los individuos de mayor edad, aunque también se han descrito una importante proporción de secuelas en casos de infección en la infancia. (1)

Como ha sido señalado, la gravedad y curso clínico de la enfermedad varía según el subtipo de virus causante. El subtipo Europeo es mortal en menos de un 2% de los casos, en el subtipo Siberiano este porcentaje se encuentra entre 2 y 3%, y en el caso del subtipo de Extremo Oriente, el de mayor gravedad, la letalidad (proporción de muertos entre los afectados por la enfermedad) asciende a un 20-40% de los casos.

Este virus está relacionado con el virus de la enfermedad de Louping (LIV), virus Langat (LGVT) y virus Powassan, todos ellos capaces de producir un cuadro clínico similar de afectación neurológica.

Situaciones de riesgo

El riesgo para los viajeros se presenta en las zonas endémicas, preferentemente durante los viajes de verano, cuando se hacen excursiones o acampadas en áreas rurales o boscosas. Se ha estimado que uno de cada 10.000 niños no vacunados viajeros a una zona endémica durante un mes de la temporada de transmisión padecerá la enfermedad.

5.6.2 PREVENCIÓN

Viajeros

Es fundamental evitar las picaduras de garrapata utilizando ropa adecuada: pantalones largos, calcetines y botas cerradas. Puede emplearse además un repelente que contenga DEET, una sustancia química tóxica para este tipo de artrópodos, aprobada para este uso. Cuando se produce una picadura de garrapata, ésta suele quedarse adherida a la piel, y debe ser eliminada lo antes posible, para reducir el tiempo de posible exposición al virus. Es también aconsejable evitar el consumo de productos lácteos no pasteurizados provenientes de animales de zonas de riesgo.

Inmunización pasiva

Ante un individuo que no había estado previamente infectado por el virus, y que hubiese estado en riesgo, en el pasado existía la posibilidad de emplear una inmunoglobulina específica. Sin embargo, debido a la descripción de casos de enfermedad con curso más grave en niños que habían recibido esta inmunoglobulina, y la falta de evidencia de laboratorio entre la administración de inmunoglobulina y la presencia de anticuerpos protectores en sangre de la persona vacunada, se dejaron de utilizar en la Unión Europea.

Figura 2.

Número de casos de Encefalitis Centroeuropea, sin tener en cuenta la definición de caso, por grupo de edad y sexo, reportados por los 16 países UE/AELC, 2000-2010 (n= 22 378).

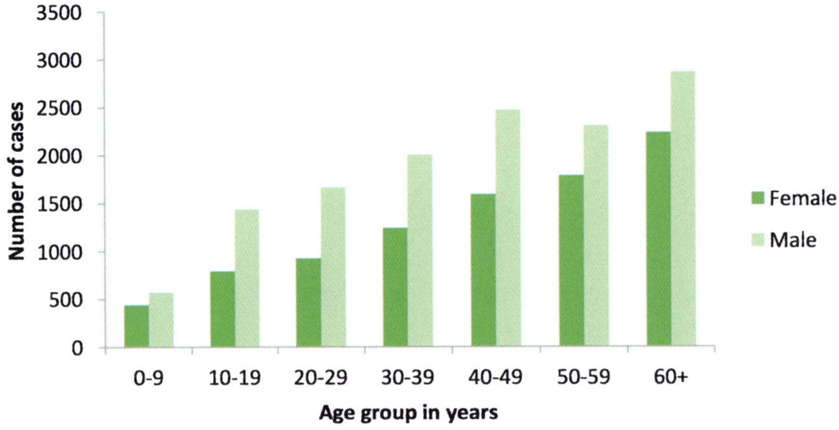

Datos reportados por Austria, República Checa, Dinamarca (sin datos del año 2000), Estonia, Finlandia, Alemania (sin datos del año 2000), Hungría, Italia (sin datos del año 2000), Letonia, Lituania, Noruega, Polonia, Rumanía (datos de 2008 a 2010), Eslovaquia, Eslovenia y Suecia (datos de 2005 a 2010).

5.6.3 POR QUÉ DEBEMOS VACUNAR

Situación mundial

La Organización Mundial de la Salud (OMS) considera la Encefalitis como la enfermedad transmitida por garrapatas de mayor trascendencia en Europa y Asia, convirtiéndose en un problema de salud pública internacional debido al incremento de viajeros a zonas de riesgo. Rusia y Europa presentan alrededor de 15.000 casos cada año, aunque estas cifras se consideran muy inferiores a las reales debido a que en muchos países la notificación no es obligatoria, y no existe una clara definición de caso.

Epidemiología

La enfermedad tiene carácter estacional, dado que la mayoría de los casos aparecen entre los meses de abril y noviembre, coincidiendo con el momento de mayor número de garrapatas. El mayor riesgo para ser picado por una garrapata y adquirir la infección se encuentra en áreas boscosas (hasta 1.400 metros de altitud) de las zonas endémicas (áreas o regiones de mayor concentración de garrapatas portadoras de virus).La encefalitis centroeuropea es endémica en la mayoría de los países del cinturón forestal euroasiático (Figura 3).

Figura 3.
Regiones endémicas de Encefalitis Centroeuropea en el cinturón euroasiático.

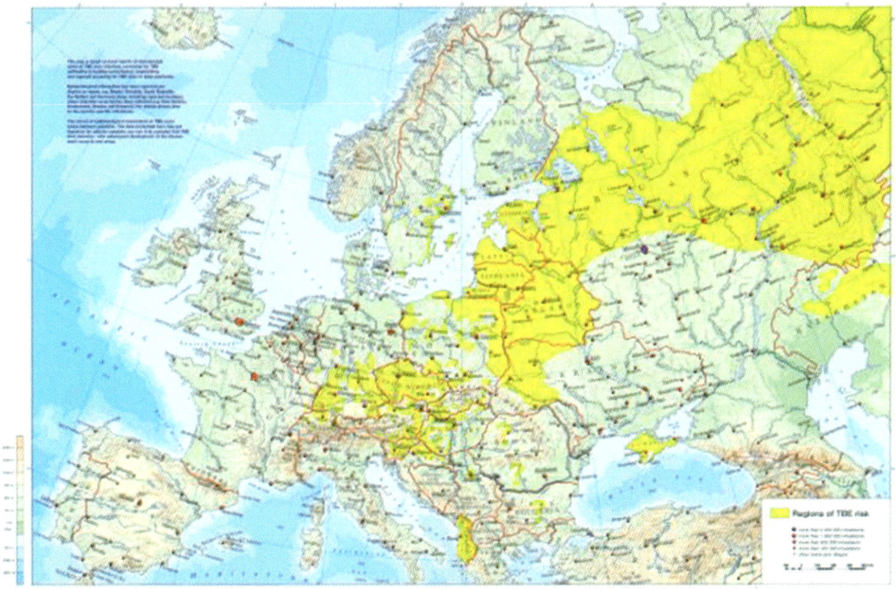

Se han identificado diversas zonas de riesgo y bolsas de alta incidencia en la zona central de Europa: en el este de Francia y en la región de Alsacia en particular. Sin embargo, las zonas de mayor concentración de casos se encuentran en los antiguos países de la URSS, los Balcanes y en países de Europa central como Polonia, Chequia y Eslovaquia, Hungría, Yugoslavia, Alemania (en las regiones de Baviera y Baden-Wurtemberg), Austria y Suiza.

Hacia el este, la zona de riesgo se extiende más allá de Rusia hasta Japón. Los continentes americano y australiano no presentan virus TBE.

Sistema de vigilancia de la enfermedad

En septiembre de 2012, sólo 20 países de la Unión Europea disponían de sistemas de vigilancia específicos para encefalitis centroeuropea. La figura 4 muestra las diferentes incidencias de enfermedad de los países de la Unión Europea según el grado de incidencia de encefalitis centroeuropea. Los países con una incidencia mayor son Estonia, Letonia y Lituania en el norte, y Eslovenia en el sur.

Otro dato relevante en la epidemiología de la encefalitis centroeuropea es que la vigilancia de la enfermedad varía en los diferentes países de la Unión Europea. El apoyo y fortalecimiento de estos sistemas de detección de casos de enfermedad sobre todo en las regiones o zonas más endémicas para la enfermedad es importante para el control de la enfermedad.

Figura 4.
Incidencia media anual de Encefalitis Centroeuropea por 100 000 habitantes en UE/AELC

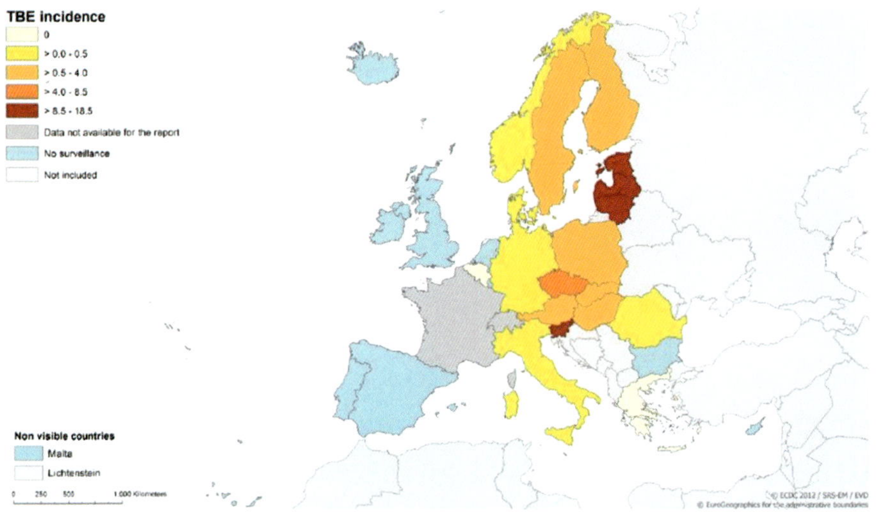

Tabla 1.
Cuadro resumen de casos notificados de TBE en Europa al ECDC 2001-2010 (3)

País	Año			Notificación	Programa de vacunación
	2008	2009	2010		
Albania	n.a.	n.a.	23	n.a.	n.a.
Alemania	285	313	n.a.	Obligatoria	Sí
Austria	86	79	58	Obligatoria	Sí
Bielorrusia	n.a.	88	86	n.a.	n.a.
Bosnia y Herzegovina	n.a.	n.a.	2	No obligatoria, forma parte de la vigilancia de meningitis o encefalitis	n.a.
Croacia	20	44	36	n.a.	n.a.
Dinamarca	1	1	0	No obligatoria	Opcional
Eslovenia	251	306	166	Obligatoria	Sí
Estonia	90	179	201	Obligatoria	Recomendada
Finlandia	23	26	44	Obligatoria	Sí en Åland y recomendada en otras regiones
Francia	10	n.a.	10	No obligatoria	Opcional
Grecia	0	n.a.	n.a.	Obligatoria (como encefalitis por arbovirus)	Opcional
Hungría	77	70	n.a.	Obligatoria	Sí, en exposición ocupacional
Italia	34	32	23	No obligatoria	Sí, en regiones endémicas y exposición ocupacional
Letonia	184	328	494	Obligatoria	Sí en niños, recomendada en adultos
Lituania	220	617	612	Obligatoria	Opcional
Noruega	11	8	11	Obligatoria	Opcional
Polonia	202	351	294	Obligatoria	Recomendada en grupos de riesgo
Rep. Checa	631	816	589	Obligatoria	Recomendada
Rep. Eslovaca	85	71	90	Obligatoria	Opcional
Rep. de Moldavia	n.a.	n.a.	n.a.	n.a.	n.a.
Rumanía	8	4	3	Obligatoria	n.a.
Rusia	2796	3720	3094	Obligatoria	Sí, en regiones endémic as
Serbia	n.a.	n.a.	n.a.	n.a.	n.a.
Suecia	224	211	174	Obligatoria	Opcional
Suiza	121	117	90	Obligatoria	Sí
Ucrania	7	n.a.	3	n.a.	n.a.

5.6.4 VACUNACIÓN

Vacunas disponibles

La inmunización activa es la forma más efectiva de protección frente a TBE. Dadas las características epidemiológicas del agente etiológico, y su ciclo biológico, la vacuna representa una herramienta efectiva en la protección individual.

En la actualidad, existen cuatro vacunas diferentes frente a esta enfermedad, todas de tipo inactivado (están formadas por parte del microorganismo, no contienen virus vivos).

Hay disponibles dos vacunas, FSME-ImmunyEncepur, con formato para adultos y niños, aunque en nuestro país solo se usa la primera, FSME-Immun, como medicamento extranjero.Ambas vacunas son derivadas del subtipo de virus Europeo u Occidental. Existen, además, otras dos vacunas basadas en el subtipo de virus de la encefalitis de Extremo Oriente, TBE-Moscowy EnceVir, producidas por los rusos pero que no se emplean en nuestro medio.

Todas ellas han sido debidamente acreditadas como eficaces y seguras por la Organización Mundial de la Salud. Sin embargo, la eficacia no ha sido demostrada por su capacidad para reducir la enfermedad clínica, sino por correlación con título de anticuerpos o defensas generadas en las personas vacunadas.

Información detallada sobre las vacunas disponibles

FSME-Immun (Pfizer, Austria):

Apta para uso en individuos de 16 o más años (fórmula adultos) o en menores de 16 años (fórmula niños).

Pautas de vacunación:

- Existe una pauta de vacunación convencional, consistente en 3 dosis administradas a 0, 1-3 meses, y 6-15 meses. Se ha de administrar una dosis de recuerdo a los 3 años.
- La pauta acelerada que consta de tres dosis administradas a los 0, 14 días y 5-12 meses.
- La dosis de recuerdo ha de administrarse a los 3 años.
- En circunstancias de exposición continuada, y para ambos tipos de pauta, habría que administrar una dosis cada 5 años (en menores de 50 años) o cada 3 años (en individuos de 50 o más años).

Encepur (GlaxoSmithKline, S.A., Germany)*:*

Apta para uso en individuos de 12 o más años (fórmula adultos) o en menores de 12 años (fórmula niños).

Pautas de vacunación:

- Existe una pauta de vacunación convencional, consistente en 3 dosis administradas a 0, 1-3 meses, y 9-12 meses. Se ha de administrar una dosis de recuerdo a los 3 años.
- La pauta acelerada que consta de tres dosis administradas a los 0, 7 y 21 días. La dosis de recuerdo ha de administrarse a los 12-18 meses.
- En circunstancias de exposición continuada, tanto en la pauta normal como en la acelerada habría que administrar una dosis cada 5 años (en menores de 50 años) o cada 3 años (si los individuos tienen 50 o más años).

EnceVir y ChumaKow Moscú

Las vacunas rusas están autorizadas para el uso en adultos y niños de 3 o más años. La pauta de administración de este tipo de vacunas requiere 3 dosis, siendo administradas las dos primeras con 1-7 meses de separación, y la tercera dosis 12 meses tras la segunda.

Indicaciones de vacunación

La OMS recomienda la vacunación de personas de todas las edades que se encuentre en zonas donde la TBE es altamente endémica (estipulado en una media anual de 5 o más casos por 100.000 habitantes antes de etapa vacunal). En los casos donde la incidencia es moderada o baja, o está limitada a determinadas áreas o asociada a actividades específicas, la inmunización activa debe dirigirse exclusivamente a los grupos de riesgo de desarrollar la enfermedad.

Los viajeros de zonas no endémicas con destino a zonas endémicas deben ser inmunizados si van a realizar actividades en las que existe riesgo de infección. También se recomienda la vacunación a los niños viajeros con estancias superiores a 3-4 semanas a zonas de riesgo (áreas boscosas de Rusia y del centro y noreste de Europa).

En algunos países de alto riesgo, como Austria, República Checa, Letonia y algunos territorios de Finlandia, la vacunación frente a la encefalitis centroeuropea se incluye en el calendario de vacunación sistemático. Sin embargo, la aplicación de programas de vacunación en las áreas donde hay enfermedad debe estar en constante revisión por parte de las autoridades sanitarias. Esto es debido a que un descenso de casos constante en el tiempo puede afectar a los criterios de coste-efectividad de la vacunación de la población general.

La OMS no recomienda el uso de la vacuna tras la picadura de una garrapata. Del mismo modo, no está recomendado el uso de inmunoglobulina como profilaxis post-exposición.

Vacuna	Pauta (3 dosis)		1er recuerdo	Siguientes recuerdos	
				< 50 años	≥ 50 años
FSME-Immun	Primovacunación	0, 1-3 meses, 6-15 meses	3 años	5 años	3 años
	Pauta acelerada	0, 14 días, 5-12 meses			
Encepur	Primovacunación	0, 1-3meses, 6-15 meses	3 años	5 años	3 años
	Pauta acelerada	0, 7 ,21 días	12-18 meses		

Vacuna	Pauta (2 dosis)		1er recuerdo	Siguientes recuerdos
EnceVir	Primovacunación	0, 5-7 meses	1 años	3 años
TBE- Moskow	Primovacunación	0, 1-7 meses	1 años	3 años

5.6.5 EFICACIA E INMUNOGENICIDAD

Aunque para estar protegido es suficiente con haber recibido tres dosis de vacuna, la administración de la dosis booster o primer recuerdo genera protección que persiste al cabo de 3 años de la última dosis administrada. El tiempo en el que perdura la protección, es mayor que los tiempos reconocidos por las autoridades oficiales. Uno de los datos relevantes sobre la vacuna es que el título de anticuerpos protectores en personas jóvenes era significativamente superior al de personas de mayor edad, es decir, que estarían más protegidos. Para extender la protección, la administración de dosis de recuerdo sucesivas se fijó en los 50 años, hecho que apoya las recomendaciones actuales de administración de dosis de recuerdo.

Se ha observado que todos aquellos individuos que al menos han recibido 4 dosis de vacuna presentan títulos de anticuerpos protectores durante un tiempo mayor al esperado. Sin embargo, aquellos individuos que solo reciben 3 dosis de vacuna, en lugar de 4, pierden la protección de manera más rápida, independientemente del tipo de vacuna utilizada. (4)

Otro factor curioso fue que aquellos individuos que declararon estar vacunados frente a Fiebre Amarilla o Encefalitis Japonesa tenían menos probabilidad de quedar protegidos tras la vacunación frente a la encefalitis centroeuropea.

5.6.6 SEGURIDAD

Mientras que los efectos adversos locales, como el dolor y el enrojecimiento en la zona de administración de la vacuna son frecuentes, apareciendo casi en la mitad de las personas vacunadas, otros efectos como la fiebre solo apareció en un 5-6% de los vacunados. Ninguno de estos efectos fue considerado como serio. En el año 2010 se comparó la seguridad entre Encepur y FSME-IMMUN en sus respectivas versiones para niños y se observó una baja frecuencia de reacciones sistémicas, no apreciándose diferencias entre ambas vacunas.

5.6.7 BIBLIOGRAFÍA

Las imágenes y figuras empleadas en el texto han sido obtenidas de:

- European Centre for DiseasePrevention and Control. Epidemiological situation of tick-borne encephalitis in the European Union and European Free Trade Association countries.Stockholm: ECDC; 2012.
- Capítulo 13. Tick-borne encephalitis. En: Salisbury D, Ramsay M. eds. Immunisationagainstinfectiousdisease - 'The Green Book'.Londres,PublicHealthEngland, 2013. pp. 385-90.
- Bogovic P, Strle F. Tick-borne encephalitis: a review of epidemiology, clinicalcharacteristics, and management. World J Clin Cases. 2015;3(5):430–41.
- European Centre for Disease Prevention and Control. Epidemiological situation of tick-borne encephalitis in the European Union and European Free Trade Association countries. Stockholm, European Centre for Disease Prevention and Control; 2012.
- Rendi-Wagner P, Zent O, Jilg W, et al. Persistence of antibodiesaftervaccinationagainsttick-borne encephalitis. Int J MedMicrobiol. 2006 May;296 Suppl 40:202-7. Epub 2006 Mar 9.

Enlaces de interés

- Ministerio de Sanidad, Servicios Sociales e Igualdad. Gobierno de España
- Centers for Disease Control and Prevention
- European Centre forDisease Prevention and Control
- National Health System. United Kingdom
- Organización Mundial de la Salud
- Monográfico Baxter sobre la Encefalitis Centroeuropea

5.7 ENCEFALITIS JAPONESA

Autores: Guillermo Sequera Buzarquis, José María Bayas Rodríguez.

La encefalitis japonesa (EJ) es una encefalitis viral transmitida por picadura de mosquitos del género *Culex*, causada por un flavivirus, un virus relacionado con el dengue y la fiebre amarilla.

5.7.1 LA ENFERMEDAD

La encefalitis japonesa (EJ) es la principal causa de encefalitis causada por virus en muchos países de Asia, en los que cada año se registran unos 68.000 casos clínicos, ocurriendo el 75% de estos casos en niños con edades comprendidas entre 0 y 14 años (1,2). En los países en los que es endémica, la mayoría de los adultos están naturalmente inmunizados por haber tenido la infección en la infancia, si bien la enfermedad puede afectar a personas de cualquier edad.

Es endémica en las zonas rurales, sobre todo en las zonas donde coexisten el cultivo de arroz y la cría de cerdos, también se registran algunas epidemias en zonas urbanas (3). En la mayor parte de las zonas templadas de Asia, el virus de la encefalitis japonesa se transmite principalmente en verano, que es cuando se producen las grandes epidemias. En las regiones tropicales y subtropicales, la transmisión puede tener lugar durante todo el año, aunque se suele intensificar en la estación de lluvias y, en las zonas de arrozales, en los períodos previos a la cosecha. La enfermedad no se transmite de persona a persona (1).

El período de incubación oscila entre 5 y 15 días. La mayor parte de las infecciones con el virus de la encefalitis japonesa son leves (fiebre y cefalea) o asintomáticas, pero aproximadamente una de cada 250 infecciones se convierte en una enfermedad grave caracterizada por la repentina aparición de fiebre elevada, cefalea, rigidez de nuca, desorientación, coma, ataques, parálisis espástica y muerte (4). La tasa de letalidad puede alcanzar al 30% de las personas con síntomas de la enfermedad. Entre un 20 y un 30% de los supervivientes quedan con secuelas mentales y neurológicas tales como parálisis, ataques recurrentes o pérdida del habla (1).

5.7.2 MEDIDAS PREVENTIVAS

Las medidas de protección contra la picadura de mosquitos son importantes para disminuir el riesgo entre los viajeros, pero la medida más eficaz para prevenir la enfermedad es la vacunación.

5.7.3 VACUNAS DISPONIBLES

Existen diferentes tipos de vacunas, pero dos (una viva y otra inactivada) son las más utilizadas globalmente. La vacuna viva atenuada de la cepa SA 14-14-2 del virus de encefalitis japonesa (EJ), es ampliamente utilizada en China y con progresivo aumento de su uso en varios países asiáticos. La segunda vacuna mayormente utilizada es una vacuna inactivada de la misma cepa del virus que emplea hidróxido de aluminio como adyuvante. No tiene tiomersal como componente (6). Esta vacuna está aprobada para su uso en América del Norte, Australia y varios países europeos, y es la disponible actualmente en España (IXIARO®).

La vacuna, al ser inactivada y no contener organismos vivos, no puede causar la enfermedad contra la que protege (3).

Pauta de Vacunación

La pauta de vacunación, con la vacuna IXIARO®, consiste en dos dosis administradas de forma preferentemente intramuscular los días 0 y 28, con una protección entre el 88 y 100% a partir de los 10-14 días de la segunda dosis y una duración de la protección de 1 año. No se dispone aún de información sobre la necesidad de dosis de refuerzo, salvo la indicación de una primera entre los 12 y 24 meses tras la primovacunación, si el riesgo persiste.

En niños entre 2 meses y 3 años, la dosis de vacuna indicada es la mitad de una dosis de adulto (0,25 ml), que se preparará según señalan las instrucciones del fabricante (6).

Si se omite una de las dosis programadas, se deberá solicitar otra cita para la segunda inyección. Sin la segunda dosis, no se considerará una protección completa contra la enfermedad. Si existe retraso, se describe que la segunda dosis podrá administrarse hasta 11 meses después de la primera (6).

Indicaciones de la Vacuna

No es una vacuna obligatoria. Está recomendada principalmente a viajeros de zonas declaradas como endémicas que planean pasar más de un mes durante la temporada de mayor transmisión. También cuando en un periodo menor se pretende realizar actividades de paseo o estancias por zonas rurales, agrícolas y en cualquier situación en que se declare un brote en la región.

También recomienda la inmunización de todo el personal de laboratorio de investigación que tenga potencial exposición al virus. Se han registrado más de 20 casos de infección por el virus JE adquiridos en laboratorios (4).

Contraindicaciones de la Vacuna

No se debe administrar la vacuna entre los que han desarrollado:

- Reacción anafiláctica o reacción sistémica grave a la primera dosis de la vacuna IXIARO®,
- Reacción anafiláctica confirmada a cualquier componente de la vacuna (6).

5.7.4 VIAJEROS

La encefalitis japonesa es una enfermedad muy rara en viajeros (un caso por millón de viajeros), pudiendo afectar a viajeros de cualquier edad. Para la mayoría de las personas que viajan a Asia el riesgo es mínimo y éste variará principalmente según el destino, la duración de la estancia, la época del año y las actividades desarrolladas.

Figura 1.
Países con Riesgo de Encefalitis Japonesa. Distribución geográfica de los virus de la encefalitis japonesa (5)

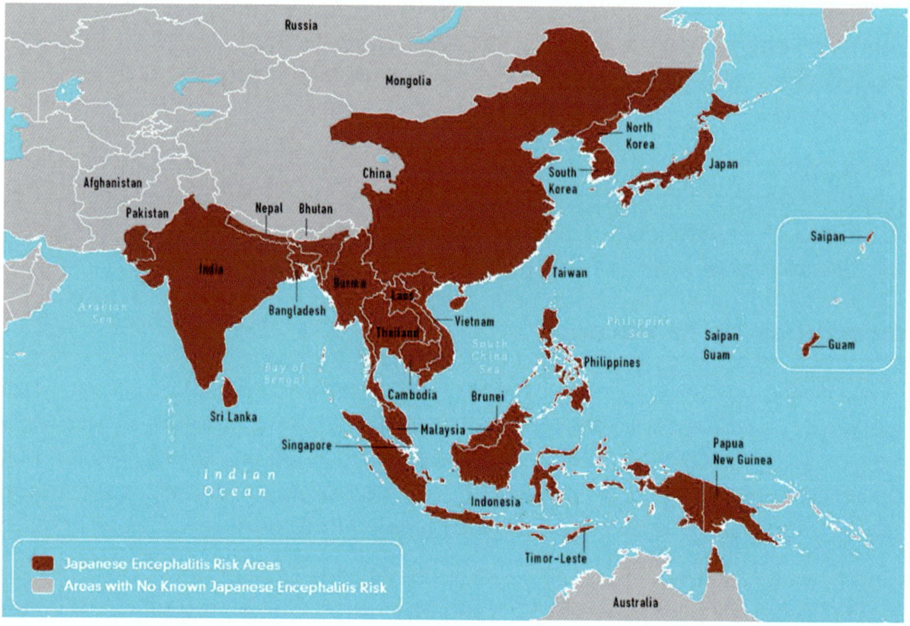

Tabla 1.
Países con regiones de Riesgo de Encefalitis Japonesa

Australia	*India*	*Pakistán*	*Sri Lanka*
Bangladesh	*Indonesia*	*Papúa Nueva Guinea*	*Taiwan*
*Brunei**	*Japón*	*Filipinas*	*Tailandia*
Burma	*Laos*	*Rusia*	*Timor Oriental*
Camboya	*Malasia*	*Saipán*	*Vietnam*
China	*Nepal*	*Singapur*	
Guam	*Corea del Norte*	*Corea del Sur*	

**Sin datos, pero se considera área endémica.*

5.7.5 EFECTOS ADVERSOS DE LA VACUNACIÓN

Reacción local en el sitio de la inyección (10-20%) y otras reacciones inespecíficas pueden ocurrir. En menos del 10% puede producirse un síndrome similar a un estado gripal, con dolores musculares y articulares leves, cansancio, cefalea, leve sensación de distermia. Entre 1% o menos se asocian a vértigos, migrañas, dolor abdominal, cambios en ganglios linfáticos, alteración de las pruebas hepáticas, erupción cutánea y reacciones locales tipo sangrados o hematomas en el sitio de la inyección. Son considerados como efectos adversos muy raros (menos de un caso por cada mil vacunados) taquicardia, palpitaciones, disnea, ronchas, disminución del número de plaquetas, edemas de miembros inferiores y neuritis periférica (6).

Existen pocos datos sobre el uso de IXIARO en mujeres embarazadas o en período de lactancia pero, como medida de precaución, la administración de la vacuna para la encefalitis japonesa durante el embarazo y la lactancia debe evitarse. Sin embargo, en caso de un viaje inaplazable a una zona de riesgo, los riesgos teóricos de la vacuna deberían evaluarse frente al riesgo potencial de adquirir encefalitis ante la posible exposición al vector (3).

5.7.6 BIBLIOGRAFÍA Y ENLACES DE INTERÉS:

- Encefalitis Japonesa. Factsheets OMS, 03/2014. Disponible en: http://www.who.int/mediacentre/factsheets/fs386/es/
- Campbell GL, Hills SL, Fischer M, Jacobson JA, Hoke CH, Hombach JM, et al. Estimated global incidence of Japanese encephalitis: a systematic review. Bull World Health Organ. 2011 Oct 1;89(10):766-74.Disponible en: http://www.who.int/bulletin/volumes/89/10/10-085233-ab/es/
- Immunization against infectious disease, Chapter 20, The Green Book 2013. Disponible en:https://www.gov.uk/government/uploads/system/uploads/attachment_data/file/263321/Green-Book-Chapter-20-v2_0.pdf
- Halstead SB and Jacobson J (2008) Section 2: Licensed Vaccines – Japanese Encephalitis Vaccines. En: Plotkin S, Orenstein W and Offit P (ed.) Vaccines.
- Mapa de países con regiones en riesgo de Encefalitis Japonesa. Disponible en:http://www.cdc.gov/japaneseencephalitis/maps/index.html
- Agencia Europea del Medicamento, Resumen Caracteristicas del Producto. Disponible en:http://www.ema.europa.eu/docs/es_ES/document_library/EPAR_-_Product_Information/human/000963/WC500037287.pdf
- GAVI TheVaccineAlliance, Disponible en: http://www.gavi.org/support/nvs/japanese-encephalitis/

5.8 ROTAVIRUS

Autores: Lydia Chao Ricoy, Fermín García Rodríguez.

5.8.1 LA ENFERMEDAD

El Rotavirus produce una infección intestinal, siendo los agentes causantes más comunes de diarrea severa en niños, especialmente entre los 6 meses y los 5 años de vida. Las gastroenteritis causadas por rotavirus constituyen una de las principales causas de mortalidad en los países en vías de desarrollo y de morbilidad en los países industrializados, especialmente en el caso de la población infantil, lo que se ha convertido en uno de los motivos más importantes de atención y/o ingreso hospitalario, con un elevado coste sanitario y social[2].Cualquier niño puede contagiarse, ya que el rotavirus se propaga fácilmente entre los pequeños. Por otro lado, los adultos también pueden infectarse, aunque la afectación tiende a ser más leve.[1]

La forma de transmisión más común es por vía fecal-oral porque el virus es estable en el medio ambiente. Es decir, la transmisión puede ocurrir a través de ingestión de aguas o comidas contaminadas por heces y mediante el contacto directo con superficies u objetos infectados (puede sobrevivir aquí varios días). También puede estar ocasionada por el contacto persona-persona (el rotavirus puede subsistir durante varias horas en las manos)[3]. La persona que padece la enfermedad mantiene su poder infeccioso en la materia fecal durante una semanaaunque, en pacientes inmunodeprimidos, la excreción se ha notificado incluso pasados los 30 días[4].

El periodo de incubación de la enfermedad por rotavirus es de unos 2 días hasta la aparición de los síntomas tras el contagio.

Manifestaciones clínicas

El rotavirus se manifiesta con los siguientes síntomas: gastroenteritis de 3 a 8 días de duración con vómitos intensos, diarrea acuosa de repetición (hasta 20 deposiciones diarias), fiebre y dolor abdominal. Otras sintomatologías son la pérdida de apetito y, en algunos casos, los asociados a la deshidratación como complicación del cuadro (micciones menos frecuentes, no mojar el pañal, sequedad de boca y piel, mareos, lloros sin lágrimas, somnolencia o inquietud)[5].

Tanto los niños vacunados como los que no han recibido la vacuna, pueden enfermarse por rotavirus más de una vez ya que, ni la vacuna ni la infección adquirida de manera natural, proporcionan una inmunidad total contra futuras infecciones. Los síntomas más graves se presentan en la primoinfección (el primer episodio de enfermedad).

Las medidas de prevención de la infección por rotavirus son, además de la vacunación, la buena higiene de las manos y la limpieza general adecuada[6].

5.8.2 POR QUÉ DEBEMOS VACUNAR CONTRA EL ROTAVIRUS

Situación mundial

Antes de la introducción de la vacuna, la enfermedad ocasionaba en EEUU más de 400.000 consultas al médico y 200.000 ingresos en urgencias anualmente, con un resultado de hasta 60 muertes en niños menores de 5 años anualmente. A nivel mundial, en la actualidad, el rotavirus mata a 450.000 niños cada año, ocurriendo la mayor parte de estos fallecimientos en países en vías de desarrollo[7].

En 1998, se aprobó en Estados Unidos el uso de la vacuna contra el rotavirus. Se realizaron ensayos clínicos en Estados Unidos, Finlandia y Venezuela, obteniendo una elevada efectividad (80-100% en la prevención de la diarrea grave causada por el rotavirus). Sin embargo, posteriormente se comenzaron a detectar efectos adversos graves significativos, siendo la invaginación intestinal (deslizamiento de una parte del intestino dentro de otra) el más importante y llamativo. Por ello, en 1999 se retiró la vacuna del mercado al descubrirse que ésta podría haber contribuido a este aumento del riesgo de invaginación intestinal en uno de cada 12.000 niños vacunados.

En 2006, aparecieron dos nuevas vacunas contra el rotavirus que ya han demostrado ser seguras y efectivas en los niños por lo que, en 2009, la Organización Mundial de la Salud recomendó incluir en todos los programas de inmunización la vacunación contra el rotavirus[8].

5.8.3 VACUNACIÓN

Vacunas disponibles

Se han desarrollado vacunas a partir de cepas de rotavirus animales, recombinaciones de rotavirus humanos y animales (utilizando genes de cepas del virus humanas y animales), rotavirus humanos atenuados y subunidades de viriones de rotavirus[9].

En la actualidad, son dos las vacunas vivas atenuadas que tienen licencia para su uso. Éstas están realizadas con rotavirus vivos que han sido debilitados en el laboratorio para evitar causar la enfermedad. Ambas vacunas tienen una eficacia y seguridad similares, y no existe preferencia de una sobre la otra, excepto en ocasiones concretas.[10]

Por su parte, algunos estudios han demostrado que la infección natural por un serotipo de rotavirus confiere cierta protección cruzada contra muchos otros serotipos, lo que significa que haber padecido la infección por un tipo de rotavirus puede producir cierta inmunidad frente a otros tipos del mismo virus[11].

Las vacunas contra el rotavirus disponibles a día de hoy son todas orales:

- Vacuna pentavalente recombinante humana-bovina (RV5, PRV, RotaTeq®) atenuada para humanos de forma natural. No contiene látex. Cada dosis tiene una cantidad de 2ml de producto.
- Vacuna humana atenuada (RV1, HRV, Rotarix®) es una vacuna atenuada derivada del tipo de rotavirus que más comúnmente afecta a los humanos. No contiene látex. Cada dosis tiene una cantidad de 1,5 ml de producto.

Como ya se ha señalado, la administración de cualquier vacuna de rotavirus es por vía oral. Para evitar la pérdida de cantidad de la dosis o inoculación accidental en los ojos, se recomienda que la administración se produzca suavemente dentro de la mejilla. No se precisa ayuno previo, ni existe afectación en la lactancia materna. Si se produjese regurgitación de la dosis, se vomitase o se escupiese, no es preciso repetirla. En caso de que, por error, la vacuna de Rotavirus se administre de forma inyectada, esta dosis no se podría considerar como válida por lo que se tendría que repetir por la vía y pauta de administración correctas (vía oral).

La vacuna de rotavirus, asimismo, se puede administrar con otras vacunas en la misma visita, ya sean sus vías de administración inyectable o intranasal.

Pautas de vacunación

La vacuna contra el rotavirus no está incluida como vacuna sistemática en el calendario de vacunación infantil en España.

Las pautas recomendadas de vacunación son:

- RV5/RotaTeq®: 3 dosis orales a los 2, 4 y 6 meses de edad. La primera dosis de Rotateq no debe administrarse más tarde de las 12 semanas de edad. La primera dosis se administra entre la 6ª y 15ª semana de edad en Estados Unidos, y entre las 6ª y 12ª semana en Europa. Las dos dosis siguientes se administran con un intervalo mínimo entre dosis de 4 semanas. La tercera dosis no debería darse más allá de los 8 meses de edad. RotaTeq® puede administrarse a niños nacidos prematuramente siempre que el periodo de gestación haya sido de al menos 25 semanas. Estos niños deben recibir la primera dosis de RotaTeq® al menos seis semanas después del nacimiento.

- RV1/Rotarix®: 2 dosis a los 2 y 4 meses. En Estados Unidos, la primera dosis debería administrarse entre las semanas 6 y 15, y completar la vacunación antes de los 24 semanas de edad. En Europa, se debería vacunar entre las semanas 6 y 12, completando la vacunación antes de las 24 semanas de edad. Rotarix® se puede administrar con la misma posología a niños prematuros de 27 semanas o más de gestación.

La vacunación contra el rotavirus debería ser completada con el mismo producto, es decir, la vacuna del mismo laboratorio (RotaTeq® o Rotarix®).

Indicación de la vacuna

Se recomienda la inmunización de todos los niños contra el rotavirus de manera universal habiendo demostrado su alta eficacia en la prevención de gastroenteritis, la hospitalización a causa de la misma y la disminución de utilización de cuidados y recursos sanitarios[12].

5.8.4 EFICACIA/EFECTIVIDAD

En los dos primeros años de la vacuna Rotarix®, se previno más del 80% de los casos graves de diarrea por rotavirus en países de mortalidad baja (países desarrollados) y, al menos, el 40% en países de mortalidad alta (países en vías de desarrollo). A pesar de que la eficacia es menor en países de mortalidad alta o en vías de desarrollo, no podemos olvidar que se previene un número más elevado de casos de gastroenteritis por Rotavirus y otras causas debido a la elevada frecuencia de este tipo de infecciones.

También, la Organización Mundial de la Salud recomienda la vacunación contra el rotavirus a nivel internacional.

En cuanto a la inmunización incompleta con vacuna de Rotavirus, se ha demostrado que aporta cierta protección frente a gastroenteritis por rotavirus.

Además de todo esto, se ha demostrado que la vacunación de rotavirus provoca la llamada inmunidad de grupo o "efecto rebaño" (protección que el resto de la población posee frente a una infección debido a la presencia de un porcentaje de individuos vacunados e inmunes en su interior), con reducción significativa del grado de afectación por la enfermedad en niños mayores y adultos no vacunados.

Los resultados del metaanálisis publicado en 2017 en cuanto a la eficacia en Latinoamérica y Caribe, muestran que RV1 redujo el riesgo de gastroenteritis relacionada con rotavirus de cualquier gravedad en un 65% (riesgo relativo (RR) 0,35, intervalo de confianza del 95% (IC) 0,25 y 0,50) y de gastroenteritis grave en un 82% (RR 0,18; IC del 95%: 0,12; 0,26) versus placebo. En los ensayos, ambas vacunas redujeron significativamente el riesgo de hospitalización y visitas de emergencia en un 85% (RR 0,15; IC del 95%: 0,09; 0,25) para RV1 y en un 90% (RR 0,099, IC del 95%: 0,012; 0,77) para RV5.

La vacunación con RV5 o RV1 no aumentó el riesgo de muerte, intususcepción u otros eventos adversos severos que se asociaron previamente con la primera vacuna con rotavirus con licencia. Los estudios de efectividad en el mundo real mostraron que ambas vacunas redujeron la hospitalización por rotavirus en la región en un 45-50% para RV5 (de 1 a 3 dosis, respectivamente), y alrededor del 50-80% para RV1 (de 1 a 2 dosis, respectivamente).

En definitiva, todos estos datos apoyan la recomendación de la Organización Mundial de la Salud en cuanto a la vacunación contra el rotavirus a nivel internacional.

5.8.5 SEGURIDAD DE LA VACUNA

La inmunización con vacuna de Rotavirus ha demostrado ser segura.

No se ha demostrado relación causa-efecto en relación a la vacuna de rotavirus y aparición de la enfermedad de Kawasaki.

Para ver más acerca de seguridad de la vacuna de Rotavirus según la CDC (Centers for Disease Control and Prevention) y la OMS (Organización Mundial de la Salud), consulta información en cada una de sus páginas web.

Reacciones adversas

- Reacciones adversas descritas tras la vacunación, todas ellas leves, - pero que no han demostrado diferencia en los estudios comparativos realizados respecto a la administración de placebo- son: irritabilidad, fiebre, vómitos o diarrea.
- Invaginación intestinal: se trata de un potencial efecto adverso raro. Se han observado 6 casos adicionales por cada 100.000 lactantes respecto a la incidencia basal de 25-101 casos por cada 100.000 lactantes[15]. El riesgo de sufrir este evento tras la vacunación es mucho menor que el de padecer una gastroenteritis severa por este virus en niños no vacunados. Sin embargo, el antecedente de invaginación intestinal es una contraindicación para recibir la vacuna. Así, se debe acudir al médico en caso de comenzar con signos de invaginación intestinal (dolor abdominal, vómitos, sangre en heceso cambios en hábito intestinal), especialmente en las 2 semanas siguientes a la vacunación. El riesgo de invaginación intestinal es significativamente menor en las vacunas Rotarix® y RotaTeq® en comparación con RRV-TV, que fue retirada del mercado por este motivo en el año 1999.

Contraindicaciones[17]

- Historia de reacción alérgica severa (anafilaxia) con dosis previas.
- Historia previa de invaginación intestinal.
- Niños con Inmunodeficiencia Severa Combinada, otras inmunodeficiencias combinadas (Síndrome de Di George, síndrome Wiskott-Aldrich, síndrome linfoproliferativo ligado a X, etc) u otras deficiencias del sistema inmune
- Niños en espera de recibir, o que ya han recibido, un trasplante hematopoyético de células madre. También niños que han recibido un trasplante de órgano sólido.
- Niños en espera o en tratamiento quimioterápico.
- Enfermedades inflamatorias crónicas tratadas con inmunosupresores.

Las guías de la Sociedad Americana de Enfermedades Infecciosas de 2013 sugieren que se puede administrar la vacuna de Rotavirus en individuos inmunocomprometidos en las siguientes circunstancias:

- Exposición o infección VIH: se ha visto en varios estudios que la infección por rotavirus en estos pacientes puede ser particularmente severa, con hospitalización más prolongada y aumento de la mortalidad en comparación con otros niños no infectados por el VIH en los mismos hospitales. En ensayos con la vacuna en países en desarrollo no se encontró evidencia de empeoramiento de la enfermedad en niños infectados por el VIH (ensayos incluyendo invariablemente lactantes infectados por el VIH). En estudios aleatorizados, la vacuna Rotarix® se demostró segura y efectiva en 2 dosis en niños VIH positivo.
- El Centro de Prevención y Control de Enfermedades y la Academia de Pediatras Americana apoyan la decisión de no retrasar la vacunación de rotavirus en niños infectados o expuestos a VIH por querer establecer un diagnóstico de VIH definitivo previo.

Otras precauciones[7]

Retrasar la inmunización en caso de cuadro de gastroenteritis moderada-severa hasta la resolución del cuadro. Se tendrá que actuar de igual forma en caso de cuadro febril moderado-severo (para poder diferenciar posibles efectos adversos secundarios a la vacuna). Se deberá consultar con su pediatra si se diese este caso para programar la inmunización tras resolverse el episodio.

No hay datos sobre la seguridad y eficacia de Rotarix en lactantes con trastornos gastrointestinales o con retraso en el crecimiento. La administración de Rotarix debería ser considerada con precaución en estos niños cuando, en opinión de su médico, la no administración de la vacuna entrañe un riesgo mayor.